15疾患の事例で

『 調べる みる 考える 』

がわかる！

成人看護学実習
ワークブック

監修●山本佳代子

MC メディカ出版

はじめに

　看護の臨地実習は、2020年からの新型コロナウイルス感染症の世界的な流行によって、多大な影響を受けました。臨地以外の代替できる学習もあることに気付かされた一方で、臨地でしか学び得ないことがあり、重要な学習方法であることを改めて感じさせられました。

　臨地での学習時間を今後も確保できるとは限らない環境の中で、学生の皆さんは短い期間で効果的な学びをしなければいけません。「授業と実習がうまくつながらない」「患者さんのどこを観察すればいいのかわからない」「患者情報をどう読み解けばいいのかわからない」という悩みをもつことが多いです。特に成人看護学実習では、初めて本格的に看護過程を展開するという養成機関も多いかと思います。そのため、実習に対してイメージがわきにくく、とても不安を感じているかもしれません。そこで、本書では紙面の許す限り、実習に臨む前から実習が1日目、2日目と進んでいく様子を体験できるよう構成しました。

　第1章では、実習に臨む前の心構えのつくり方と、事前課題への取り組み方についてワークを交えながら学んでいきます。

　第2章以降では、一時点ではなく数日の変化がわかるよう構成された15の事例とともに、①患者さんに出会う前にどんな準備が必要なのか、②どのように看護上の問題を抽出するのか、③日々の変化をどのようにとらえて記録し、報告し、翌日の行動計画に活かすのか、を学んでいきます。一人として同じ患者さんはいませんが、実習の種類（周術期、急性期、回復期・慢性期）にかかわらず、「**情報をとらえるアセスメントの視点のもち方の基本的なパターン**」を押さえておくと、どんな情報が重要で、それを何に活用するのか、ということがみえてきます。そんな基本的なパターンを、ワークシートを使って繰り返し学べるようにしました。

　自信をもって実習に臨むことができ、患者さんへ本当に個別性のある看護を提供できたときの喜びは、その後の看護師としての皆さんをきっと支えてくれることと思います。本書がその一助となれば幸いです。

山本佳代子

CONTENTS

はじめに　03／本書の使い方　06／資料ダウンロード方法　08／執筆者一覧　174／解答例・解説　別冊

1 成人看護学実習とは

1 成人看護学実習って、どうしたらうまく乗り切れるの？ 10
❶成人看護学実習はどんなイメージ？　10　　❸「臨地実習はストレス」というあなたへ　11
❷そもそも、なぜ臨地実習に行くの？　10　　❹成長する自分を想像して、今を楽しもう　11

2 実習の準備に取り掛かろう 12
❶調べる　12　　❸考える　14
❷みる　13　　❹伝える　15

3 第一歩を踏み出そう！ 16

2 周術期

1 周術期実習って、どうしたらうまく乗り切れるの？ 18
❶周術期実習はどんなイメージ？　18
❷パターンをイメージして、個別的な部分以外を準備して臨む　18
❸準備ノートを作成する　18

2 周術期実習の準備に取り掛かろう 19
❶調べる　19
❷受け持つ患者さん（病名・術式）が決まったらどうするか　19

3 実習が始まったら何をする？ 20

4 さあ、患者さんのところへ行ってみよう 21

事例❶ 胃切除術 22　　　　　　事例❹ 僧帽弁置換術 58
事例❷ 肺切除術 38　　　　　　事例❺ 食道亜全摘術 68
事例❸ 低位前方切除術 48　　　事例❻ 乳房切除術 78

登場人物

素直でちょっとあわてんぼうな頑張り屋。初めての成人看護学実習に不安がいっぱい。動物の赤ちゃんの動画が癒やし。かっこいい看護師になるため、日々勉強中！

ひなた（後輩）

さまざまな臨地実習を笑顔で乗り越えてきた、やさしくてしっかり者の先輩。夢は世界一周旅行に行って、各地の絶景を見ること。ひなたの憧れの人その1。

ともや（先輩）

成人看護学の先生。学生たちをときにやさしく、ときに厳しく、ときに熱くサポートしてくれる。チーズケーキが大好物。ひなたの憧れの人その2。

いずみ先生

3 急性期

1 急性期実習って、どうしたらうまく乗り切れるの? 90
❶急性期実習はどんなイメージ? 90
❷パターンを取り入れつつ、患者さんの身体的な状況を加味できる準備をして臨む 90

2 急性期実習の準備に取り掛かろう 91
❶調べる 91

3 実習が始まったら何をする? 92
❶生じている健康破綻の身体的影響を把握する 92
❷行われる「治療」の身体的影響（治療の副作用）を把握する 92
❸急激な健康破綻が及ぼす心理・社会的影響を把握する 92

4 さあ、患者さんのところへ行ってみよう 93

事例❶ 急性心筋梗塞 94　　　　事例❷ くも膜下出血 104

4 回復期・慢性期

1 回復期・慢性期の実習って、どうしたらうまく乗り切れるの? 116
❶回復期・慢性期の実習はどんなイメージ? 116
❷入院している今の状況だけでなく、患者さんの入院前や退院後を常に想像する力を準備して臨む 116

2 回復期・慢性期の実習の準備に取り掛かろう 117
❶調べる 117

3 実習が始まったら何をする? 118
❶生じている健康破綻の身体的影響を把握する 118
❷行われる「治療」の身体的影響（治療の副作用）を把握する 118
❸回復期・慢性期の健康破綻が及ぼす心理・社会的影響を把握する 118

4 さあ、患者さんのところへ行ってみよう 119

事例❶ 糖尿病 120　　　　　　　　事例❺ 関節リウマチ 146
事例❷ 慢性腎臓病・透析 128　　　　事例❻ 脳梗塞 152
事例❸ 慢性閉塞性肺疾患 134　　　　事例❼ 急性骨髄性白血病 158
事例❹ パーキンソン病 140

付　録

合併症ワークシート 164
SOAP ワークシート 165,168
看護目標・介入計画ワークシート 166
看護問題抽出ワークシート 167
検査データ基準値のまとめ 169
主な術後合併症のまとめ 172

コラム

看護介入を報告してみよう 31
効率的な情報収集につながるメモの取り方 88
実習現場での報告例 127

※本書の情報は 2023 年 8 月現在のものです。本書に記載している薬剤等の使用にあたっては、必ず最新の添付文書を確認してください。

本書の使い方

　本書は、成人看護学実習の事前課題用ワークブックです。周術期、急性期、回復期・慢性期に分けて章立てしており、各章では、看護学生が出会いやすい術式や疾患の事例を掲載しています。

　各事例では、病態や治療内容を調べ、患者さんの情報からアセスメントを行い、翌日以降の看護の目標や介入計画を立てるというワークを通し、実習で求められる力を養います。

　ワークは、日々の患者さんの状態をどうとらえるのかに焦点を当てているため、看護上の問題の抽出や、その日の SOAP 記録が中心となっています。解答例などは、NANDA インターナショナルの看護診断ラベルとゴードンの機能的健康パターンの領域（クラスター）を参考に作成しています。全体像の把握や詳細な看護計画は、皆さんが使用している記録様式で学習してください。

ワークの流れ

実習現場で求められる「調べる、みる、考える」力を養うため、各章では以下のような流れでワークを展開しています。

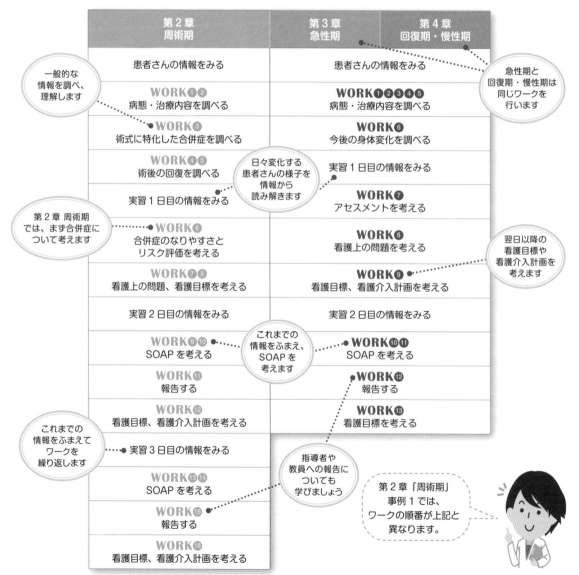

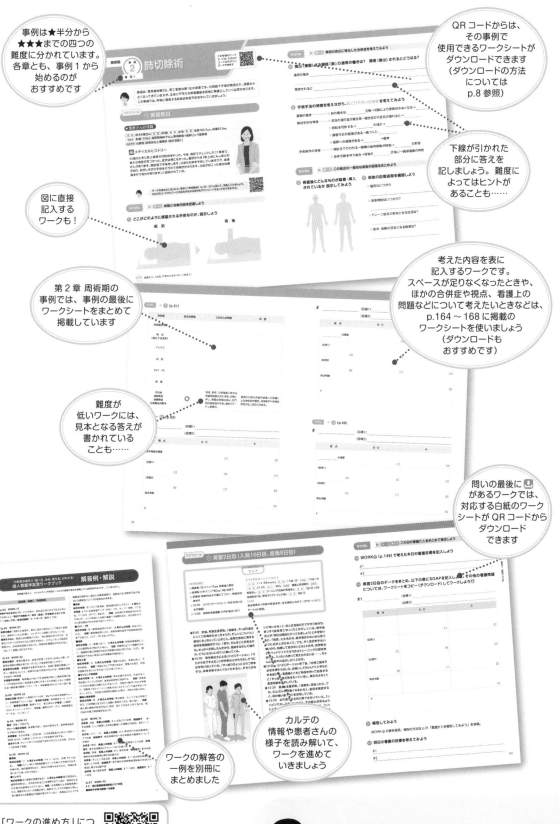

事例は★半分から★★★までの四つの難度に分かれています。各章とも、事例1から始めるのがおすすめです

QRコードからは、その事例で使用できるワークシートがダウンロードできます（ダウンロードの方法についてはp.8参照）

図に直接記入するワークも！

下線が引かれた部分に答えを記しましょう。難度によってはヒントがあることも……

第2章 周術期の事例では、事例の最後にワークシートをまとめて掲載しています

考えた内容を表に記入するワークです。スペースが足りなくなったときや、ほかの合併症や視点、看護上の問題などについて考えたいときなどは、p.164～168に掲載のワークシートを使いましょう（ダウンロードもおすすめです）

難度が低いワークには、見本となる答えが書かれていることも……

問いの最後に があるワークでは、対応する白紙のワークシートがQRコードからダウンロードできます

ワークの解答の一例を別冊にまとめました

カルテの情報や患者さんの様子を読み解いて、ワークを進めていきましょう

「ワークの進め方」については、資料をQRコードからダウンロードすることもできます。

第1章「成人看護学実習とは」で実習の概要を理解したら、第2章 周術期 事例①「胃切除術」（p.22）からワークを始めましょう！

資料ダウンロード方法

本書の資料は、Web ページからダウンロードすることができます。以下の手順でアクセスしてください。

■メディカ ID（旧メディカパスポート）未登録の場合

メディカ出版コンテンツサービスサイト「ログイン」ページにアクセスし、「初めての方」から会員登録（無料）を行った後、下記の手順にお進みください。

https://database.medica.co.jp/login/

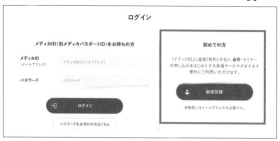

■メディカ ID（旧メディカパスポート）ご登録済の場合

①メディカ出版コンテンツサービスサイト「マイページ」にアクセスし、メディカ ID でログイン後、下記のロック解除キーを入力し「送信」ボタンを押してください。

https://database.medica.co.jp/mypage/

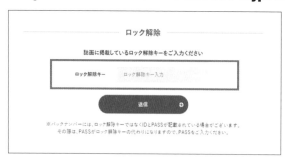

②送信すると、「ロックが解除されました」と表示が出ます。「ファイル」ボタンを押して、一覧表示へ移動してください。

③ダウンロードしたい資料のサムネイルを押すと「ダウンロード」ボタンが表示され、資料のダウンロードが可能になります。

ロック解除キー　work01seijin

第 **1** 章

成人看護学実習とは

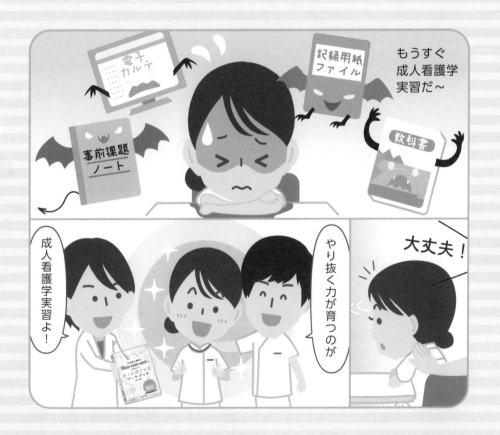

1 成人看護学実習って、どうしたらうまく乗り切れるの？

1 成人看護学実習はどんなイメージ？

　皆さんは成人看護学実習にどんなイメージを抱いていますか？ 先輩や友人から「大変だった」と聞いて、戦々恐々としていますか？ 基礎看護学実習で「うまく患者さんと話せなかった」といった自分の課題があって、「今度はうまくできるのだろうか」と不安な気持ちでしょうか？

WORK ▶ ①成人看護学実習への不安や克服したい自分の課題をまとめよう

> 困難な事態に直面したときに、心理的に準備ができているかは、皆さんが思っている以上に重要なことです。実習の場面以外でも、人生においても大事なスキルですよ¹⁾。

2 そもそも、なぜ臨地実習に行くの？

　臨地実習は、看護の方法について、「知る」「わかる」段階から「使う」「実践できる」段階にするために不可欠な学習方法です。基礎看護学実習を終えて「各論」の実習になると、机上で学習したことを、より「使う」ことが求められます。どのような知識が必要なのか、その知識をどのように活用するのかを把握していることがとても大事です。

　基礎看護学実習以降も、皆さんはさらにたくさんのことを学んできました。行動のもとになるカードの手札が増えたようなものです。豊かな選択肢の中から、受け持ち患者さんのために、その日の状況に合わせて、柔軟にカードの組み合わせを変えながらケアを提供していく……。そんなダイナミックな体験ができるのが臨地実習なのです。

③ 「臨地実習はストレス」というあなたへ

本当に療養している方がいる臨地実習の場は、時に命の危険が生じるため、失敗が許されない緊張した環境です。そのような中に突然入れば、緊張したり、不安を感じたりするのは当然のことです。でも、「逆境に強い脳」や「やり抜く力」を鍛えることができます[2]。

「やり抜く力」をもつ人になるために

最も「やり抜く力」を身に付け、能力を発揮できる人になるためには、「高度なことを要求されるけれど、支援を惜しまない環境」に身を置くことです。まさに成人看護学実習の環境そのもの！ですね。

褒められることは大切ですが、「挑戦しただけでいいよ」とか「できなくても気にしなくていいよ」などという要求しかされないと、「これ以上自分はできなくてもよい」という考え（学習性無力感）につながり、自分に自信がもてないままになってしまいます。「なりたい看護師像」に近づくために、あきらめずに努力を続けることのできる人になれるよう、「成人看護学実習」を利用するぞ！ という気持ちをもってみませんか。

④ 成長する自分を想像して、今を楽しもう

実習に伴い、たくさんの課題を提出しなくてはならない人も多いと思います。生成 AI が全部やってくれたらどんなにか楽でしょうね。ただ、そうやって提出してしまった場合、「看護って楽しいな」と思えるでしょうか？ 本気のチャレンジにこそ、本当の「満足感」があると言えるのではないでしょうか。「嫌だな」と言うのをちょっと休んで、実習が終わって成長を感じている自分を想像してニヤニヤしてみるといいですよ。

WORK ▶ ②成人看護学実習で克服したいこと、達成したいことを想像してみよう

私は実習が終わったら、＿＿＿＿＿＿＿＿＿＿＿＿＿＿＿＿＿＿＿＿＿＿＿
＿＿＿＿＿＿＿＿＿＿＿＿＿＿＿＿＿な人になっている‼

やる気は出てきましたか？
次は、成人看護学実習に行くにあたっての必要な準備について説明します。

2 実習の準備に取り掛かろう

成人看護学実習は、「急性期」から「終末期」まで、いろいろな患者さんを受け持つ可能性があります。ここでは、どのような実習でも活用できるスキルについて確認しておきましょう。

1 調べる

おそらくどの実習でも、行く病棟の主な疾患やケアなどについての「事前課題」があると思います。ここでは、実習前の学習をケアにつなげるには、何をどのように調べたらよいかについて説明します。

1. 調べる＝書き写すだと思っていませんか？

皆さんが陥りがちな失敗として、教科書や参考書をひたすら書き写す、という課題のやり方があります。一般的な病態や起こりやすい症状、標準的な治療や合併症といった項目や順番が決められている場合もありますが、大事なのは、**実習中に見返し、書き込み、自分のノートとして育てられる**ことです。「調べる」際は、以下のことに注意してみましょう。

調べる際の ポイント	①どこに何が書かれているのかわかるように、インデックスをつけよう ②追記できるように、レイアウトに余裕をもたせよう ③わからない単語・表現は、理解してから記入しよう

2. 課題の出題者の「意図」を理解していますか？

先生は、臨地実習で皆さんがケアをする上で必要になるであろうことを想定して、課題を作成しています。何かを理解するための関連知識をまとめる課題の場合もあります。「なんでこの課題が必要なの？」と思いながらの学習は苦痛ですよね。「こんなときに役に立ちそうだな」と考えてみたり、先生や先輩に確認してみたりするのもいいでしょう。

3. それぞれの実習目的を理解していますか？

「周術期実習」「慢性期実習」など、主に病期に関連した目的で分かれている場合もあるのが、成人看護学実習の特徴でもあります。例えば、慢性期実習では、ある疾病に対してその成り立ち（病態）を理解していることは、その病とともに生きていくことを扱うための知識として優先順位が高いのですが、周術期実習で悪性腫瘍を切除するといった場合、「悪性腫瘍の成り立ち」を深掘りするより、腫瘍のある臓器を切除するとどうなるのか、全身麻酔による影響といったことのほうが優先順位は高くなります。

疾病や治療を調べているうちに時間切れになってしまって、症状を緩和する看護介入や、生活調整を促す関わりといった「看護」についてが抜け落ちるということのないよう、実習目的に応じたペース配分を心掛けましょう。

病期別実習で学習すべきことは、以下のページにまとめています。
周術期実習→ p.18、急性期実習→ p.90、回復期・慢性期実習→ p.116

2　みる

　看護の「看」の文字が示すように、手や眼、時に五感をフルに活用して「観察」することがとても重要です。フィジカルイグザムのように、手技を向上させておくことも重要ですが、ここでは何を観察するのか、どのように決定するのかについて解説したいと思います。

| みるの対象になるものは？ | ① S（主観的情報）…患者さん本人から発せられた言語的な情報です。時に家族からの言葉も S 情報として扱います。
② O（客観的情報）…看護師が観察することによって得られた情報です。視診・触診・聴診・打診によって収集したもの、測定器などによって得たもの、カルテに記載があったことや検査データなどが該当します。 |

1. 病態から考える「みる」

　常に、全人的に、患者さんは観察されるべきではあるものの、実際には病態や治療に応じて優先される観察項目というものを念頭に置いて、看護師は観察を行っています。まず、疾病や障害による心身への影響はどのようなものかを考えながら、観察項目を選択していきます。
①障害されている機能や程度を示すデータ
②機能障害によって生じる症状の有無や程度を示すデータ
③機能障害そのものや症状の発現（増悪）に影響を及ぼす要因についてのデータ

2. 治療から考える「みる」

　患者さんに対して行われている（または行われてきた、行われる予定の）治療の影響を考慮していきます。
①行われる治療の効果を示すデータ
②治療の副作用によって生じる症状の有無や程度を示すデータ
③治療効果や副作用発現に影響を及ぼす要因についてのデータ

3. 患者さんの生活から考える「みる」

　「患者さんの生活」といっても、闘病生活は期間だけでなく位置付けも、その方の人生のほんの一部分でしかありません。その方が生きていく中で、疾病や障害とどのように向き合っていくのかという情報は、到達目標や介入の方法を考える上で非常に重要なデータになります。
①生じている機能障害をより悪化させる（改善させる）保健行動のデータ
②患者さんの保健行動を形成する上で重要な、健康や人生への価値観・信念についてのデータ

症状や治療、そこに影響するものなどが理解できていないと、観察項目が出てこないんだ！！

3 考える

皆さんが心配する「記録はどう書くの？」に直結した部分ですね。アセスメントに何を書いたらいいのかわからない、という質問をよく聞きます。下の表の「A（アセスメント）」の欄にある❶～❸の視点を含んでいることが、良いアセスメントを書くコツです。

1. アセスメントには何を書くのか

P（看護上の問題）：肥満、E（関連因子・危険因子）：栄養バランスに関する理解不足、S（症状・徴候）：BMI32、T-cho 280mg/dL が挙げられる人の場合で、良い例と悪い例を考えてみよう。

	視　点	悪い例	良い例	説　明
S （主観的情報） O （客観的情報）	－	2年前からBMI 32、T-cho 280mg/dLであり、頻繁にかつ丼を食べている（ので、）	－	－
A （アセスメント）	❶今どのような状態か	－	肥満であり、脂質代謝が継続的に異常な状態である	実存型の看護上の問題のもとになる #「肥満」
	❷それはなぜそうなっているのか（原因・誘因）	－	理由として、望ましい栄養素のバランスについて理解していないために脂質を過剰に摂取する習慣が挙げられる	関連因子や危険因子のもとになる 「栄養バランスに関する理解不足」
	❸その状態のままだと、今後どうなるのか	－	このまま脂質代謝異常が継続すると、動脈硬化が進行し、さまざまな合併疾患、特に閉塞性動脈硬化症が生じる可能性がある	リスク型看護上の問題のもとになる
P（プラン）	－	食事指導が必要である	－	－

ヒント　アセスメントには、表内❶❷❸の視点を含みます。データとプランを書いただけで、書いた気分になっていませんか？　特に視点❷はその人の「個別性」を表す部分で、とても大事です。

ヒント　視点❷は、視点❶が生じている原因であって、その状態だと判断した根拠となるデータとは違います。

患者さんの個別性を出すって、
関連因子をきちんと出すことだったんですね……。

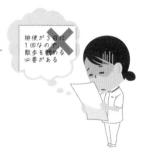

2. どうケアを考えていく？

　ズバリ、ケアの方向性は「関連因子」にあります。前述の表の中にある「A（アセスメント）」の「❷それはなぜそうなっているのか（原因・誘因）」が改善されるように介入することになります。この原則から看護目標と看護ケアを考えていきましょう。

①看護目標を考える

- ●実存型の問題に対しては、その症状・徴候が軽減、または消失した状態
- ●リスク型の問題に対しては、その症状・徴候が生じていない状態
- ●関連因子（リスク型の場合は危険因子）が解決されていく状態

②看護ケアを考える

- ●O-P は、関連因子がどう変化しているのかがわかるデータを見逃さないようにしましょう（p.13　1. 病態から考える「みる」参照）。
- ●T-P、E-P は、関連因子が解決していくようにプランを立てていきます。関連因子や目標が複数ある場合には、それぞれに対して網羅的にプランが立てられているか確認しましょう。

> O-P［観察プラン］…観察する項目
> T-P［ケアプラン］…直接援助や処置
> E-P［教育プラン］…教育的援助

4　伝える

　見聞きしたり、介入したりした結果をコンパクトにまとめて、自分なりの評価を加えて話す「報告」も、皆さんが難しいと感じるところですね。聞く人の立場になって、患者さんにとって大事なことが整理されて話せるといいですね。

　報告するときのポイントは、その日に達成すべき患者さんの目標から考えます。

こんな場合の報告を考えてみよう

P：肥満、E：栄養バランスに関する理解不足、S：BMI 32、T-cho 280mg/dL

- ●目標：「本日は自分の食習慣のバランスの悪いところが言える」

- ●計画：「Web サイトで、かつ丼弁当などの栄養表示を一緒に見ながら話し合う」

【今日の出来事】

- ●6:00　体重76kg（入院時77kg）
- ●10:00　バイタルサイン異常なし。朝食完食。悪心・嘔吐なし
- ●12:30　昼食完食。「ここで出される食事はやっぱり野菜が多いねえ、これが普通の量？」と聞いてくる。
- ●13:00　一緒に近所のコンビニエンスストアや定食屋のホームページを見て、メニューの栄養を確認。「わあ、この丼、すごい脂質が多いんだね。これじゃ脂が体に溜まるわけだ」「サラダは野菜だから体にいいって思っていたよ」「退院したら昼食はどうしても外食になるから、大丈夫かなあ」などと話す。

報告の視点	報告に含む内容	報告の例
①達成すべき状態の概要はどうか	状況や機能を表現しているSデータ・Oデータ	間食をすることもなく、本日の体重は76kgでした。気分不良はありません
	状況や機能はどんな状態と言えるか	入院時から1kg減で、予定通り順調に減少しています
②本日の目標の達成状況	目標達成状況を表現しているSデータ・Oデータ（介入したことへの患者さんの反応を忘れずに）	病院食は野菜が多いと発言がありました。よく行く店のWebサイトを見て料理の栄養バランスを確認したところ、「こんなに脂質が多いんだね」とのことでした
	本日の目標の達成状況はどうか（介入方法の是非も含めて）	普段食べているものに脂質が多いという理解につながったと考えます
③最終的な目標への到達状況	報告しようとする看護問題が解決する状態に近づいているか、関連因子はどの程度解決しているか	これまでの食生活の改善すべき点については理解されましたが、まだ脂質の多いメニューについての知識が少ない状態です
④今後の介入計画	上記を受けて、今後のケア計画をどのように追加修正するつもりか	明日は、外食の際、どのようにメニューを選択するとよいのかについて話し合いたいと思います

→さらに詳細は、p.31、p.127 を参照

3 第一歩を踏み出そう！

　　成人看護学実習に行くにあたって確認することはわかりましたか？　皆さんの学校では、それぞれ事前に求められていることがあり、課題をこなしていくのは大変かもしれません。でも、患者さんたちはそれぞれつらい症状などを抱えながらも「実習生の役に立ちたい」という思いで、皆さんのことを待ってくださっています。実習先のスタッフの皆さんも、後輩のためにさまざまな準備をしてくださっています。

　　たくさんの方に支えられて初めて行くことのできる「成人看護学実習」を楽しんでこよう！という気持ちで、ぜひこのワークブックに取り組んでみてください。

（参考文献）
1）畑村洋太郎. 「想定外」を想定せよ！：失敗学からの提言. NHK 出版，2011.
2）アンジェラ・ダックワース. やり抜く力：人生のあらゆる成功を決める「究極の能力」を身につける. 神崎朗子訳. ダイヤモンド社，2016，p.283.

第 2 章

周術期

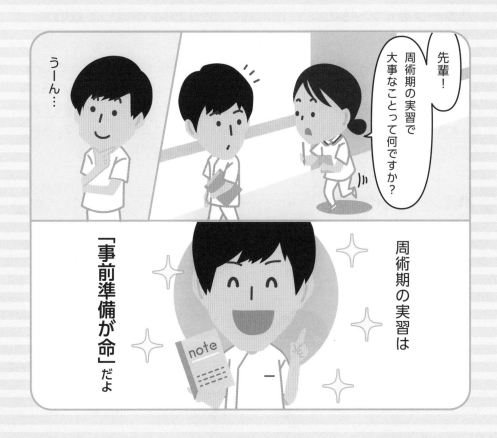

1 周術期実習って どうしたらうまく乗り切れるの？

1 周術期実習はどんなイメージ？

　周術期実習について、学生さんからは、「とにかく展開が早くて大変だった」という感想を聞きます。手術は患者さんがある程度元気でないとできませんから、術前にはごく普通に社会で暮らせる状態の方も多いです。それがいったん手術をすると、話もできないような状態になる。しかもその後の数日で、すっかり歩けるようになったりするわけです。どんどん患者さんが回復して状況が変わるため、そもそもの侵襲を理解していない状況のまま、術後回復している状況に合わせて記録を書き換える必要性が生じ、「大変だった」という記憶だけが語り継がれてしまいます。

　この章では、そうならないように、どんな準備があると役立つのかを、事例を通して説明していきます。

2 パターンをイメージして、個別的な部分以外を準備して臨む

　実習で受け持たせていただくような患者さんは、全身麻酔を伴う手術が多いことでしょう。全身麻酔という治療に伴う影響は、多少の違いはあってもパターンがあります。そして同じ術式の場合には、同様に予測される侵襲があります。これらをあらかじめきちんと把握しておくと、実習中に新たに調べたり考えたりすることが患者さん特有のことだけになり、早い展開でもずっと楽についていくことができます（寝る時間が確保できます！）。

3 準備ノートを作成する

作成例を ダウンロードしよう！

p.169 〜 173 に「検査データ基準値のまとめ」「主な術後合併症のまとめ」のワークシートがあるので、活用してください。また、上記 QR コードから PDF データがダウンロードできます。

実習する病棟の診療科や、件数の多い術式はあらかじめ教えてもらったけれど、そのすべてを暗記するなんてとても無理だよね……。僕は、事前課題用のノートに、参考文献とそのページ番号を入れて、すぐに調べ直すことができるようにしたよ。
「この症状はなぜ起きているの？」って、指導者さんによく尋ねられるから、術後合併症の症状やメカニズムを、自分なりの言葉で説明できるようになるのも大事！
周術期は、特に検査データもいろいろ変動するから、どんな場合にどんな検査データが変動するのかを、病態や症状と絡めて整理しておくといいよ。この学習は、国家試験対策にもすごく役に立つよ。

2 周術期実習の準備に取り掛かろう

1 調べる

1. 一般的な全身麻酔を伴う手術侵襲の影響（合併症）について把握する（※1）

　　全身麻酔を伴う手術では「呼吸器合併症」「感染」「イレウス」「出血」「深部静脈血栓症（DVT）・肺血栓塞栓症（PE）」といった術後合併症と、創部ができることによる「疼痛」、年齢などのリスクがある場合は「せん妄」について、すべて検討していきます。実際には、これらが生じないことのほうが多いのですが、それは医療スタッフが総がかりでその予防に努めているからです。ですから、予防や早期発見ができるよう、各影響（合併症）の「メカニズム」「発生しやすい時期」「発生しやすい要因（誘因）」「発生した場合の症状」など（p.18「準備ノートを作成する」参照）を列挙しておきましょう。

2. 各影響（合併症）が生じるリスクを評価できるようにする

　　次に、「発生しやすい要因（誘因）」などをまとめた知識を使って、受け持つ患者さんがその合併症を生じやすいのか否かを評価する準備をしていきます。これで、カルテのどこから見たらいいの？　という疑問は生じなくなります。
①リスク評価のための項目の整理（どんなデータを使用したらいいか）
②項目ごとのリスクの基準となる状況（境界値など）

2 受け持つ患者さん（病名・術式）が決まったらどうするか

　　下記の項目について、患者さんの予定術式について確認しておきましょう（※2）。この後の各事例の中で、実際にはどのようなことを把握していたらいいのかについて紹介していきます。
①どこをどのように切る（＋吻合する）のか、イメージする
②術直後の状態（挿入物など）をイメージする
③術式に特有の合併症を把握する

> ヒント　侵襲される臓器に関する解剖生理を押さえておくと、術式に特化した合併症を理解しやすいです。

④術後の回復をイメージする

> ヒント　クリニカルパスを入手し、どのような経過が「基本的な回復の状態」なのかをイメージしてみましょう。

⑤術前処置、術後の処置・与薬について把握する

> ヒント　可能なら、直接患者さんからの情報（現在ある症状や理解度、不安感など）を収集する前に、⑤について確認しておくと、収集すべきデータなどが思いつきやすくなります。

3 実習が始まったら何をする？

1. 受け持ち患者さんのリスク評価を行う

前ページで波線を引いた、一般的な手術の影響（※1）と、術式に関する情報（※2）に、患者さんから直接得られた情報を加えたものを使って、今回の患者さんの手術における合併症を列挙して、それぞれの出現のしやすさ（リスク）を評価していきます。「各合併症にどの程度なりやすいのか」が、周術期実習に共通したアセスメントのための視点となります。

次からの各事例のワークで、より具体的に学習していきましょう。

ヒント　手術を行う理由となった疾患や障害の影響を考慮するのを忘れないようにしましょう！

2. 予測される合併症を、優先順位を考えながら列挙する

合併症の全体像が明らかになったら、優先順位を考えます。優先順位は、厳密な決まりはありませんが、下記を参考にするといいでしょう。

①患者さんの基礎疾患などから特に生じやすいもの、術式の特徴から生じやすいもの、その時期に特に生じやすいものを優先する

・術前であれば、あらかじめ予防に力を入れるべきと考えたものを優先する

・術直後であれば、直後の時期に発生しやすいものを優先する

②患者さんの状況が変化したら、優先順位の変更や問題の終了をする

3. 看護介入の方向性を検討する

患者さんの回復が早い場合には、その日に目指す「望ましい状態」がどんどん変化します。p.19「④術後の回復をイメージする」で調べた内容を活用して、その日の目標とプランを考えていきましょう。また、前日の看護介入への反応から、よりふさわしい目標やプランに修正をしていきます（p.15「2. どうケアを考えていく？」参照）。

4. 実施した内容を報告する

特に術直後の患者さんでは、ドレーンなどの観察すべきものがたくさんある上、バイタルサインだけでも頻繁に観察するので、どのようにまとめて報告するのか、とても訓練になります。

たくさんの情報をまとめるには、その日にどんな視点で患者さんを観察していたのか、という軸がはっきりしていることが重要です。追加の視点が必要な事例もありますが、基本的には想定した合併症に沿って、「その日の目標がどのようになったか」という視点でSOAPをまとめるとうまくいきます。さらに、報告の場面でも、このSOAPの構造をうまく使うとわかりやすい報告になります。実際の例と解説をp.29に示します。

4 さあ、患者さんのところへ行ってみよう

　皆さんは、これから続く周術期の事例で、さまざまなタイプの患者さんに出会うことになります。書かれている情報から、その術式で重要な情報はこれか、と参考にすることもできます。

　ただし、本物の患者さんはノンバーバルな情報を含め、事例よりもずっと豊かな情報に溢れていることでしょう。手術の原因となる疾患への思い、手術に対する不安感や期待感、侵襲に伴う心身の苦痛、退院後に変更しなくてはならない生活への不安といった、複雑な感情の中で周術期を過ごしています。

　手術侵襲に伴う身体的な問題への標準的な介入を十分準備しておくことで、患者さんの感情や退院後の生活に寄り添うことができる余裕を、ぜひつくってください。

手術室見学の Q&A

　手術室は非日常の空間なので、受け持ち患者さんの手術見学では緊張する人も多いですね。患者さんも同じように緊張されますし、生命に関わる処置をするわけですから、手術室では患者さんの心と体を支える看護を見学できるはずです。しっかり準備して、見学実習をより有意義なものにしましょう。

Q 見学にあたっての目標はどう設定したらいいですか？

A 受け持ち患者さんの手術見学の大きな目的は、①手術室の環境の特徴を理解すること、②受け持ち患者さんに行われた侵襲を理解すること、③理解した侵襲から術後の看護を考えることです。ここからより具体的に、「挿入されるドレーンの位置を理解する」など、術式に応じて考えてみるといいでしょう。

Q 見学前日までにどんな準備が必要ですか？

A 見学のための学生さんの入室時間や入室方法（手術室内での服装含む）について確認しましょう。あまり多くの荷物を持参できないことが多いため、最小限にします。ぼんやり眺めていると、よくわからないうちに手術が進んでしまうので、見学したい項目をメモにまとめておくといいでしょう。

Q 手術室に入ったら、まずどうしたらいいですか？

A 外回り看護師（指導担当者）にあいさつして、見学目的や見学したいことを伝えます。長時間におよぶ手術の場合には、休憩のタイミングについて打ち合わせをしておくと、見学したいものを見逃すことが少ないです。また、終了後も、すぐに退室するのか、ICUに行くまで手術室看護師と行動を共にするのかなどを確認しておくと、看護師が忙しいときに声を掛けるストレスがなくなります。

Q 気分が悪くなったらどうしたらいいですか？

A 前夜に睡眠を十分とり、朝食をとってくることで予防することが望ましいですが、もし気分が悪くなったらすぐにその場にしゃがむ、または外回り看護師に声を掛けて手術室から退出しましょう。

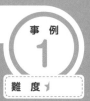

事例 1 胃切除術

難度✔

この事例のワークシートは、右のQRコードからダウンロードできます

胃切除術は、周術期の実習で受け持つことが多く、術後合併症のパターンを理解しやすい手術です。本書最初の事例なので、多くのヒントを参考にしながら考えることで、周術期実習ならびに成人看護学実習の基本的な進み方のイメージをつくっていきましょう。

スケジュール ⏱ 実習前日（入院前日）

● 患者さんの情報

(氏 名)佐藤A男さん (年 齢)58歳 (性 別)男性
(体 格)身長165.6cm、体重59.5kg（1カ月で1.5kg減）(診断名)胃癌
(予定術式)腹腔鏡下胃全摘術（R-Y再建）＋胆嚢摘出術＋リンパ節郭清
(既往歴等)53歳のときに胆嚢結石を指摘されているが、症状がないため経過観察中

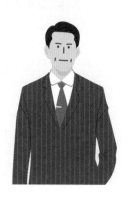

🏥 メディカルヒストリー

がん家系なので、健診を欠かさないようにしていた。半年前から胃のむかつき感があった。2カ月前に会社の健診があり、貧血を指摘され、精密検査を勧められた。健診の精密検査で、胃底部に25mm大のがんを指摘され、手術目的で入院の予定。

　実習前日または初日に、上記のような情報が得られた場合は、実習前の学習の中から以下の内容がまとめられているか確認しましょう。ここではワークをしながら、どんな準備が必要なのかを体験しましょう。

WORK ▶ 調べる 病態と治療内容を把握しよう

① どこがどのように侵襲される手術なのか、図示しよう

　手術を受ける患者さんの場合は、どんな手術なのかを、周囲の臓器も含めて把握しておくことが重要です。摘出するものは何でしょう？　その後、ほかの臓器はどうなるのでしょう？　何か代わりに挿入するものはあるのでしょうか？　などを考えていきましょう。

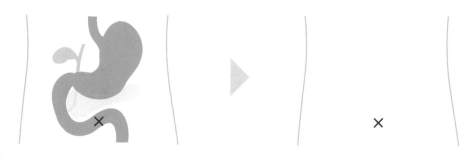

ヒント　胃を摘出したあとの消化液の流れはどうなるでしょう？

WORK ▶ 調べる　事例の術式に特化した合併症を考えてみよう

② 摘出（侵襲）する臓器「胃」の通常の働きは？　障害（摘出）されるとどうなる？

通常の働き --

障害されると --

> **ヒント**
> これを把握しておくことで、WORK❸の「合併症」が考えやすくなります。

③ 手術手法の特徴を考えながら、起こりやすい合併症を考えてみよう

臓器の働き……… ●胃の働きは、食物の ----------- →できなくなると小腸への急激な食物の移動が起こる→ -----------

解剖学的な特徴… ●腹腔内を操作するため、術後に腸管が癒着しやすい→ -----------

　　　　　　　　 ●胃の付近の郭清が行われる→膵臓を損傷する恐れ→ -----------

手術操作の特徴… ●侵襲は少ないが手術時間が長い＝麻酔時間が長い→ -----------

　　　　　　　　 ●気腹を必要とする→ガス充填による上大静脈圧迫→静脈灌流障害→ -----------

　　　　　　　　 ●胆嚢摘出も行われる→ -----------

> **ヒント**　術後合併症には、一般的なものに加えて、その手術の特徴に応じて起こりやすい合併症があります。文章を参考にしながら、起こりやすい合併症を考えて----------を埋めてみましょう（WORK❻で使います）。

WORK ▶ 調べる　この術式の一般的な術後の回復をまとめよう

④ 術直後にどんなものが装着・挿入されているか、図示してみよう

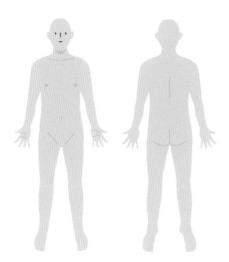

> **ヒント**　装着・挿入されるものについて把握し、それらを「どうやって観察するのか」を振り返りましょう。術後のO-Pを考えるときの役に立ちます。

⑤ 術後の回復過程を確認しよう

●離床はいつから？

●ドレーン抜去の目安となる状況は？

●食事開始はどのように行われる？

●抜糸や入浴開始時期は？

> **ヒント**　例えば、消化管の手術ではどのように術後の食事をとっていくのかはとても大事です。クリニカルパスを採用していれば、参考にしてみましょう。通常の回復と比較して順調かどうかという視点で、アセスメントするときの指針になります。

✓ 実習1日目（入院1日目、手術前々日）

👪 ファミリーヒストリー

祖母を胃癌、父を前立腺癌で亡くしている

（ 妻 ）58歳、主婦。同居している
（ 長男 ）23歳、会社員。近所に在住
（ 次男 ）20歳、大学生。県外に在住

🏠 普段の生活

（ 学歴 ）大学卒
（ 職業 ）上場企業の管理職（主にデスクワーク、ときどき出張あり）
（ 食生活 ）肉全般とラーメンが好き。野菜は好きではない。朝食は食べないことがある。昼食は外食が多い。仕事が忙しく短時間で済ませるようにしている
（ 嗜好品 ）20歳から喫煙（20本/日）していたが、10年前に禁煙した。アルコールは週1回で、500mLの缶ビールを2〜3本
（ 睡眠 ）6〜7時間/日
（ 排便 ）1回/日（ 排尿 ）7回/日
（ ADL ）動作はすべて自立。運動習慣：趣味で週末にテニスをしている

カルテ

【術前検査結果】

（ 血液検査データ ）WBC 5,880/μL、RBC 511万/μL、Hb 13.5g/dL、Ht 41.8%、Plt 28.7万/μL、PT時間 10.8秒、PT活性≧100%、PT-INR 0.92、APTT 27.7秒、血糖 89mg/dL、T-Bil 0.6mg/dL、AST 15U/L、ALT 14U/L、γGTP 15U/L、ALP 221U/L、アミラーゼ 106U/L、Na 140mEq/L、Cl 105mEq/L、K 4.4mEq/L、CRP 0.66mg/dL、BUN 12.5mg/dL、Cr 0.87mg/dL、eGFR 60.7mL/min/1.73m²、Alb 4.1g/dL

（ 血液型 ）A型（ 感染症 ）HBV抗原（−）、HCV抗体（−）、梅毒（−）
（ 尿検査 ）尿沈渣 NP、尿糖（−）、尿蛋白（−）
（ 呼吸機能 ）%肺活量 110.6%、一秒率69.33%
（ 胸部X線 ）明らかな病変はなし
（ 心電図 ）洞性徐脈
（ 胃カメラ ）胃底部に25mm大の腫瘤

【バイタルサイン】

（ 血圧 ）133/80mmHg（ 脈拍 ）72回/分
（ 呼吸数 ）18回/分（ 体温 ）36.5℃（ SpO₂ ）96%

●10:00　受け持ちのあいさつの際に「去年の健診は異常がなかったから、がんと診断されてびっくりしたよ。早くがんを取ってしまいたいとは思ったけれど、入院の日が日に日に迫ってきて、ああ、この日がきたかって感じです」と話す。

●13:00　午後の訪室時に、トライボール®による呼吸訓練の実施を促した。

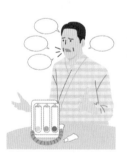

ボールを三つとも上げるのは、1秒間維持するのがやっとだった。「これ、買って練習しろって言われたから買ってきたよ。子どものおもちゃみたいだから、嫌だなあ」と言って、行うのをやめてしまう。「手術の説明は明日だってね。今日はもう何もすることないのか……。余計なこと考えちゃいそうだよね」と話す。

●14:00　麻酔科の受診から帰室。「麻酔科で丁寧に説明してもらった。手術っていろいろな合併症があるんだね。怖いね」と話す。

　全身麻酔や術式に特化した合併症を熟知している看護師は、瞬時にA男さんが手術を受けるにあたって看護上の問題となることを思いつくことができ、その場で介入を開始します。皆さんも、事例で「おや?」と感じることがありましたか? 次ページではA男さんがこのまま手術した場合に考えられる合併症のリスクを考えていきましょう。

WORK ▶ みる 考える **A男さんの手術前日の合併症のリスクを評価しよう**

⑥ 合併症のなりやすさを評価してみよう

　一般的な全身麻酔を伴う術後の合併症について、それぞれのなりやすさをWORK❸（p.23）を参考に考えましょう。次に、左ページの情報から得たA男さんの特徴を書き出し、手術前日の時点での術後合併症のなりやすさを判断しましょう。

> ヒント　「術式の特徴」は以下の記号で記します。　◎:ほかの術式と比較して起こりやすい　○:起こり得るが一般的な注意で対応可能　△:可能性はないわけではない　×:該当しない

合併症		術式の特徴 ヒント WORK❸（p.23）の内容から考えます	A男さんの特徴 ヒント （当該）合併症リスク評価項目（p.173）の情報を記します	判　断 ヒント 「術式の特徴」と「A男さんの特徴」から考えます
どの手術でも考えてほしい合併症	呼吸器合併症	◎ ほかの術式と比較して起こりやすい	●一秒率69%（閉塞性換気障害） ●ブリンクマン指数（BI）＝560 ●胸部X線問題なし ●トライボール®3個1秒程度、訓練やめてしまう ●合併症があることは理解できている ここが結論！	●喫煙歴もあり閉塞性換気障害である ●現在自覚症状や胸部X線は異常ないが、麻酔による侵襲、気道分泌物増加が大きい ●腹部に創部ができるため、痰喀出をする際に疼痛を生じる ●術前訓練の必要性への理解が得られず、訓練が不足している ●以上より、無気肺、肺炎を生じる可能性が高い
	感　染			
	イレウス			
	出　血			
	DVT・PE			
	疼　痛			
	せん妄			
胃切除術ならではの合併症	ダンピング症候群			
	輸入脚症候群			

7 看護上の問題を考えよう

表内の「合併症」は優先順位が高いものから順に並べられています。「看護上の問題」は起こり得る合併症について**すべて**考えておきましょう。「関連因子」はWORK❻（p.25）の「判断」の枠の中にある、この人ならではの合併症の起こりやすい理由を挙げていきます。

	合併症	看護上の問題	関連因子 ヒント 手術侵襲のことだけでなく、看護介入が可能なものも入れていますか？
どの手術でも考えてほしい合併症	呼吸器合併症	#1 非効果的気道浄化リスク状態	ヒント WORK❻の表内の青字部分が含まれているのを確認しましょう ● 閉塞性換気障害、麻酔による気道内分泌物の増加 ● 必要性の理解不足からの呼吸訓練不足
	イレウス	#2 消化管運動機能障害リスク状態	● 麻酔や手術の腸管への侵襲 ● 早期離床への理解と方略の知識に関する不足
	出 血	#3 出血リスク状態	
	DVT・PE	#4 非効果的末梢組織灌流リスク状態	
	感 染	#5 手術部位感染リスク状態	
	疼 痛	#6 急性疼痛	
	せん妄	リスクが低いので立案しない	
胃切除術ならではの合併症	ダンピング症候群		
	輸入脚症候群		

⑧ 手術前日の看護の方向性を考えてみよう

　このワークでは、A男さんが起こしやすい合併症の中で、術前に予防のための介入が必要なものから優先順位の高いもの二つ（#1、#2）について例を挙げています。この看護上の問題に対して、看護の方向性を考えていきましょう。

> ヒント　一般的には、「手術前日にふさわしい心身の状態を整える」ことが、手術前日の患者さんのあるべき姿になってきます。個別性を出すには、それぞれの#の関連因子になっているものを解決できるようなことを盛り込むのが大切です。

#1 非効果的気道浄化リスク状態

関連因子	手術前日の看護目標	手術前日の看護介入計画
ヒント　WORK❼のものを使います	ヒント　「関連因子」が解決するために行うべきことを記します。実存型看護診断では症状・徴候が改善している状態を、リスク型診断では起こっていない状態を表現に入れても構いません	ヒント　「看護目標」を達成するために、この日に看護師が介入する内容を記します
閉塞性換気障害、麻酔による気道内分泌物の増加	（手術前日で生じていないため、目標なし）	（手術前日で生じていないため、計画なし）
必要性の理解不足からの呼吸訓練不足	●トライボール®による呼吸訓練を実施する理由を自分で説明できる ●呼吸訓練を1日3回実施できる	●午前のバイタルサイン測定時に麻酔による呼吸器への影響および呼吸訓練の効果を説明する ●15:00に実施の確認を行い、訓練したこと、訓練による効果を称賛する

　#1と同じように、#2について表の空欄を埋めてみましょう。また、#3以降の看護上の問題についても、同じように考えてみましょう。

#2 消化管運動機能障害リスク状態

関連因子	手術前日の看護目標	手術前日の看護介入計画
麻酔や手術の腸管への侵襲		
早期離床への理解と方略の知識に関する不足		

> こうやってまとめておくと、翌日の行動計画発表のときに、自信をもって発表できるよ！

✓ 実習2日目(入院2日目、手術前日)

- ●9:00　朝のあいさつで訪室。トライボール®による呼吸訓練を促すと「やっぱりやらなくちゃいけないの?」と聞いてくる。
- ●10:00　バイタルサインの測定。看護師(と学生)から手術オリエンテーション(合併症とその予防方法)を受ける。トライボール®による呼吸訓練を実施。腹部を押さえた起き上がり方の練習を行う。「安静にしているとよくないんですね」「痛かったら、これ、自分でできるかな?」と話す。

- ●12:00　配膳。「手術をしたら、ゆっくり食べなきゃいけないんだよね」と話す。
- ●14:00　臍処置後、シャワー浴
- ●15:00　訪室時、トライボール®による呼吸訓練を行っている。ボールを三つとも上げると、維持できない。「これで肺炎になりにくくなるんだったよね? このやり方で大丈夫?」と話す。夕食後にもう一度実施する約束をする。

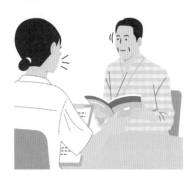

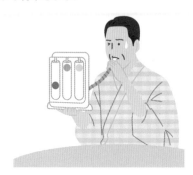

カルテ

【バイタルサイン】血 圧 112/72mmHg　脈 拍 74回/分　呼吸数 16回/分　体 温 35.9℃　SpO₂ 98%

【検温時の状況】朝 食 全量摂取　排 便 普通便あり　悪心・嘔吐 なし　睡 眠 6時間

❶手術前日指示

点 滴 なし　内 服 18:00〜21:00、ピコスルファートナトリウム1/2本　食 事 常食、21:00以降絶飲食、術後の指示　術前処置 術前オリエンテーション(臍処置、呼吸訓練、弾性ストッキング採寸など)

❷手術当日術前指示

点 滴 末梢静脈ラインよりヴィーン® F500mLを50mL/hで滴下、手術室持参 フルマリン® 1gキット×2　食 事 絶飲食　術前処置 入室時に弾性ストッキング着用

❸手術当日術後指示

点 滴 末梢静脈ラインよりヴィーン® F500mL×2、手術室より フルマリン® 1gキット×1　食 事 絶飲食　検 温 帰室時、15分、30分、1時間、2時間、4時間、8時間、12時間　安静度 術後床上安静　疼痛時指示 ①PCA②PCA無効時アセリオ静注1,000mg、③レペタン®静注 0.1mg　尿量指示 100mL/3h以下の場合ソルアセトF 500mL

ヒント　この時点で、術前後にどのような治療処置が医師から指示されているのかを把握しておくと、その影響などを含めてアセスメントできます。例えば、点滴から水分出納を計算したり、鎮痛薬の副作用などを調べてみましょう。

ヒント　WORK❽ (p.27) で考えた看護目標が達成されているか? 残された課題は何か?その課題が生じている理由は何か? といった視点で情報をみましょう。

WORK ▶ みる 考える この日（手術前日）の看護介入をまとめて報告しよう

❾ 本日の看護目標の視点に沿って、SOAPを書こう

　どんな視点でSOAPを書くかを考えるときに、以下の表のように、WORK❽（p.27）で考えたその日の看護目標を視点にして、その目標に関する概要、目標のために介入したことへの患者さんの反応、目標の達成状況がわかる**S（主観的情報）**、**O（客観的情報）**、**A（アセスメント）**、**P（計画、プラン）**をまとめよう。

#1　非効果的気道浄化リスク状態　〈目標1〉トライボール®による呼吸訓練を実施する理由を自分で説明
できる
〈目標2〉呼吸訓練を1日3回実施できる

視　点	S・O	A
〈機能の概要〉 A男さんの呼吸 （気道浄化）機能の概要	O：血圧 112/72mmHg、脈拍 74 回 / 分、 呼吸数 16 回 / 分、体温 35.9℃、SpO2 98% 【1】	呼吸機能に異常はみられない 【2】
〈目標1〉 ドライボール® による呼吸訓練を実施する理由を自分で説明できる 【3】	S：「やっぱりやらなくちゃいけないの?」「これで肺炎になりにくくなるんだったよね?」 O：看護師（と学生）から手術オリエンテーション（合併症とその予防方法）を受け、真剣に聞く。質問もしている 【4】	朝はまだ呼吸訓練の意義が理解できていなかったが、午後のオリエンテーションで十分理解し、意義について自分で説明ができるようになり、訓練への動機づけも高まった 【5】
〈目標2〉 呼吸訓練を1日3回実施できる 【6】	S：「このやり方で大丈夫?」 O：トライボール® のボールを三つとも上げると、維持できない O：10:00、15:00 実施、夕食後にもう一度実施予定 【7】	呼吸訓練を自主的に行うことができ、1日3回の目標も達成見込みである。ただし、閉塞性換気障害もあり、ボールを三つ上げる方法はA男さんにとって負荷が高い 【8】
総合判断 ヒント 本日の介入の結果、この合併症のなりやすさはどう変化したかを考えよう。		現時点での体調に問題なく、呼吸訓練への理解や意欲が向上した。しかし、閉塞性換気障害もあり、適した負荷の訓練を検討しないと、効果が得られにくく、術後に気道内分泌物を効果的に排泄できない可能性はまだ高い 【9】

P ヒント Pの枠は、【9】の内容を参考にして、解決できていない関連因子をより改善するにはどうしたらいいかを考えてみよう。

● 夕食後以降の訓練は、ボールを二つ上げて、持続時間 3 〜 4 秒を目標にするよう説明する。就寝前、起床時に追加して実施を促す
● 術後の呼吸器合併症の観察を頻繁に行う　● トライボール® による呼吸訓練を 1 日少なくとも 3 回実施する

ヒント 看護目標がいくつあっても、視点は目標と同数になるようにしましょう（例：看護目標が四つ→視点も四つ）

#1と同じように、#2について書いてみましょう。また、WORK ❼ で考えたほかの看護上の問題についても、同じように考えましょう（ワークシートはp.165に掲載。またはダウンロードする）⬇

#2 消化管運動機能障害リスク状態　〈目標1〉
　　　　　　　　　　　　　　　　　　　　　　　　　〈目標2〉

視　点	S・O	A
〈機能の概要〉	【1】	【2】
〈目標1〉	【4】	【5】
	【3】	
〈目標2〉	【7】	【8】
	【6】	
総合判断		【9】
P		

看護介入を報告してみよう

基礎看護学実習では、病棟の指導者さんに報告するとき、すごく緊張しちゃって……。自分でも何を話したいのか、途中からわからなくなってしまうんです……。

ダラダラ言わないように気を遣うよね。看護師さんから「自分の意見は?」って聞かれることもあるし。

1.報告って大変なの?

実習では、教員への報告、受け持ち看護師さんへの報告、指導看護師さんへの報告など、さまざまな報告の機会があり、皆さん緊張する場面です。「何から報告したらいいのかわからない」という相談はよく受けます。また、場面によっては「観察したことだけではなく、自分の考えも含めるように」と指導を受けて、悩んでいる人もいるかもしれませんね。そんなときは、WORK❾(p.29)で練習した、SOAPの考え方を応用するとうまくいきます。

2.報告に含みたい内容

- ●何についての報告か(どの看護問題に関しての経過報告なのか)
- ●関連因子はどのような状態だったか(介入によって変化したか)
- ●本日の介入によって、その看護問題はどのようになったのか

3.報告される人は何が聞きたいのかを考える

「どんな場面で報告が求められているのか」「それに応じた報告内容なのか」を考え、報告することも大事です。それぞれの場面に応じて、WORK❾のSOAPの【 】内の番号に従って内容を取捨選択していく場合もあるので、参考にしてみてください。

- ●丁寧な報告
  (1日のまとめた状況を、ある程度時間をかけて報告する場面など)

  →【1】から【9】の番号順に話してみよう。

- ●アセスメントを簡略化して報告
  (あまり時間がなく、今日の関わりから学生がどう考えたのかを中心に報告が求められている場面など)

  →【2】→【5】→【8】→【9】の順番で報告する。

- ●状況報告を簡略化して報告
  (時間が限られており、観察した内容を端的に表現するよう求められている場面など)

  →【1】→【4】→【7】(→必要に応じて【9】)の順番で報告する。

WORK❾SOAPの表の中の数字の解説

【1】看護上の問題の機能の概要がわかるS・Oデータ	【6】本日の看護介入の目標は何だったのか〈目標2〉
【2】【1】のアセスメント	【7】〈目標2〉が達成したかどうかがわかるS・Oデータ
【3】本日の看護介入の目標は何だったのか〈目標1〉	【8】〈目標2〉の達成状況に関するアセスメント
【4】〈目標1〉が達成したかどうかがわかるS・Oデータ	【9】全体として、この看護上の問題の合併症のリスクが
【5】〈目標1〉の達成状況に関するアセスメント	軽減されたかどうかのアセスメント

何を評価するための情報なのかを考えて、情報をまとめて尋ねると、報告しやすくなります。どのようなやり取りになるかは、p.127「実習現場での報告例」を参照。

周術期の特徴として、**術前の状態と術直後では心身の状況が大きく変化します**。どのような変化があるのかを、術前に想定しながら準備ができていると、あわてずに実習を行うことができます。「準備ノートを作成する」（p.18）の「主な術後合併症のまとめ」（p.172、p.173）で学習した**各合併症の発生しやすい時期**を加味しながら、患者さんの特徴を踏まえて、「術直後」の看護問題の優先順位を決定します。

A男さんの場合、**術直後は出血の可能性が高いので、WORK❼（p.26）で考えた#3「出血リスク状態」を、優先順位1位に変更して挙げています**。

前日に介入が必要とされた、非効果的気道浄化リスク状態と消化管運動機能障害リスク状態をそれぞれ#1、#2としているので、術後から介入する問題は、#3以降のナンバリングをします（ナンバリングは名前の一部なので、優先順位が変化しても変わりません）。

⓾ **優先順位1位と2位の記載内容を参考に、3番目以下を埋めてみよう**

> ヒント WORK❼（p.26）で考えた看護上の問題を、手術当日の優先順位に並べ替えましょう。

優先順位	看護上の問題 ヒント「手術前日」との違いをよく確認しよう	優先順位の理由
1	#3 出血リスク状態	24時間以内に多く発生し、膵液漏なども生じる可能性がある
2	#1 非効果的気道浄化リスク状態	閉塞性換気障害があることや麻酔時間も長いことが予測される
3		
4		
5		
6		
7		

優先順位が決まったら、術直後の看護の目標と介入計画を立てていくよ！

WORK ▶ 考える 手術当日（術直後）の看護の方向性を考えよう

⑪ 術直後の看護の目標と介入計画を立てよう

　　WORK⑩で優先順位が決まったら、WORK⑧（p.27）と同じように、看護目標に対して介入の計画を立てていきましょう。例を参考に、看護目標と介入計画を考えてみましょう。

　　この考え方に慣れてきたら、介入計画に［O-P（観察プラン）］、［T-P（ケアプラン）］、［E-P（教育プラン）］の要素が含まれているかも確認しながらワークを進めましょう。

> ヒント 周術期の患者さんは、目標となる状態は「どんな手術を受けたのか」や「術後何日目か」によってまったく違ってきます。WORK⑤（p.23）で調べた、術後の標準的な回復過程を参考にして、望ましい状態を想定した看護目標にしましょう。

優先順位	看護上の問題	看護目標	介入計画
1	#3 出血リスク状態	●ドレーンの排液が1時間100mL以上にならない ●ドレーンの位置を理解し、事故抜去につながる行為がなく過ごす	→ 観察（ドレーンの排液量、性状の血性化の有無、血圧等バイタルサイン）［O-P］ → ドレーン挿入部・ねじれや閉塞、危険行為の有無の観察［O-P］、体動前後の環境整備［T-P］ → ドレーンの位置を知らせる。体動時手伝うことを説明する［E-P］
2	#1 非効果的気道浄化リスク状態	●呼吸機能に異常がみられない ●痰の喀出を、介助を受けながら自力で行うことができる ●呼吸困難感があったら看護師に報告することができる	→ 観察（バイタルサイン、呼吸音、喀痰など）［O-P］ → 含嗽などで口腔内乾燥軽減、ネブライザー、脱水予防（輸液管理）［T-P］ → 随伴症状を説明し、あれば看護師を呼ぶよう説明する［E-P］
3			
4			
5			
6			

> この時点ではたくさん看護問題があって大変！って思うかもしれないけれど、いい看護をして合併症が出現しなければ、どんどん減っていくから大丈夫。僕も術前からいろいろ準備しておいたから、あわてずにすんだよ。

⊘ 実習3日目（入院3日目、手術当日・術直後）

✈ 手術の情報

- 手術時間：10：00～13：00
- inoutバランス：in 輸液1,300mL、out 出血量105g、尿量100mL
- 予定通り腹腔鏡下胃全摘出術（R-Y再建）腹腔鏡下胆嚢摘出術＋リンパ郭清を実施。
- 胃底部に25mm大の限局潰瘍型の病変があり、胃を全摘し、R-Y法で再建した。胃体部と膵体部の癒着があり剥離した。また、胆嚢内に結石が認められ、同時に摘出した。
- 病理結果：T2 N0 P0 H0 M0、Stage IB
- 予定手術時間内で手術を終了。手術中の全身状態：心電図、血圧、脈拍、呼吸、体温の経過は特に問題なし。麻酔からの覚醒も良好。意識、気道、呼吸、循環も麻酔導入前に回復して退室。

🛏 帰室時の状況

【バイタルサイン】

血圧 108/56mmHg　脈拍 80回/分　呼吸数 16回/分　体温 36.0℃　SpO₂ 99％（酸素5L/分）

- 声を掛けると開眼し、「ああ」と短く返事をするのみ。
- のどのあたりを示しながら、苦悶の表情。
- 湿性咳嗽時折あり。
- 顔色やや蒼白、息遣いは浅い。
- 疼痛はNRS 2。自主的な体動はない。ホーマンズ徴候（－）

実習では、すべての合併症を判断できるよう、五感を使ってもっと多くの情報を収集するよ。

カルテ

【挿入したもの】
- Aライン、Vライン ●胃管（左55cm固定）退室時抜去 ●吻合部背面ドレーン、左横隔膜下ドレーン、硬膜外チューブ（Th7/8）、膀胱留置カテーテル ●硬膜外PCA0.25％、ポプスカイン®290mL＋フェンタニル10mL（6mL/h、ボーラス3mL/h）で開始 ●酸素（5L/分、3時間）

【検査データ】
WBC 11,600/μL、RBC 458万/μL、Hb 12.2g/dL、Ht 37.2％、Plt 23.6万/μL、AST 224U/L、ALT 250U/L、アミラーゼ 264U/L、Na 140mEq/L、Cl 108mEq/L、K 4.2mEq/L、CRP 0.8mg/dL、Alb 3.5g/dL

【排液などの情報】
- 創部（腹部3カ所）：出血なし ●吻合部背面ドレーン：淡血性5mL ●左横隔膜下ドレーン：淡々血性10mL ●挿入部異常なし。抜去・閉塞なし。挿入部分を教えると「わかりました」と話す。

【与薬などの処置】
点滴 末梢静脈ラインヴィーン®F 500mL×2、手術室よりフルマリン®1gキット×1　食事 絶飲食
検温 帰室時、15分、30分、1時間、2時間、4時間、8時間、12時間　安静度 術後床上安静　臨時指示 術当日術後指示変更なし

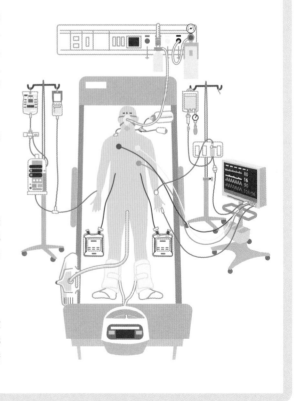

⑫ WORK⑩・⑪（p.32、p.33）で記した、看護上の問題「#3 出血リスク状態」のSOAPをまとめてみよう

#3 出血リスク状態　〈目標1〉ドレーンの排液が1時間100mL以上にならない

〈目標2〉ドレーンの位置を理解し、事故抜去につながる行為がなく過ごす

視　点	S・O	A
循環動態の概要 【3】	【1】	【2】
〈目標1〉 ドレーンの排液が1時間100mL以上にならない 【6】	【4】	【5】
〈目標2〉 ドレーンの位置を理解し、事故抜去につながる行為がなく過ごす 【7】		【8】
総合判断 		【9】
P 		

次のページで、続けてあと二つ、SOAPを書いてみましょう。術直後は予測される合併症が多いので、p.165に掲載（またはダウンロード）のワークシートを使えば、自分が考えたすべての看護上の問題についてまとめることができます。

13 WORK**12**の例をもとに、ほかの「看護上の問題（#）」のSOAPをまとめてみよう 📥

\# _____ 〈目標1〉_____

〈目標2〉_____

視 点	S・O	A
	【1】	【2】
〈目標1〉 【3】	【4】	【5】
〈目標2〉 【6】	【7】	【8】
総合判断		【9】
P		

\# _____ 〈目標1〉_____

〈目標2〉_____

視 点	S・O	A
	【1】	【2】
〈目標1〉 【3】	【4】	【5】
〈目標2〉 【6】	【7】	【8】
総合判断		【9】
P		

14 明日（術後1日目）の看護の方向性を考えてみよう

「翌日にはどんな状態になっていることが望ましいのか」を意識するようにして、術後1日目にふさわしい「優先順位」と、翌日の看護目標や介入計画を考えよう。優先順位は、昨日と同じ順番ではないかもしれないので、もう一度考えてみましょう。

ヒント 例えば、この事例では、まだドレーンは挿入されているが、離床は積極的にしていかないといけない時期であることから、事故抜去を起こさないことを目標に入れています。

優先順位	看護上の問題	看護目標	介入計画
1	#3 出血リスク状態	●ドレーンの排液が血性化せず、前日より量が減少する → ●めまいやふらつきがみられない → ●ドレーンの事故抜去につながる行為を理解し、体動時自分で位置の確認や持ち運びができる ↘	血圧等バイタルサイン、ドレーンの排液量、性状の血性化の有無の観察 [O-P] 尿量、体動時のめまいやふらつきの有無、日中の活動量の観察 [O-P] ドレーン挿入部・ねじれや閉塞、危険行為の有無の観察 [O-P]、体動前後の環境整備 [T-P] ドレーンの持ち運び方を説明する [E-P]
2			
3			
4			
5			
6			

わー、1日ごとに患者さんが目指すことは変わっていくんですね。だから術前に回復スケジュールを把握しておくことの大切さと、実習前の学習の重要性がわかりました。

そこまでわかれば、この事例は卒業よ。次ではもう少し自力で考えていく練習をしましょうね。

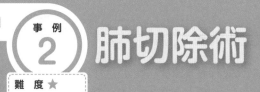

事例
2
肺切除術

難度 ★

この事例のワークシートは、右のQRコードからダウンロードできます

肺癌は、罹患数は第2位、死亡者数は第1位の疾患です。内視鏡下手術が開発され、侵襲も小さくなってきていますが、生命に不可欠な呼吸機能を術後に再確立していく必要があります。この事例では、呼吸に関係する術後合併症予防を学んでいきましょう。

スケジュール

⊘ 実習前日

● 患者さんの情報

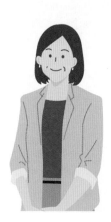

（氏 名）鈴木B美さん （年 齢）55歳 （性 別）女性 （体 格）身長160.0cm、体重62.5kg
（診断名）肺癌 （予定術式）胸腔鏡補助下右上葉切除術＋縦郭リンパ節郭清
（既往歴等）右肺癌 [前回は右上葉楔状 (部分切除)]

🏥 メディカルヒストリー

45歳のときに肺上葉部分切除術を行った。今回、検診でチェックしたCT検査で、新たな病変が見つかった。症状は特になかった。医師からは「肺上部に4cmほどのがんがあります。胸腔鏡で手術をします。以前も右肺を手術していますので、癒着があり、剥がしながら手術を行うので時間がかかります。出血が起こった場合は開胸を行う場合があります」と説明されている。

ワークの進め方に迷ったら、事例①「胃切除術」(p.22〜37) に戻って、見直してみましょう。右のQRコードからワークの流れがわかる資料をダウンロードすることもできますよ。

WORK ▶ 調べる 病態と治療内容を把握しよう

① どこがどのように侵襲される手術なのか、図示しよう

術 前　　　　　　　　　　　術 後

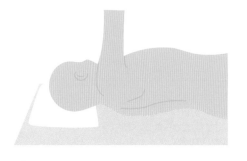

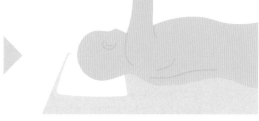

 ヒント 胸部に3〜4カ所、穴をあけます (ポートを挿入)

WORK ▶ 調べる 事例の術式に特化した合併症を考えてみよう

2 摘出（侵襲）する臓器「肺」の通常の働きは？　障害（摘出）されるとどうなる？

通常の働き _____

_____

障害されると _____

_____

3 手術手法の特徴を考えながら、起こりやすい合併症を考えてみよう

臓器の働き……………●肺の働きは、_____ 交換→切除により面積が少なくなる→_____

解剖学的な特徴………●空気の通り道が縫合部→縫合部から空気が漏れると→_____

●肺胞を切除する→_____ の減少→_____ 上昇→_____

●胸管付近の侵襲がある→傷つくと、_____

●縦郭への侵襲がある→_____ →嗄声

手術操作の特徴………●側臥位で行われる→健側の胸郭運動が抑制→_____ の貯留

●肋骨切除を伴う場合→術後の_____ が強い→胸郭運動の抑制

WORK ▶ 調べる この術式の一般的な術後の回復をまとめよう

4 術直後にどんなものが装着・挿入されているか、図示してみよう

5 術後の回復過程を確認しよう

●離床はいつから

_____

●食事開始はいつから？

_____

●ドレーン抜去の目安となる状況は？

_____

●抜糸・抜鈎の目安となる時期は？

_____

⊘ 実習1日目（入院1日目、手術前日）

👥 ファミリーヒストリー

(夫)60歳、会社員。同居している
(長男)27歳、会社員。一人暮らし
(長女)17歳、高校生。
長男は年齢が離れた長女をかわいがっている。長女の大学受験を控えており、入院することで生活面などの心配をしている

🏠 普段の生活

(学歴)大学卒
(職業)出版社に勤務。雑誌の編集をしている。主にデスクワーク
(食生活)好き嫌いはなく、肉や野菜を食べるようにしている。家族の弁当も作っている。最近、長女が体型を気にして食べる量が減り、残った分を食べるので、少し体重が増えた
(嗜好品)アルコールは毎日缶ビール350mLを1本。水分は1日2L摂取するようにしている
(睡眠)5〜7時間/日(排便)1回/日
(排尿)10回/日
(ADL)すべて自立している

カルテ

【術前検査結果】
(血液検査データ)WBC 6,700/μL、RBC 530万/μL、Hb 14.0g/dL、Ht 45.1%、Plt 23.5万/μL、PT時間 11.2秒、PT活性≧100%、PT-INR 0.93、APTT 31.2秒、血糖 100mg/dL、T-Bil 0.6mg/dL、AST 25U/L、ALT 18U/L、γ-GTP 21U/L、ALP 196U/L、アミラーゼ 106U/L、Na 142mEq/L、Cl 107mEq/L、K 4.4mEq/L、CRP 0.5mg/dL、BUN 14.5mg/dL、Cr 0.67mg/dL、eGFR 65.2mL/min/1.73m²、Alb 4.7g/dL(血液型)AB型(感染症)すべて陰性(尿検査)尿沈渣 NP、尿糖（−）、尿蛋白（−）(呼吸機能)%肺活量 85%、一秒率 77%(胸部X線)心拡大なし、肺うっ血なし(心電図)洞調律(心エコー)壁運動低下なし(CT)右上葉に4mm大の不整形結節あり(歯科口腔外科受診結果)口腔内清掃状態 良好、ブラッシング指導実施

【バイタルサイン】
(血圧)124/70mmHg(脈拍)72回/分
(呼吸数)18回/分(体温)36.5℃(SpO₂)99%

● 10:00　受け持ちのあいさつをする。「たばこは吸っていなかったのに……。でも、職場ではみんな喫煙者で、たばこの煙が充満していて、副流煙を吸っていたからかしら？」

● 13:00　昼食後に訪室すると、仕事の書類を見ている。「出版社で働いているの。特集とか取材に行ってまとめるのとか、楽しいのよ。前に手術したときは、すぐに復帰したんだけど、今回はどうかしら？　早く仕事に戻らないと、ペアで仕事している人の負担になっちゃうから」

● 14:30　看護師から明日のスケジュールの説明をされる。「再発するなんてね。ほかにもあったらどうしようってよく考えるの。娘がまだ高校生だから心配してるのよね。子どもの成長を見守らなきゃ。手術をして早く元気になりたいわ」と話す。2度目の手術であることについて話が及ぶと、「前回の手術のときは、管が入っているところがすごく痛くて……痛み止めをたくさん使ったの。痛くて全然動けなくて。今回も手術の傷の痛みが心配。普段から頭痛や生理痛も耐えられなくて、痛み止めをすぐに内服しているのに」と話す。

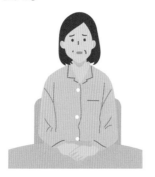

WORK ▶ み る 考える B美さんの手術当日（手術直後）の合併症のリスクを評価しよう

⑥ WORK③（p.39）を参考に、合併症のなりやすさを評価してみよう ⬇

▶ワークシートは、p.46のものを使用する

ヒント 「術式の特徴」は次の記号で記しましょう。　◎：ほかの術式と比較して起こりやすい　○：起こり得るが一般的な注意で対応可能　△：可能性はないわけではない　×：該当しない

⑦ WORK⑥で考えた合併症リスクの中から、優先順位が高い順に二つの看護上の問題と、その関連因子を記入しよう

ヒント 看護上の問題は起こり得る合併症を、関連因子はWORK⑥の表の「判断」にある、この人ならではの合併症の起こりやすい理由を挙げていこう。

#1　看護上の問題　出血リスク状態

　　　関連因子　手術操作（癒着の剝離、切除）、胸腔ドレーン挿入

#2　看護上の問題

　　　関連因子

⑧ 手術当日（術直後）の看護の方向性（優先順位が高い三つ）を考えてみよう

優先順位	看護上の問題	看護目標	介入計画
1	#1 出血リスク状態		
2	#2 ガス交換障害 リスク状態		
3	#3 急性疼痛		

ヒント 表には、B美さんに起こりそうな合併症の看護上の問題を挙げてあります。それぞれの優先順位の理由と、手術当日（術直後）の看護目標と介入計画を記入してみましょう。

⊙ 実習2日目（入院2日目、手術当日）

🛏 手術の情報

- 手術時間:13:00～18:20
- inoutバランス:in 輸液 2,000mL、out 出血量 200g 尿量 220mL
- 胸腔鏡下右肺上葉切除術＋肺門リンパ節郭清
- 病理結果:T2b N1 M0　Stage ⅡB
- 前回の手術で癒着していたため、剥離に時間を要した。手術中はやや出血量が多かった。背部の創も予定より2cmほど大きくなった。
- 全身状態:心電図、血圧、脈拍、呼吸、体温の経過は特に問題なし。麻酔からの覚醒も良好。意識、気道、呼吸、循環も麻酔導入前に回復し、手術を終了した。

🛏 帰室時の状況

- 「あー痛い、痛い、どうにかして!!」と大声を出す。
- 心拍数 91 回／分、血 圧 164／76mmHg、呼吸数 24回／分（浅速性）、体 温 37.2℃、SpO₂ 96%（5Lマスク）、NRS 8
- 苦悶表情あり。冷汗、末梢冷感がみられる。
- 胸腔ドレーン:呼吸性にエアリークあり。吸引圧-8cmH₂O。性状:淡血性
- 右肩から創部にかけての疼痛あり。
- 左側を向こうとする動作があり、介助にて体位を左側臥位とした。
- 疼痛が強いため、ソセゴン®1Aを筋肉内注射した。

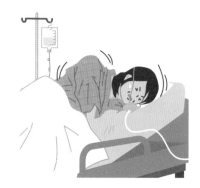

カルテ

【挿入したもの】
- Aライン、Vライン ● 胃管（左55cm固定）退室時抜去 ● 右胸腔ドレーン ● 硬膜外チューブ ● 膀胱留置カテーテル ● 硬膜外PCA（フェンタニル 10mL、ポプスカイン® 200mL、生理食塩液 90mL/300mL、ボーラス3mL、制限2回/h、予定日数3日間）● 酸素5Lマスク

【排液など】
- 右胸腔ドレーン:淡血性 ● 呼吸性にエアリークあり ● 皮下気腫を胸腔ドレーン刺入部周囲に認めたためマーキングを実施 ● 肺の呼吸音は全体的に聴取可能 ● 右肺は左肺に比べて呼吸音は弱い。上葉は呼吸音が減弱している ● 肺雑音なし ● 右肺の拡張は良好 ● 挿入部異常なし ● 抜去・閉塞なし

【与薬などの処置】
- 点 滴 末梢静脈ライン ソルデム3A 500mL（時間100mL）、セファゾリンNa 1g、生理食塩液 100mL 食 事 絶飲食 検 温 帰室時、30分、1時間、4時間、8時間、12時間 安静度 術後床上安静 臨時指示 疼痛時、PCA無効時:①アセリオ静注1,000mg②ソセゴン®1A筋肉注射 胸腔ドレーン 持続陰圧:-8cmH₂O

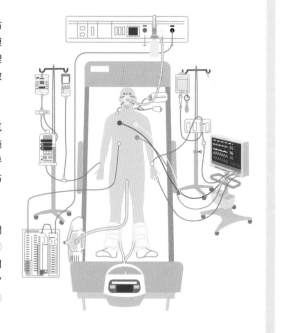

WORK ▶ み る 考える 手術当日（術直後）の看護介入をまとめて報告しよう

⑨ WORK⑧（p.41）で考えた看護上の問題の優先順位の高いもの二つの看護目標を転記しよう

#1 --

#2 --

⑩ 手術当日のデータをまとめ、SOAPを記入しよう 🔽

▶ワークシートは、p.46、p.47のものを使用する

⑪ 報告してみよう

WORK⑩の表を使用。報告の方法は、p.31「看護介入を報告してみよう」を参照。

⑫ これまでの情報から、術後1日目の看護の方向性（優先順位が高い三つ）を考えてみよう

優先順位	看護上の問題	優先順位の理由	看護目標	介入計画
1				
2				
3	#1 出血リスク状態	癒着があり術中の剥離の際に出血がみられたため、術後24時間は再出血を起こすリスクが高いが、24時間経過するため、順位を下げた。	①冷汗や気分が悪くなったときはナースコールできる。②ドレーンの位置を理解し、安全に歩行できる。	①ドレーンの排液量、性状の血性化の有無、血圧などバイタルサインの観察。②ドレーン挿入部・ねじれや閉塞、危険行為の有無の観察。体動前後の環境整備。ドレーンを安全に管理して歩行する。

⊘ 実習3日目（入院3日目、術後1日目）

● 9:00　医師の診察。嚥下評価したところ、むせなどはなく、飲水・食事摂取の許可が出る。予定通り、昼食より全粥が開始とのこと。食事が順調に始められることを話すが、「あまり眠れなかったから、食欲はないわ」と話す。

● 10:00　検温で訪室。ときどき咳嗽があり、呼吸時と咳嗽時にエアリークを認める。痰は淡々血性痰が少量出ている。「痰を出さなきゃって思うんだけど、深呼吸すると傷が痛むからうまく出ないわね」と話す。疼痛に関しては、定期で鎮痛薬の内服が開始したこと、持続硬膜外麻酔カテーテルが挿入されていることを再度説明すると、「（PCAの）ボタンを押すのはわかってたけど、あんまり使ったら体に負担がかかって回復が遅くなるんじゃないかと思って」と話す。創部を保護した咳嗽の仕方を説明し、必要時に介助すると伝える。説明後すぐに傷に手を添えて痰を出している。

● 12:00　昼食の配膳のため訪室。「痛み止めを飲むためにも、食事を少し食べなきゃね」と言い、8割摂取。

● 14:00　訪室時、創部に手を当てて咳をしている。午後から痰がたくさん絡んでくるが出せないとのこと。右肺の呼吸音が減弱しており、息遣いが荒い。呼吸数26回/分、体温37.8℃、SpO₂ 95%（room air:RA）。「早く良くなって家に帰りたいから、痰を出さないとね。前の手術より痛いし、動きたくないし、咳も痰も多いし。何か手術で神経とか傷つけたんじゃないかしら？　大丈夫かしら？　こんなに動けないんじゃ困るのに」と話す。

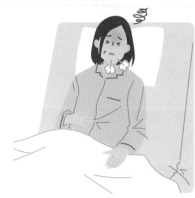

カルテ

【バイタルサイン】

（血圧）112/56 mmHg　（脈拍）88回/分

（呼吸数）22回/分　（体温）37.2℃

（SpO₂）97%（RA）（胸腔ドレーン）排液量 20mL/h、性状：淡血性、持続陰圧 -8cmH₂O、胸腔ドレーン挿入部：発赤なし、周囲の皮下気腫は一部拡大　（創部）発赤・腫脹なし

（ホーマンズ徴候）なし

【本日の指示】

● 昼食から全粥開始、夕食は常食。

● ロキソプロフェンNa 60mg 1錠、毎食後内服開始

【検査データ（6:00）】

（動脈血ガス分析）pH 7.423、PO₂ 104Torr、PCO₂ 43.1 Torr、HCO₃⁻ 27.5mq/L

（血液検査データ）WBC 9,100/μL、RBC 500万/μL、Hb 11.0g/dL、Ht 38.1%、Plt 21.1万/μL、AST 230U/L、ALT 190U/L、Na 135mEq/L、Cl 105mEq/L、K 4.3mEq/L、CRP 1.8mg/dL

【夜勤者看護記録】

● 自分で体位変換できないため、看護師が定期的に体位変換を実施。背部に体位変換用枕を使用しているが、右側臥位は痛がってすぐに仰臥位に戻すよう希望する。

● 6:00　ナースコール「創が痛い、背中の傷が布団に当たって、痛い痛い、動けない」と訴える。NRS 8。ドレーン異常なし。PCAプッシュと定時処方のアセリオ点滴を側管から投与。

● 7:00　離床を進めるため、ベッドを徐々にギャッチアップしたところ、「すごく体がだるいの、もう少し寝かせておいてよ」と訴える。（血圧）110/40mmHg（脈拍）86回/分（呼吸数）24回/分（体温）37.2℃（SpO₂）95%（RA）。

● 7:30　再度ギャッチアップし、30°まで上げる。（血圧）108/50mmHg（脈拍）88回/分（呼吸数）22回/分（体温）36.8℃（SpO₂）97%（RA）

WORK ▶ みる 考える 術後１日目の看護についてのSOAPを考えよう

⑬ **WORK⑫ (p.43) で考えた本日の看護目標から、優先順位の高いものを二つ転記しよう**

#	ガス交換障害リスク状態

#	

⑭ **術後１日目のデータをまとめ、SOAPを記入しよう** ⬇

▶ワークシートは、p.47のものを使用する

> ヒント　B美さんの術後１日目に生じた発熱や咳嗽から、何が考えられるでしょうか？

⑮ **報告してみよう**

WORK ⑭ の表を使用。報告の方法は、p.31「看護介入を報告してみよう」を参照。

⑯ **これまでの情報から、術後２日目の看護の方向性（優先順位が高い三つ）を考えてみよう**

優先順位	看護上の問題	優先順位の理由	看護目標	介入計画
1				
2				
3				

WORK ▶ 6 (p.41)

合併症	術式の特徴	B美さんの特徴	判　断
呼吸器合併症	◎	胸部X線に問題なし。合併症があることは理解できている。	
感　染			
イレウス			
出　血			
DVT・PE			
疼痛			
せん妄			

WORK ▶ 10 (p.43)

\#　出血リスク状態 ------------------------------ 〈目標1〉--

　　　　　　　　　　　　　　　　　　　　　　　　〈目標2〉--

視　点	S・O	A
循環機能の概要	【1】	【2】
〈目標1〉 【3】	【4】	【5】
〈目標2〉 【6】	【7】	【8】
総合判断		【9】
P		

_____ 〈目標1〉 _____
_____ 〈目標2〉 _____

視　点	S・O	A
_____ の概要	【1】	【2】
〈目標1〉　　　　　　【3】	【4】	【5】
〈目標2〉　　　　　　【6】	【7】	【8】
総合判断		【9】
P		

WORK ▶ 14 (p.45)

_____ 〈目標1〉 _____
_____ 〈目標2〉 _____

視　点	S・O	A
_____ の概要	【1】	【2】
〈目標1〉　　　　　　【3】	【4】	【5】
〈目標2〉　　　　　　【6】	【7】	【8】
総合判断		【9】
P		

事例 3 低位前方切除術

難度 ★

この事例のワークシートは、右のQRコードからダウンロードできます

低位前方切除術は、近年、腹腔鏡下によって低侵襲で行えるようになっているものの、縫合不全や排便・排尿障害などが現れる可能性があり、患者さんのQOLに大きな影響を及ぼします。退院後の生活を見据えながら、術後の状況に応じた援助を考えていきましょう。

スケジュール

✓ 実習前日（手術当日）

● 患者さんの情報

（氏 名）高橋C太さん （年 齢）48歳 （性 別）男性 （体 格）身長182.0cm、体重81.0kg（診断名）直腸癌（手術予定）本日9:00〜（予定術式）低位前方切除術（既往歴等）なし

🏥 メディカルヒストリー

会社の検診で便潜血陽性を指摘され、自宅近くの消化器内科を受診した。下部消化管内視鏡検査の結果、肛門から8cmの位置に腫瘍が認められ、手術目的で当院に紹介となった。

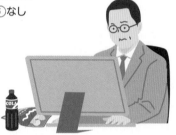

カルテ

【術前検査結果】

（血液検査データ）WBC 6,500/μL、RBC 411万/μL、Hb 16.5g/dL、Ht 42.0%、Plt 17.5万/μL、PT時間 12.7秒、PT活性 ≧130%、PT-INR 0.9、APTT 29.5秒、血糖 92mg/dL、T-Bil 0.5mg/dL、AST 24U/L、ALT 28U/L、γ-GTP 38U/L、ALP 231U/L、アミラーゼ 95U/L、Na 140mEq/L、Cl 110mEq/L、K 4.5mEq/L、CRP 0.2mg/dL、BUN 14.0mg/dL、Cr 0.54mg/dL、eGFR 70.5mL/min/1.73m²、TP 7.8g/dL、Alb 4.6g/dL、CEA 1.6 ng/mL、CA19-9 24U/mL（血液型）B型（感染症）すべて陰性（尿検査）尿沈渣 NP、尿糖（−）、尿蛋白（−）（呼吸機能）%肺活量 103.5%、一秒率 92.4%（胸部X線）明らかな病変はなし（心電図）洞調律（造影 CT、MRI）Rbの右側壁に肥厚と造影効果が強くみられる部位あり。肺、肝転移所見なし（直腸診）肛門縁8cmの部位に硬結触知あり

WORK ▶ 調べる 病態と治療内容を把握しよう

❶ どこがどのように侵襲される手術なのか、図示しよう

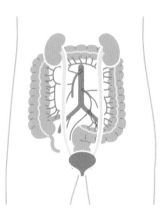

ヒント 直腸から肛門までの位置および機能を理解しましょう

WORK ▶ 調べる 事例の術式に特化した合併症を考えてみよう

2 摘出（侵襲）する臓器「直腸」の通常の働きは？　障害（摘出）されるとどうなる？

通常の働き _____

_____

障害されると _____

_____

3 手術手法の特徴を考えながら、起こりやすい合併症を考えてみよう

臓器の働き…………… ●直腸の働きは、便の _____ と _____ の調節→普段から直腸壁の圧上昇と

腸内細菌が豊富→ _____

解剖学的な特徴……… ●腹腔内を操作するため、術後に腸管が癒着しやすい→ _____

●骨盤底の付近の郭清が行われる→骨盤神経叢を損傷する恐れ→ _____

手術操作の特徴……… ●侵襲は少ないが手術時間が長い＝麻酔時間が長い→ _____

●気腹を必要とする→ガス充填による上大静脈圧迫→静脈還流障害→ _____

●砕石位による横隔膜の運動制限→ _____

WORK ▶ 調べる この術式の一般的な術後の回復をまとめよう

4 術直後にどんなものが装着・挿入されているか、図示してみよう

5 術後の回復過程を確認しよう

●離床はいつから？

_____

●膀胱留置カテーテルの抜去の目安は？

_____

●ドレーン類の抜去の目安は？

_____

●退院時期は？

_____

⊘ 実習1日目（入院3日目、術後1日目）

👥 ファミリーヒストリー

独身。帰省はあまりしていない
- 母 実家（県外）に在住
- 父 5年前に他界（大腸癌）

🏠 普段の生活

- 学歴 大学卒
- 職業 IT関連の企業でシステムエンジニア
- 食生活 残業の際にスナック菓子や、コンビニエンスストアの揚げ物をよく食べる
- 嗜好品 喫煙歴なし。毎日晩酌にビール350mLを3～4本飲酒
- 睡眠 5時間/日
- 排便 1回/2～3日
- 排尿 6回/日
- ADL 自立
- 趣味 休日は自宅で、メタバースの中で友人と会話をして過ごす

🚪 手術の情報

- ●手術時間：10:00～15:30
- ●inoutバランス：in 輸液2,800mL、out 出血量230g、尿量260mL
- ●予定通り、腹腔鏡下低位前方切除術、D3リンパ節郭清を実施
- ●硬膜外カテーテルを挿入後、全身麻酔開始。麻酔導入問題なし。術中体位は砕石位。脂肪組織は脆弱で易出血性であり、止血やや困難。手術中バイタルサイン問題なし。麻酔からの覚醒スムーズ
- ●留置物：酸素マスク4L、末梢静脈ライン、硬膜外カテーテル（PCAポンプにてアナペイン®200mL 4mL/h）、膀胱留置カテーテル、直腸膀胱窩ドレーン（SBバック）、経肛門ドレーン（ペンローズドレーン）

カルテ

【手術当日】
覚醒良好。創部痛NRS 8であったため、PCAポンプ注入速度を4mL/hから6mL/hに増量。バイタルサイン問題なし。直腸膀胱窩ドレーンはトータル200mL、血性から淡血性、肛門ドレーンから淡血性少量あり。夜間浅眠。

【本日の情報（術後1日目）】
血液検査データ WBC 1.26万/μL、RBC 382万/μL、Hb 12.8g/dL、Ht 39.0%、Plt 22.7万/μL、血糖 175mg/dL、Na 140mEq/L、Cl 110mEq/L、K 4.5mEq/L、TP 6.2g/dL、Alb 3.8g/dL
腹部X線 小腸、大腸ガス像あり。ニボー像なし。腸蠕動音（ごく微弱） 排液など 肛門ドレーン抜去。直腸膀胱窩ドレーン80mL/日、淡血性 呼吸状態 酸素終了。呼吸音肺野全体で聴取可能、副雑音なし

【バイタルサイン（8:00）】
血圧 125/68mmHg 脈拍 65回/分 呼吸数 18回/分 体温 37.5℃ SpO₂ 98%（room air：RA）
PCAポンプ注入速度 6mL/h

- ●10:00　疼痛はNRS 2。体動を促すと、座位でめまいと悪心が出現し、血圧 96/58mmHg。臥床して血圧は回復する。「いやあ、こんなにフラフラするもんかねえ、驚いた。やっぱりまだ寝ていたほうがいいんじゃないの?」。PCAポンプ注入速度を6mL/hから3mL/hへ。
- ●12:00　含嗽実施。「喉は乾くけど、お腹が張って苦しいから何も口にしたくないね」。
- ●14:00　離床を促す。バイタルサインの変動はな

かったが、「怖いから、今日は寝かせておいてよ。さっきからちょっと体を動かしただけでも痛くって、起きるのなんか無理だよ」と訴え、ギャッチアップ45°で終了。

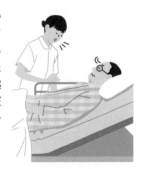

WORK ▶ みる 考える C太さんの術後2日目の合併症のリスクを評価しよう

⑥ WORK❸ (p.49) を参考に、合併症のなりやすさを評価してみよう⬇

▶ワークシートは、p.56のものを使用する

ヒント 「術後の特徴」は次の記号で記しましょう。　◎:ほかの術式と比較して起こりやすい　○:起こり得るが一般的な注意で対応可能　△:可能性はないわけではない　×:該当しない

⑦ WORK❻で考えた合併症リスクの中から、優先順位が高い順に二つの看護上の問題と、その関連因子を記入しよう

#1　看護上の問題　消化管運動機能障害リスク状態

　　関連因子　手術操作による腸管への侵襲、起立性低血圧による離床の遅延

#2　看護上の問題

　　関連因子

ヒント 看護上の問題は起こり得る合併症を、関連因子はWORK❻の表の「判断」にある、この人ならではの合併症の起こりやすい理由を挙げましょう。

⑧ 術後2日目の看護の方向性（優先順位が高い三つ）を考えてみよう

優先順位	看護上の問題	看護目標	介入計画
1	#1 消化管運動機能障害リスク状態	①起立性低血圧を起こさずトイレ歩行ができる。②腹部膨満感が軽減する。	①腹部症状の有無を観察する。②段階的に立位にすることで起立時の血圧低下を予防する。
2			
3			

⏱ 実習2日目（入院4日目、術後2日目）

カルテ

留置物 末梢静脈ライン、硬膜外カテーテル、膀胱留置カテーテル、直腸膀胱窩ドレーン

呼吸機能 創部出血なし。直腸膀胱窩ドレーン 9:00まで40mL 淡血性 チューブ内。淡黄血性 閉塞・逸脱なし

与薬などの処置 ラクテック® 500mL、ソリタ®-T3 500mL、アクメインD 500mL、100mL／日。セフメタゾールNa1g 6:00、12:00、18:00、24:00。硬膜外カテーテルからアナペイン® 3mL/h（翌日早朝で終了予定）

【バイタルサイン】(8:00)

血圧 122/62mmHg 脈拍 72回/分 呼吸数 16回/分 体温 36.8℃ SpO₂ 98%

- ●9:00 医師診察。腹部創部ドレッシング材の滲出液なし。直腸膀胱窩ドレーン刺入部の発赤、腫脹、熱感なし。血糖値 128mg/dL。
- ●10:00 バイタルサインは6:00から著しい変化はなし。清拭と更衣を実施。嘔吐はないが、腹部膨満感あり、腸蠕動音微弱。離床の説明を行うと「動いたほうが、お腹の張りは良くなるんだね」と。安静時NRSは3〜4だが、体動により疼痛が増強するため、不安とのことで、ロピオン® 50mg使用。
- ●10:30 徐々にギャッチアップを実施。端坐位へは腹部の保護の方法を説明すると「ああ、こうするとましだね」「管を引っ張らないようにするんだね」と。座位で血圧120/66mmHg。めまい、胸痛、呼吸困難なし。部屋のトイレまで歩行可能。
- ●12:00 100mL飲水。ゆっくり飲むよう説明するが一気に飲み干す。「明日からご飯が出るって言われたから、ちょっと楽しみだよ」

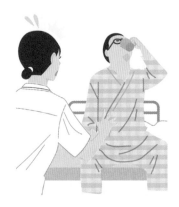

- ●14:00 バイタルサインは10:00から著しい変化はなし。NRS 1〜2。腹痛・悪心・嘔吐なし、腸蠕動音は午前よりも回復。トイレ歩行し、水様便少量あり。明日硬膜外カテーテル終了のため、膀胱留置カテーテルを抜去予定。

WORK ▶ みる 考える 術後2日目の看護介入をまとめて報告しよう

⑨ WORK⑧（p.51）で考えた看護上の問題の優先順位の高いもの二つの看護目標を転記しよう

#1 _____

#2 _____

⑩ 術後2日目のデータをまとめ、SOAPを記入しよう ⬇

▶ワークシートは、p.56、p.57のものを使用する

ヒント 優先順位が高い三つ目以降の看護目標のSOAPについては、ダウンロードもしくはp.165掲載のワークシートを使って考えてみましょう

⑪ 報告してみよう

WORK ⑩ の表を使用。報告の方法は、p.31「看護介入を報告してみよう」を参照。

⑫ これまでの情報から、術後3日目の看護の方向性（優先順位が高い三つ）を考えてみよう

優先順位	看護上の問題	優先順位の理由	看護目標	介入計画
1	#1 消化管運動機能障害リスク状態	離床が遅れていたため腸蠕動が微弱であった。回復しつつあるものの、食事開始に伴い、適切な食事摂取について理解が不十分なため腸管に負担がかかる可能性がある。	・引き続き離床を拡大し、病棟を2～3周歩行できる。 ・腸管に負担の少ない食事摂取について説明を受け、ゆっくり食事をすることができる。	・面会や処置室への移動など離床機会をつくり、歩行を促す。 ・腸管に負担の少ない食事摂取方法を説明する。 ・昼食時に声掛けし、摂取のペースを確認する。
2				
3				

カルテ

（留置物）末梢静脈ライン、直腸膀胱窩ドレーン
（排液など）創部出血なし。直腸膀胱窩ドレーン 9:00まで5mL 淡黄色。刺入部異常なし。閉塞・逸脱なし
（与薬などの処置）ラクテック® 500mL、ソリタ®-T3 500mL、アクメインD 500mL
【バイタルサイン（10:00）】
（血　圧）118/70mmHg（脈　拍）84回/分（呼吸数）16回/分（体　温）36.7℃（SpO₂）97%

- ●6:00　硬膜外カテーテル、膀胱留置カテーテル抜去。NRS 1〜2。空腹時血糖値 98mg/dL
- ●9:00　「ひげそりに洗面所に行ってきたよ。ついでにトイレに行ったら、おしっこ出ました」とのこと。朝食は流動食を30分かけて全量摂取。「噛むようなものは何にもなかったけど、説明してくれたようにゆっくり食べるようにした」「早く唐揚げを食べたいな」などと話す。
- ●9:30　検温。創部ドレッシング材・ドレーン刺入部の発赤、腫脹、熱感なし。滲出液なし。悪心・嘔吐なし。腹部膨満なし。腸蠕動音やや亢進。
- ●10:00　理学療法士が訪室。「今から廊下を歩いてくる。痛み止めはいらない」と、病棟2周。
- ●11:00　ナースコールあり。先ほどからブリストルスケール 7の水様便が少量ずつ2回排泄あり。
- ●12:00　昼から五分粥開始。「食べたらまた下痢しそうだなあ」と言い、2割摂取のみ。
- ●13:00　体温37.6℃。悪心・嘔吐、腹痛なし。ドレーン排液量5mL、性状は変化なし。水様便さらに3回あり。「すーっと出てくるんですよ。困ったね。お尻が痛いよ」。ギャッチアップやベッド柵をうまく利用して、疼痛は自制内で立位がとれるようになってきたが、トイレに間に合わないと心配しているため、リハビリテーションパンツの着用を勧める。

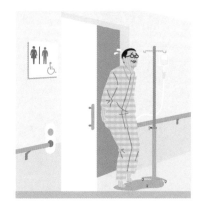

WORK　▶　みる　考える　術後3日目の看護についてのSOAPを考えよう

⓭ WORK⓬（p.53）で考えた本日の看護目標から、優先順位の高いものを三つ転記しよう

#1
‑‑
#2
‑‑
#3
‑‑

⑭ 術後3日目のデータをまとめ、SOAPを記入しよう ⬇

▶ワークシートは、p.57のものを使用する

> **ヒント** 優先順位が高い二つ目以降の看護目標のSOAPについては、ダウンロードもしくはp.165掲載のワークシートを使って考えてみよう

⑮ 報告してみよう

WORK⑭の表を使用。報告の方法は、p.31「看護介入を報告してみよう」を参照。

⑯ これまでの情報から、術後4日目の看護の方向性（優先順位が高い三つ）を考えてみよう

優先順位	看護上の問題	優先順位の理由	看護目標	介入計画
1				
2				
3				

合併症	術式の特徴	C太さんの特徴	判　断
呼吸器合併症			
感　染 （縫合不全含む）			
イレウス			
出　血			
DVT・PE			
疼　痛			
その他 排尿障害 排便障害 生殖機能の障害	◎	排便、排尿、生殖機能に関する骨盤神経叢付近の手術。切除に伴い、直腸の容量が減少。肛門括約筋周囲の手術。膀胱留置カテーテル留置中。	術操作の際の骨盤神経叢への侵襲による神経因性膀胱、排便障害や性機能障害が生じる恐れがある。

_____ 〈目標1〉 _____

〈目標2〉 _____

視　点	S・O	A
身体機能の概要	【1】	【2】
〈目標1〉 【3】	【4】	【5】
〈目標2〉 【6】	【7】	【8】
総合判断		【9】
P		

\# _____ 〈目標1〉 _____

_____ 〈目標2〉 _____

視　点	S・O	A
_____ の概要 _____	【1】	【2】
〈目標1〉 【3】	【4】	【5】
〈目標2〉 【6】	【7】	【8】
総合判断		【9】
P		

WORK ▶ **14** (p.55)

\# _____ 〈目標1〉 _____

_____ 〈目標2〉 _____

視　点	S・O	A
_____ の概要 _____	【1】	【2】
〈目標1〉 【3】	【4】	【5】
〈目標2〉 【6】	【7】	【8】
総合判断		【9】
P		

事例 4 僧帽弁置換術

難度 ★★

この事例のワークシートは、右のQRコードからダウンロードできます

僧帽弁閉鎖不全症は、有病率の高い弁膜症で、弁置換をする機会も多くなっています。心臓を止めて手術をするので、想定される合併症も多く、術後早期からの集中的な管理が必要です。この事例では、そのような術後の管理をじっくり学んでいきましょう。

スケジュール

✓ 実習前日（入院2日目、手術当日）

● 患者さんの情報

（氏 名）田中D夫さん（年 齢）55歳（性 別）男性（体 格）身長170cm、体重80.0kg（診断名）僧帽弁閉鎖不全症（予定術式）僧帽弁置換術（人工弁）＋胸骨正中切開＋メイズ（Maze）術（既往歴等）40代で脂質異常症・高血圧

🏥 メディカルヒストリー

数カ月前から工事監理で外出すると、息切れや動悸が出現。1カ月前からは咳嗽も頻繁に出現したため、病院を受診したところ、うっ血性心不全と心房細動（AF）を認めた。精査の結果、重症僧帽弁閉鎖不全症と診断され、手術目的のため入院となった。

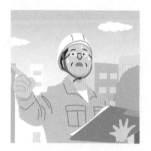

👥 ファミリーヒストリー

妻と長男と同居
（妻）54歳
（長 女）27歳、近所に在住
（長 男）24歳、会社員

🏠 普段の生活

（学 歴）大学卒
（職 業）建設設計事務所経営（建築士）
（食生活）塩分の多い保存食や激辛ラーメンが好き
（嗜好品）喫煙歴なし、飲酒週3回
（性 格）几帳面で心配症

カルテ

【術前検査結果】

（術前検査データ）WBC 6,000/μL、RBC 350万/μL、Hb 13.5g/dL、Ht 45.8%、Plt 28.7万/μL、PT時間 25.5秒、PT活性≧100%、PT-INR 25.0、APTT 30.0秒、血糖 120mg/dL、T-Bil 0.6mg/dL、AST 40 U/L、ALT38 U/L、γGTP 45 U/L、ALP 221 U/L、アミラーゼ 100 U/L、Na 150mEq/L、Cl 110mEq/L、K 4.5mEq/L、CRP 0.17mg/dL、BUN 23.5mg/dL、Cr 0.60mg/dL、eGFR 107.4mL/min/1.73m²、TP 6.0g/dL、Alb 4.1 g/dL、BNP 700pg/mL（血液型）O型Rh（＋）（感染症）すべて陰性（尿検査）尿沈渣 NP、尿糖（−）、尿蛋白（−）（呼吸機能）%肺活量 110.3%、一秒率 82.11%（胸部X線）肺野に明らかな病変（−）、CTR 68%、肺うっ血（＋）、左心房左心室の拡大（＋）（心電図）T波増高、ST低下、AF波形（＋）（心 音）心尖部で全収縮期雑音（＋）、I音減弱、Ⅲ音（＋）（心エコー）左心房、左心室の拡大（＋）、LVEF 45%、左心房への血液逆流（＋）。左心室造影Sellersの逆流度分類Ⅲ度

WORK ▶ 調べる　病態と治療内容を把握しよう

① どこがどのように侵襲される手術なのか、図示しよう

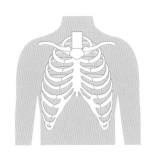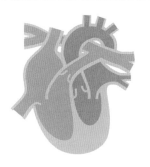

WORK ▶ 調べる　事例の術式に特化した合併症を考えてみよう

② 摘出（侵襲）する臓器の通常の働きは？　障害（摘出）されるとどうなる？

通常の働き _____

障害されると _____

③ 手術手法の特徴を考えながら、起こりやすい合併症を考えてみよう

臓器の働き… _____

解剖学的な特徴… _____

手術操作の特徴… _____

WORK ▶ 調べる　この術式の一般的な術後の回復をまとめよう

④ 術直後にどんなものが装着・挿入されているか、図示してみよう

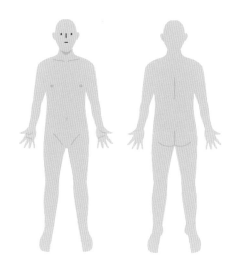

⑤ 術後の回復過程を確認しよう

● 離床はいつから？

_____

● 食事はいつから？

_____

● 排泄はいつから？

_____

● 清潔はいつから？

_____

● ドレーン類の抜去の目安は？

_____

⊙ 実習1日目（入院3日目、術後1日目）

🖊 手術の情報

● 手術時間：7時間30分（体外循環時間180分）
● inoutバランス：in 輸液3,000mL＋輸血量1,860mL、out 出血量1,500g、尿量1,360mL
● 手術記録：予定通り全身麻酔下にて僧帽弁置換術＋メイズ術施行。胸骨を正中切開し、前尖、後尖を切除し機械弁を挿入した。手術中の全身状態問題なし
● 挿入物：左上肢Aライン、左右Vライン、右内頸スワンガンツカテーテル、胃管（左55cm固定）、心嚢・前縦郭ドレーン、膀胱留置カテーテル

カルテ

〔手術当日の状態〕
【バイタルサイン】

（血 圧）100～110/60～70mmHg台（脈 拍）100回/分（ペーシング波形）（呼吸数）18回/分（体 温）36.0～36.4℃
（SpO₂）97%（人工呼吸器、FIO₂ 0.4）（尿 量）50mL/h

【血液検査データ】

WBC 1.234万/μL、RBC 311万/μL、Hb 10.0g/dL、Ht 30.6%、Plt 13万/μL、AST 50 U/L、ALT32 U/L、CRP 4.0mg/dL、Alb 3.5g/dL、BS120mg/dL

【スワンガンツカテーテル】

PAP 20mmHg、CI 2.4L/min/m²、CVP 8mmHg

【本日の指示】

● 左右上肢末梢からラクテック® 500mL 100mL/h ● プロポフォール 4mL/h ● イノバン® 0.3%シリンジ 4mL/h ● 胃管抜去、人工呼吸器離脱（抜管）後に飲水可。むせ込みなければ流動食開始

【バイタルサインなど（8:00）】

（血 圧）92/48mmHg（脈 拍）100回/分（ペーシング波形）（体 温）36.4℃（心嚢ドレーン）75mL/h（淡血性）
（前縦隔ドレーン）25mL/h（淡血性）（腸蠕動音）非常に微弱のみ
（検査データ）Hb 7.8g/dL、Ht 24.0%、（スワンガンツカテーテル）PCWP 20mmHg、CI 2.2L/min/m²、CVP 13.0mmHg

---

● 9:00　医師の診察。体動はなし。創部確認：ガーゼ上出血（−）。胸部X線：肺野血管陰影あり、水泡音軽度あり。ラシックス® IV20mgと輸血（RBC 単位、FFP 4単位）の指示あり。

● 12:00　体位変換後、心嚢ドレーンから70mL/h流出（血性）し、血圧78/40mmHg。仰臥位に戻す。一時的にイノバン® 0.3% シリンジ 6mL/hへ増量。血圧96/52mmHgに上昇。

● 14:00　プロポフォール終了。人工呼吸器離脱し、ベンチュリーマスクにてO₂ 12L 50%。ギャッチアップ45°にてSpO₂ 95%。バイタルサインに変動なし。体位を変えようとすると、湿性咳嗽があるが咳嗽が弱く、自力で喀痰できない。「息苦しい……」と胸部付近をしきりに触る。

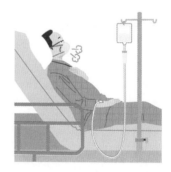

● 15:00　ベッドサイドリハビリテーション開始。座位で、血圧 88/50mmHg、脈拍 120回/分になり、訓練を中止。創部痛はNRS 7に増強し、鎮痛薬を使用。モニター音が「うるさい」と顔をしかめている。

WORK ▶ みる 考える D夫さんの術後2日目の合併症のリスクを評価しよう

❻ WORK❸ (p.59) を参考に、合併症のなりやすさを評価してみよう 📥

▶ワークシートは、p.66のものを使用する

❼ WORK❻で考えた合併症リスクの中から、優先順位が高い順に二つの看護上の問題と、その関連因子を記入しよう

#1　看護上の問題

　　　関連因子

#2　看護上の問題

　　　関連因子

❽ 術後2日目の看護の方向性（優先順位が高い二つ）を考えてみよう

優先順位	看護上の問題	看護目標	介入計画
1			
2			

✓ 実習2日目（入院4日目、術後2日目）

カルテ

【バイタルサイン】(6:00)

血圧 96/58mmHg 脈拍 100回/分（ペーシング波形）、肺副雑音（水泡音）（＋） 呼吸数 20回/分 体温 38.0℃ SpO₂ 96%（2Lカニューレ） その他 腸蠕動音（＋）、睡眠薬を内服したが中途覚醒あり 検査データ 9:00、胸部X線上肺野血管陰影増強（＋）。WBC 1万/μL、Hb 10.0g/dL、Plt 7万/μL、CRP 10.0mg/dL

【本日の指示】

●左右上肢末梢からラクテック® 500mL 100mL/h●イノバン® 0.3%シリンジ 4mL/h●ヘパリン5,000単位 1mL/hで左上肢末梢より開始●スワンガンツカテーテル抜去●ペーシングoffとする●食事：軟飯食開始、水分1,000mL/h●2Lカニューレ

●9:00　あいさつに行くと、「眠れなくてつらかった、息も苦しい……」と話す。血圧 100/60mmHg、呼吸数 25回/分、体温37.3℃、SpO₂ 96%。創部を保護して咳嗽介助し、白色喀痰あり。NRS 3。

●10:00　清拭と更衣を実施。心嚢ドレーンからの排液50mL/h、前縦隔ドレーンからの排液20mL/h（淡々血性）。創部異常なし。

●12:00　昼食。下膳に行くと「しんどくて……、まだあまり食べられない」と話す。2割程度の摂取のみ。水分を20mL摂取して寝てしまう。

●14:00　訪室すると入眠中。血圧 88/52mmHg、脈拍 70回/分。顔面蒼白気味、皮膚湿潤あり。心嚢ドレーンからの排液5mL/h。確認するとドレーンがお尻の下にあり屈曲している。屈曲を解除すると60mL排液あり。

●15:00　血圧 104/60mmHg、SpO₂ 99%、尿量

160mL/h。「息？ 痰は出るけど、大丈夫」とのこと。水泡音改善。立位訓練のため理学療法士が訪室すると、「そろそろ現場に行かないと」などと言って、着替えようとして落ち着かず、なかなか指示に従わない。

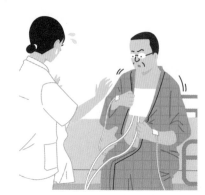

WORK ▶ み　る 考える 術後2日目の看護介入をまとめて報告しよう

⑨ **WORK⑧（p.61）で考えた看護上の問題の優先順位の高いもの二つの看護目標を転記しよう**

#1 --

#2 --

⑩ **術後2日目のデータをまとめ、SOAPを記入しよう** 📥

▶ワークシートは、p.66、p.67のものを使用する

⑪ **報告してみよう**

WORK⑩の表を使用。報告の方法は、p.31「看護介入を報告してみよう」を参照。

⑫ **これまでの情報から、術後3日目の看護の方向性（優先順位が高い二つ）を考えてみよう**

優先順位	看護上の問題	優先順位の理由	看護目標	介入計画
1				
2				

⏱ 実習3日目（入院5日目、術後3日目）

カルテ

【バイタルサイン (6:00)】

（血 圧）104/62mmHg（脈 拍）100回/分（呼吸数）20回/分（体 温）37.0℃（SpO₂）98%（その他）腸蠕動音
(+)。睡眠薬使用し、5時間ほど睡眠（血液検査データ）WBC 9,000/μL、Hb 11.0g/dL、Plt 12万/μL、CRP 10.0mg/dL

【本日の指示】

●左右上肢末梢からラクテック® 500nL 100mL/h 12:00まで●イノバン® 0.3%シリンジ中止●ヘパリン5,000単位
1mL/h●食事:本日から常食。水分制限なし●車椅子で一般病棟転棟可

●9:00　あいさつに行くと、うとうとしている。バイタルサインは6:00と変化なし。「昨日よりは眠ったよ」と。日中の活動を増やすよう促すと「大丈夫なの?」と心配しているため、離床しないことによる合併症について説明する。

●10:00　清拭と更衣。ドレーンを示し、体動時にチューブを引っ張らないよう説明。「こんなにいろいろ付いてたのか。絡んでたら助けを呼ぶんだね」と話す。創部痛自制内、創部異常なし。心嚢ドレーンからの排液20mL/h、前縦隔ドレーンからの排液10mL/h（淡々血性～漿液性）。一般病棟へ車椅子にて転棟となる。

●11:00　ネブライザー実施。座位保持でも気分不快なし。傷を保護しながら咳嗽できている。白色痰喀出あり。肺野に副雑音なし。医師が心嚢・前縦郭ドレーンを抜去する。ドレーン抜去部にイソジン® ゲルを塗布する。

●12:00　昼食配膳。7割摂取。歯磨きを促すと「眠い」となかなかやらない。水分100mL摂取。ベッドを下げるとしばらく寝ている。

●14:50　ナースコールあり。便意があったためトイレ介助をする。排ガスはあったが排便なし。腸蠕動音良好。

●15:00　理学療法士が訪室。トイレ直後のため、少し休憩することを提案すると「動かないと合併症になっちゃうんでしょ、休憩しなくても構わないから、どうぞ始めてください」と言う。

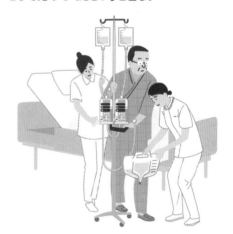

WORK ▶ み る 考える 術後3日目の看護についてのSOAPを考えよう

⑬ **WORK⑫（p.63）で考えた看護上の問題の優先順位の高いもの二つの看護目標を転記しよう**

#1 --

#2 --

⑭ **術後3日目のデータをまとめ、SOAPを記入しよう** 📥

▶ワークシートは、p.67のものを使用する

⑮ **報告してみよう**

WORK⑭ の表を使用。報告の方法は、p.31「看護介入を報告してみよう」を参照。

⑯ **これまでの情報から、術後4日目の看護の方向性（優先順位が高い二つ）を考えてみよう**

優先順位	看護上の問題	優先順位の理由	看護目標	介入計画
1				
2				

合併症	術式の特徴	D夫さんの特徴	判　断
呼吸器合併症			
イレウス			

\# _____ 〈目標1〉 _____

〈目標2〉 _____

視　点	S・O	A
	【1】	【2】
【3】	【4】	【5】
【6】	【7】	【8】
総合判断		【9】
P		

_____ 〈目標1〉_____

〈目標2〉_____

視　点	S・O	A
	【1】	【2】
【3】	【4】	【5】
【6】	【7】	【8】
総合判断		【9】
P		

WORK ▶ 14 (p.65)

_____ 〈目標1〉_____

〈目標2〉_____

視　点	S・O	A
	【1】	【2】
【3】	【4】	【5】
【6】	【7】	【8】
総合判断		【9】
P		

事例 5 食道亜全摘術

難度 ★★

この事例のワークシートは、右のQRコードからダウンロードできます

食道癌の手術は、食道の切除・再建とリンパ節の郭清が行われます。これらは複数箇所の切開を伴うため、患者さんにとって負担の大きい手術です。周術期看護を基盤に、食道の構造の変更、術式に伴う影響を確認し、看護介入のポイントを理解していきましょう。

スケジュール

✅ 実習前日（入院5日目、術後2日目）

● 患者さんの情報

(氏 名)伊藤E雄さん(年 齢)62歳(性 別)男性(体 格)身長170.5cm、体重52.2kg（2カ月で5kg減） (診断名)胸部中部食道癌(手 術)一昨日8:50入室

(術 式)腹臥位胸腔鏡下食道亜全摘＋腹腔鏡下胸骨後経路胃管再建＋三領域リンパ節郭清、空腸瘻造設術(既往歴等)高血圧（アムロジピン錠5mg 1回/日）

🏥 メディカルヒストリー

4カ月ほど前、食物を飲み込んだときに、胸のあたりが何となくしみる感じを自覚。2週間ほど経っても消失しないため、受診。上部内視鏡検査を受けて、胸部中部食道癌と診断された。2カ月前から術前化学療法（FP療法2コース）を実施し、今回は手術目的で再入院となった。

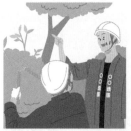

カルテ

【術前検査結果】

(血液検査データ)WBC 3,870/μL、RBC 442万/μL、Hb 12.5g/dL、Ht 41.8%、Plt 25.1万/μL、PT時間 11.2秒、PT-INR 0.92、APTT 25.9秒、血糖 101mg/dL、HbA1c 5.9%、T-Bil 0.4mg/dL、AST 36U/L、ALT 19U/L、γ-GTP 47U/L、ALP 123U/L、CRP 0.17mg/dL、BUN 15.1mg/dL、Cr 0.70mg/dL、TP 6.1g/dL、Alb 3.4g/dL、CRP 0.54mg/dL(血液型)A型 (感染症)すべて 陰性(尿検査)尿沈渣 NP、尿糖（−）、尿蛋白（−）(呼吸機能)%肺活量 87.54%、一秒率 67.46%(胸部X線)明らかな病変はなし(心電図)洞調律(上部内視鏡検査)上切歯列より25〜28cmに潰瘍限局型の腫瘍(歯科口腔外科)未治療う歯2本治療実施

WORK ▶ 調べる 病態と治療内容を把握しよう

① どこがどのように侵襲される手術なのか、図示しよう

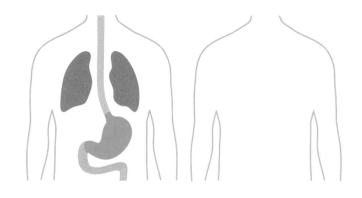

②　摘出（侵襲）する臓器の通常の働きは？　障害（摘出）されるとどうなる？

通常の働き _____

障害されると _____

③　手術手法の特徴を考えながら、起こりやすい合併症を考えてみよう

臓器の働き… _____

解剖学的な特徴… _____

_____

_____

手術操作の特徴… _____

_____

WORK ▶ 調べる この術式の一般的な術後の回復をまとめよう

④　術直後にどんなものが装着・挿入されているか、図示してみよう

⑤　術後の回復過程を確認しよう

●離床はいつから？

●食事はいつから？

●ドレーン類の抜去の目安は？

●膀胱留置カテーテルの抜去の目安は？

●抜糸・抜鉤時期の目安は？

●退院時期は？

⏱ 実習1日目（入院6日目、術後3日目）

👪 ファミリーヒストリー

妻と二人暮らし

（　妻　）57歳、夫の会社の経理事務担当

（長　女）36歳、主婦。車で1時間ほどのところに在住、6歳〜10カ月の三人の子どもの子育て中

🏠 普段の生活

（学　歴）高校卒

（職　業）自営業（造園業・植木職人）

（食生活）好き嫌いなく、3食しっかり食べていた。発症後は自覚症状、化学療法、手術の不安により食欲がなく、食事量が減っていた

（嗜好品）20歳から喫煙（10本/日）。毎日晩酌をする。日本酒2〜4合。診断後は禁煙、禁酒（睡　眠）6〜7時間/日（排　便）1回/日（排　尿）8回/日（ADL）すべて自立

🔪 手術の情報

●手術時間:9:50〜17:50

●inoutバランス:in 輸液3,600mL、out 出血量 102g、尿量 380mL

●予定通り、腹臥位胸腔鏡下食道亜全摘術＋腹腔鏡下胃管再建術（胸骨後）＋三領域リンパ節郭清＋空腸瘻造設術を実施

●病理結果:SCC Mt T2N1M0、StageⅡ

●手術室退室時挿入物:動脈ライン、末梢静脈ライン、経鼻胃管、左頸部ドレーン、右胸腔ドレーン、空腸瘻チューブ、硬膜外カテーテル［PCA 0.25%ポプスカイン® 290mL＋フェンタニル10mL（6mL/h）］、膀胱留置カテーテル、酸素マスク（5L/分）

カルテ

■ICU入室中（術後1〜2日目）の情報

【バイタルサイン】

（血　圧）120〜140mmHg台（脈　拍）80〜90回/分台（安静時）（呼吸数）20回/分前後で経過（体　温）36.5〜37.5℃（SpO₂）96%（room air:RA）

Aライン、胃管、抜去。酸素投与終了。創部（頸部1カ所、右胸部6カ所、腹部5カ所）いずれも出血なく、右胸腔ドレーン:320mL/日・淡々血性、左頸部ドレーン:20mL/日・淡々血性であった。離床範囲はICU入り口までを実施。1日目から水分摂取可（水のみ）、経腸栄養（ペプタメン® AF20mL/h）開始。

■本日の情報（術後3日目）

【血液検査データ】

WBC 9,430/μL、RBC 401万/μL、Hb 11.3g/dL、Ht 41.3%、Plt 26.2万/μL、AST 124U/L、ALT 93U/L、CRP 18.3mg/dL、Alb 3.1g/dL、Dダイマー 2.3μg/mL

（X　線）胸部:左下葉に無気肺像あり。腹部:異常所見なし

（排液など）（帰室時11:00）創部（頸部1カ所、右胸部6カ所、腹部5カ所）いずれも出血なし

・右胸腔ドレーン:淡々血性90mL、左頸部ドレーン:漿液性10mL。膀胱留置カテーテル 750mL

【バイタルサイン（帰室時）】

（血　圧）118/60mmHg（脈　拍）84回/分（呼吸数）19回/分（体　温）36.9℃（SpO₂）95%（RA）（呼吸状態）右:肺野聴取可能、左:下肺野で呼吸音聴取できない、中肺野でwheeze音を聴取（腹部聴診）腸蠕動音微弱（ホーマンズ徴候）なし

【本日の指示】

（点　滴）末梢静脈ライン:ソルデム3A 500mL×2本、セファゾリンNa 1g＋生理食塩液100mL×2本（朝夕）（食　事）水分摂取可（経腸栄養）本日よりペプタメン® AF40mL/h（安静度）病棟内付き添い歩行、検査時車椅子（臨時指示）疼痛時①アセリオ静注1,000mg②レペタン®静注0.1mg、発熱時①アセリオ静注1,000mg、呼吸困難時①SpO₂ 90%以下のとき、酸素2L経鼻カニューレで開始（胸腔ドレーン）持続陰圧-15cmH₂O（PCAポンプ）注入速度6mL/h

- 11:00　車椅子でICUから帰室。今朝の胸部X線で左下葉に無気肺像を認めたと申し送りを受ける。疼痛はNRS 3だが、夜間はモニター音で不眠だったとのこと。
- 11:20　受け持ちのあいさつをすると「ああ、よろしく」と返事があるが、元気がない。ときどき痰がからみ、咳払いをしようとして顔をしかめている。「痰が大変だぁ。傷やら管やらが気になってきてさあ、力が入らないよ」「起きて歩くと急に息が切れるんだ。歩け歩けって言われるけど、情けねえよ苦しくってさ」と話す。ベッド上での体位変換は「管が多すぎるんだよ」と、頸部ドレーンを引っ張ってしまいがちになる。
- 14:00　観察のため訪室。血圧 134/78mmHg、脈拍 88回/分、呼吸数 22回/分、体温 37.0℃、SpO₂

95％。腸蠕動音聴取可。ホーマンズ徴候なし。離床を促すと、「ちょっと後にしてくれ」とイライラした様子。
- 15:00　呼吸訓練。ベッド上座位でコーチ2を用いて実施。途中で咳き込み、やや粘調な白色の痰を喀出。咳をした後は30秒ほど顔をしかめて動かなかったが、その後再開し、10セット実施。「これ（クリニカルパス）、手術の前に聞いたけどさ、思ったより全然つらいよ、俺大丈夫かい?」と話す。

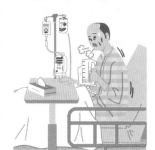

WORK　▶　みる　考える　E雄さんの術後4日目の合併症のリスクを評価しよう

⑥ WORK③（p.69）を参考に、合併症のなりやすさを評価してみよう

▶ワークシートは、p.76のものを使用する

⑦ WORK⑥で考えた合併症リスクの中から、優先順位が高い順に二つの看護上の問題と、その関連因子を記入しよう

#1　看護上の問題

　　　関連因子

#2　看護上の問題

　　　関連因子

⑧ 術後4日目の看護の方向性（優先順位が高い二つ）を考えてみよう

優先順位	看護上の問題	看護目標	介入計画
1			
2			

⏱ 実習2日目（入院7日目、術後4日目）

カルテ

【本日の指示】

胸腔ドレーン、硬膜外カテーテル抜去 (点滴) 前日と同じ (食事) 水分摂取可（水のみ）(経腸栄養) ペプタメン®AFを40mL/h（明日から60mL/h予定）(安静度) 病棟内付き添い歩行、検査時車椅子 (処置) 呼吸訓練：コーチ2使用。ネブライザー3回/日（ビソルボン®2mL＋生理食塩液3mL/回）

【バイタルサイン】(8:00)

(血圧) 128/72mmHg (脈拍) 76回/分 (呼吸数) 20回/分 (体温) 37.2℃ (SpO2) 96％ (ホーマンズ徴候) なし (その他) 創部いずれも出血なし。頸部：ガーゼ汚染なし、創部の発赤、腫脹、熱感、瘙痒感なし。左頸部ドレーン漿液性（0:00～）10mL、膀胱留置カテーテル（0:00～）700mL

●9:00　昨夜は音がしないからまあまあ眠れたとのこと。「でも今朝起きたら声が……うまく……出ねえ……」「管は……減って……楽」とささやくように話す。

●10:00　病棟内歩行実施。SpO2は93～96％。途中、脈拍が100回/分を超え、「やっぱり、苦しい」と話す。休憩をはさんで廊下を2周した。「こんな姿……職人たちに……見せられない」と悔しそうな表情。病室に戻った際に少量の水を摂取。ゆっくり飲むよう促し、むせなく飲める。

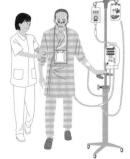

●11:00　ネブライザーと呼吸訓練実施。痰喀出時に創部保護を促し、「（胸腔ドレーンが）なくなって、少しやりやすい」と、自力で白色でサラサラな痰を喀出する。呼吸訓練は「疲れた」と1回のみ。

●12:00　室内洗面所での歯磨きを促したところ、「飯、食ってないけど？」との返答だったため、理由を説明し、歯磨きをした。疼痛がやや増強したため、アセリオ静注1,000mg実施。

●13:00　清拭のため訪室。できるところは自分で実施してもらったが「ここ（傷）は怖いよ……やって」とのことで介助する。その際に、創部の異常所見について説明し、「へえ、わかった」と返答があった。

●14:00　観察のため訪室。バイタルサインは8:00と著しい変化はないが、あいかわらず左の下肺野で呼吸音聴取不可、中肺野でwheeze音を聴取。安静時はNRS 1～2自制内。呼吸困難感について「昨日よりまし」と。創部、ドレーン排液、著しい変化はなし。腸蠕動音良好、排便少量ずつ2回あり（ブリストルスケール6）。

●15:00　膀胱留置カテーテル抜去。歩行訓練促す。「この管は……こうして……」と看護師に確認しながらも自力で離床。SpO2は94～96％で、ゆっくりだが休みなく2周歩く。

WORK ▶ みる 考える 術後4日目の看護介入をまとめて報告しよう

⑨ WORK⑧（p.71）で考えた看護上の問題の優先順位の高いもの二つの看護目標を転記しよう

#1

#2
----

⑩ **術後4日目のデータをまとめ、SOAPを記入しよう** 🔽

  ▶ワークシートは、p.76、p.77のものを使用する

⑪ **報告してみよう**

  WORK ⑩ の表を使用。報告の方法は、p.31「看護介入を報告してみよう」を参照。

⑫ **これまでの情報から、術後5日目の看護の方向性（優先順位が高い二つ）を考えてみよう**

優先順位	看護上の問題	優先順位の理由	看護目標	介入計画
1				
2				

カルテ

（点 滴）前日と同じ （食 事）水分摂取可（水のみ）（経腸栄養）ペプタメン®AFを本日から60mL/h
（安静度）病棟内付き添い歩行、検査時車椅子、シャワー浴可

【バイタルサイン】（8:00）

（血 圧）134/80mmHg （脈 拍）70回/分 （呼吸数）18回/分 （体 温）36.7℃ （SpO₂）97% （その他）排液など:創部
いずれもガーゼ汚染なし。頸部創部:発赤・腫脹・熱感・瘙痒感、ひきつれなし。左頸部ドレーン漿液性10mL以下、（8:00）
嗄声あり

- 9:00　あいさつのため訪室。昨夜は排尿で1回起きたのみとのこと。呼吸訓練について聞くと、「朝の分は……やった」とのこと。トイレ歩行とネブライザーを実施。「ちゃんと、やると……痰出るね」と、サラサラの白色痰中等量あり。

- 10:00　付き添いで病棟内を歩行。途中で立ち止まって一息つくことはあるが、3周歩行。SpO₂ 95〜97%。距離が伸びていることを褒めると、「もうちょっと、いけそうだ」と微笑み、さらに1周する。スタッフから声を掛けられた際に、首をひねろうとしたため、注意喚起をする。

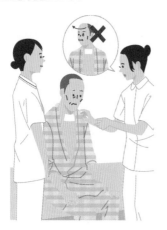

- 11:00　ナースコールあり。「また……下痢しちゃった」とのこと。茶色便中等量（ブリストルスケール7）。腸蠕動音やや亢進。腹痛なし。続くようなら看護師を呼ぶよう伝える。

- 12:00　訪室すると飲水したところで、むせている。「気を抜いたら、だめだな」と話す。看護師が歯磨きの準備だけすると、「肺炎に、なるわけに、いかないもんな……」と言いながら実施する。

- 13:00　歩行訓練前に足首の背底屈運動を実施したか確認したところ、「教わった覚えがねえよ」と実施していなかったため、再度必要性と方法について説明し、1セット実施した。

- 14:00　検温で訪室。バイタルサインは8:00と同様。呼吸音は、左の下肺野で一部聴取できない箇所があるが、昨日より良好に聴取。副雑音なし。NRS1自制内。ファウラー位か端坐位で過ごしていることが多い。創部の状態8:00から変化なし。

- 15:00　シャワー浴の準備で、創部とドレーン挿入部を保護する。「もう、入って大丈夫なのか?」と心配しているため、負担のない方法と注意点を説明する。首の回旋をすることなくシャワーチェアで実施。「さっぱりした……傷も……大丈夫」とのこと。

WORK ▶ みる 考える 術後5日目の看護についてのSOAPを考えよう

⑬ WORK⑫（p.73）で考えた本日の看護目標から、優先順位の高いものを三つ転記しよう

#1

#2

⑭ 術後5日目のデータをまとめ、SOAPを記入しよう

▶ワークシートは、p.77のものを使用する

⑮ 報告してみよう

WORK⑭の表を使用。報告の方法は、p.31「看護介入を報告してみよう」を参照。

⑯ これまでの情報から、術後5日目の看護の方向性（優先順位が高い二つ）を考えてみよう

	看護上の問題	優先順位の理由	看護目標	介入計画
1				
2				

合併症	術式の特徴	E雄さんの特徴	判　断

\# ----------------------------- 〈目標1〉 --
　　　　　　　　　　　　　　〈目標2〉 --

視　点	S・O	A
	【1】	【2】
【3】	【4】	【5】
【6】	【7】	【8】
総合判断		【9】
P		

\# ----------------------------- 〈目標1〉 --
〈目標2〉 --

視　点	S・O	A
	【1】	【2】
【3】	【4】	【5】
【6】	【7】	【8】
総合判断		【9】
P		

WORK ► 14 (p.75)

\# ----------------------------- 〈目標1〉 --
〈目標2〉 --

視　点	S・O	A
	【1】	【2】
【3】	【4】	【5】
【6】	【7】	【8】
総合判断		【9】
P		

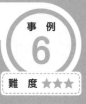

事例 6 乳房切除術

難度 ★★★

この事例のワークシートは、右のQRコードからダウンロードできます

乳癌は女性のがんの中で最も多く、学生さんが受け持つ機会も多い疾患です。乳房喪失による外見の変化への想いや機能障害への支援について、実習を通して学んでいきましょう。

スケジュール

✓ 実習前日

● 患者さんの情報

（氏　名）渡辺F子さん（年　齢）61歳（性　別）女性
（体　格）身長159.2cm、体重56.5kg（診断名）乳癌
（予定術式）右胸筋温存乳房切除術+センチネルリンパ節生検
（既往歴等）10代で腎臓炎、60歳のときに胆囊炎（手術）、高血圧
（内服薬）ビソプロロールフマル 5mg

🏥 メディカルヒストリー

入浴中に右乳房の腫瘤に気付いた。4カ月後に近医を受診し、乳癌の疑いで当院に来院。マンモグラフィー、エコー検査で右A領域に腫瘤を認めた。さらに病理組織診断にて乳癌と診断された。本人に病状説明を行い、娘と相談の上、全摘出を希望した。手術目的で手術前日の10:00に入院となった。

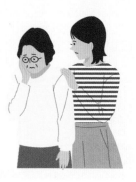

カルテ

【術前検査結果】

（術前検査データ）全血球計算、生化学検査、尿検査異常なし。CEA 0.8 ng/mL、CA15-3 9.0U/mL
（血液型）A型（呼吸機能）% 肺活量 102.3%、一秒率 89.4%
（胸部X線）明らかな異常なし
（心電図）洞調律　（CT）右乳房A領域に腫瘍あり。肝、腎、腋窩転移なし（MRI）右乳房A領域に28×26mmの不整結節

WORK ▶ 調べる 病態と治療内容を把握しよう

❶ どこがどのように侵襲される手術なのか、図示しよう

術　後

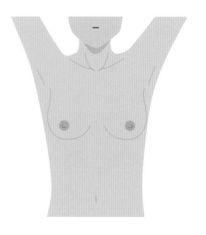

WORK ▶ 調べる 事例の術式に特化した合併症を考えてみよう

② **摘出（侵襲）する臓器の通常の働きは？　障害（摘出）されるとどうなる？**

通常の働き _____

障害されると _____

③ **手術手法の特徴を考えながら、起こりやすい合併症を考えてみよう**

_____

_____

_____

_____

_____

_____

_____

_____

WORK ▶ 調べる この術式の一般的な術後の回復をまとめよう

④ **術直後にどんなものが装着・挿入されているか 図示してみよう**

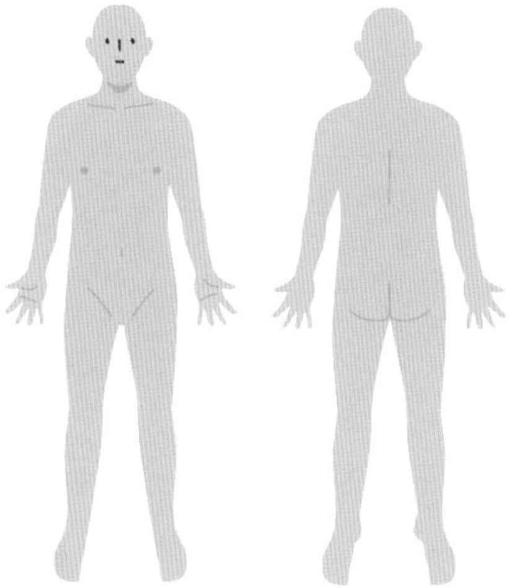

⑤ **術後の回復過程を確認しよう**

_____

_____

_____

_____

_____

_____

_____

_____

_____

_____

_____

✓ 実習1日目（入院5日目、術後3日目）

👥 ファミリーヒストリー

独居 ⌈夫⌉他界している ⌈長女⌉36歳、夫、子ども2人（5歳女児、2歳男児）と近所に在住 ⌈長男⌉34歳、会社員。県外に在住

🏠 普段の生活

⌈学歴⌉短大卒 ⌈職業⌉学童保育のパート勤務（週2回）⌈食生活⌉薄味で野菜中心。自炊している ⌈嗜好品⌉20歳から30代まで喫煙歴あり（10本/日）。出産を機に止めている。アルコールは機会飲酒 ⌈睡眠⌉5〜6時間/日。がん告知後入眠困難となり、外来にてデエビゴ®2.5mg処方 ⌈排便⌉1回/日 ⌈排尿⌉7回/日 ⌈ADL⌉自立。⌈その他⌉右利き。近所の友人に誘われて編み物教室に通っている

🔪 手術の情報

- 手術時間：10:00〜12:00
- inoutバランス：in 輸液1,000mL、out 出血量60g、尿量120mL
- 手術：右胸筋温存乳房切除術＋センチネルリンパ節生検2個採取：転移なし T2N1M0
- 麻酔導入問題なく気管挿管実施。術中体位は仰臥位。術中のバイタルサインの変動なし。麻酔からの覚醒はスムーズ。開眼・舌出し・握手可能にて、病棟に帰室。
- 留置物：酸素マスク4L、末梢静脈ライン（左上肢）、膀胱留置カテーテル、右腋窩ドレーン（J-VACドレーン）

🛏 術後の経過

［手術当日］
帰室1時間後にNRS 8のため、ソセゴン®、アタラックス®-Pを使用する。2時間後、酸素終了。3時間後に飲水を行う。立位でふらつき、めまいがあり、離床は見送る。食欲なく夕食を摂取できず。水分は摂取可能なため点滴終了、バイタルサイン問題なし。ドレーン血性〜淡血性 120mL/日。持続吸引問題なし。

［術後1日目］
朝食5割摂取。悪心・嘔吐なし。ロキソプロフェンNa 60mgを内服後、10:00に離床。自身でドレーンをポーチに入れ、肩から下げて処置室まで移動する。創部は終日バストバンド装着。弾性ストッキング、間欠的空気圧迫装置装着終了。膀胱留置カテーテル抜去。3時間後自尿あり。作業療法士による上肢のリハビリテーション開始。バイタルサイン問題なし。創部滲出液なし。ドレーン淡血性 80mL/日。持続吸引問題なし。

- 「一人で決められないから娘と一緒に先生からのお話を聞きました。全部取ることに決めました」と話す。
- 「傷は大きいんでしょうか。胆嚢の手術のあと、小さな傷でも痛くってね……」と少し心配そうな表情をする。

カルテ

【術後指示】
- 臨時指示 疼痛時：①ソセゴン®静注 15mg、アタラックス®-P 25mg。②ロキソプロフェンNa 60mg、③ボルタレン®坐薬 25mg ●不眠時：デエビゴ® 5mg
- リハビリテーション：術後1日目より作業療法士介入開始

【術後1日目】
⌈血液検査データ⌉WBC 1.12万/μL、RBC 456万/μL、Hb 12.3g/dL、Ht 40.8%、Plt 15.8万/μL、血糖 110mg/dL、CRP 1.8mg/dL、BUN 16.8mg/dL、Cr 0.95mg/dL、TP 6.5g/dL、Alb 4.0g/dL

【術後2〜3日目】
【バイタルサイン】⌈血圧⌉124/80mmHg ⌈脈拍⌉86回/分 ⌈呼吸数⌉14回/分 ⌈体温⌉36.0℃ ⌈SpO₂⌉98% ⌈悪心・嘔吐⌉なし ⌈排便⌉普通便あり

［術後2〜3日目］
鎮痛薬の効果がなくなると、NRS 7のため、鎮痛薬を6時間ごとに内服。右上肢浮腫軽度あり。食事は7割。左手でスプーンを使用している。
睡眠薬は使用せずに睡眠可能。ドレーン排液40mL/日、ほぼ漿液性。清潔ケアは、前胸部は看護師が行うが、創部を見ようとしない。また、洗髪台で看護師が洗髪を行った。

- 右上肢について「引きつりますよね。少し動かしにくいので、左手で食べてるの」と話す。
- 「孫はまだ小さいから抱っこしなくちゃならないんだけど、できるかしら……」と話す。

WORK ▶ み る 考える **F子さんの術後4日目の合併症のリスクを評価しよう**

⑥ WORK③（p.79）を参考に、合併症のなりやすさを評価してみよう🔽

▶ワークシートは、p.86のものを使用する

⑦ WORK⑥で考えた合併症リスクの中から、優先順位が高い順に二つの看護上の問題と、その関連因子を記入しよう

#1　看護上の問題
　　　関連因子

#2　看護上の問題
　　　関連因子

⑧ 術後4日目の看護の方向性（優先順位が高い二つ）を考えてみよう

優先順位	看護上の問題	看護目標	介入計画
1			
2			

⏱ 実習2日目（入院6日目、術後4日目）

カルテ

【留置物など】
●右腋窩にJ-VAC®ドレーン ●バストバンド装着中

【排液など】
●創部：出血なし ●右腋窩ドレーン：9:00まで20mL、ほぼ漿液性 ●挿入部異常なし。抜去・閉塞なし。移動時は忘れずに自身でポシェットに入れてから移動している

【与薬などの処置】
●ロキソプロフェンNa 60mg、レバミピド 100mg（毎食後/日）

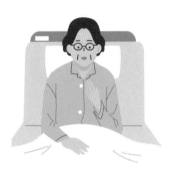

🛏 術後4日目の状況

●9:00　診察時、ドレーン量を確認後、右腋窩ドレーンが抜去された。創部の発赤、腫脹、熱感なし。創部のドレッシング材は除去され、シャワー浴が可能となった。包帯交換中は特に訴えなく、閉眼していた。

●10:00　検温時
【バイタルサイン】（血 圧）120/76mmHg（左手で測定）（脈 拍）76回/分（呼吸数）16回/分（体 温）36.3℃（SpO₂）98%。
ドレーン抜去部や創部からの滲出液なし。夜間良眠。右上肢の浮腫軽度あり。感染予防のためシャワー浴を提案するが、「傷を見るのは怖いわ。今日は体を拭くだけでいいです」と言われたため、本日は見送った。創部周囲の清拭時にタオルを本人に渡し、拭いてもらうように提案すると「少し怖いわね」と言ったため、看護師が清拭した。その際に、創部の状態は問題ないことを説明した。患側のグーパー運動、肘の屈伸運動、肩関節の前方90°までの挙上運動を10セットずつ行った。

●12:00　昼食時に訪室。リハビリテーションにもなるため、右手で箸を持つように説明すると、「浮腫んでたし、痛くなったら嫌だから、あまり動かしたくなかったんだけど。これもリハビリなのね。気付かなかったわ」と言い、右手で箸を使用して摂取した。食後にロキソプロフェンNaを内服。

●14:00　リハビリテーション室で作業療法士によるリハビリテーションを受けた。NRS 1。「管が抜けたからかしら。痛みがましになったようです」と話す。創部、ドレーン刺入部のガーゼ滲出液なし。作業療法士の記録には「手指の運動、手首、前腕、肩関節90°までの運動を指示通り行えている。実施中NRS 1」とあった。

WORK ▶ み る 考える 術後4日目の看護介入をまとめて報告しよう

❾ WORK❽（p.81）で考えた看護上の問題の優先順位の高いもの二つの看護目標を転記しよう

#1 --

#2 --

❿ 術後4日目のデータをまとめ、SOAPを記入しよう 📥

▶ワークシートは、p.86、p.87のものを使用する

⓫ 報告してみよう

WORK❿の表を使用。報告の方法は、p.31「看護介入を報告してみよう」を参照。

⑫ これまでの情報から、術後5日目の看護の方向性（優先順位が高い二つ）を考えてみよう

優先順位	看護上の問題	優先順位の理由	看護目標	介入計画
1				
2				

⊙ 実習3日目（入院7日目、術後5日目）

- 朝のあいさつで訪室。疼痛については「薬を飲まなくても痛みは大丈夫になりました。お箸を使って食べられています」と返答あり。
- 9:00　診察。創部の発赤、腫脹、熱感なし。ドレーン抜去部、創部からの滲出液なし。
- 10:00　バイタルサイン測定。 血圧 124/72mmHg （左手で測定） 脈拍 86回/分 呼吸数 18回/分 体温 36.2℃ SpO₂ 97%。NRS 1。創部、ドレーン抜去部のガーゼに滲出液なし。創部の発赤、腫脹、疼痛なし。「動かしても痛みが減ったので、動かすのが気にならなくなりました」と言い、患肢の動き（ADL）に制限なし。患肢の浮腫ほぼなし。上肢の挙上運動を加えてリハビリテーションを行った。普通便あり。夜間良眠。
- シャワーで創部を洗浄することが感染予防につながること、こすらず泡でやさしく洗浄することを説明した。また洗髪もリハビリテーションとなることを説明すると、1人でシャワー室にて実施。「やっぱり気持ちがいいわね。ちょっと怖かったけれど、泡で洗えました。手が上がらないかと心配していたけれど、髪の毛も洗えました」と話す。その後、創部の観察について説明し、共に行った。その際に「実際に傷を見ましたが、びっくりしましたか」と聞くと、「まあ、寂しい気もするけれど、悪いところを取ったほうが安心だものね」と話す。

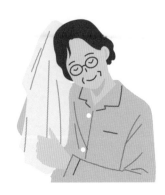

カルテ

【与薬など】
ロキソプロフェンNa 60mg（疼痛時）、レバミピド 100mg（毎食後/日）

【留置物など】
バストバンド装着中

WORK ▶ みる 考える 術後5日目の看護についてのSOAPを考えよう

⑬ WORK⑫ (p.83) で考えた本日の看護目標から、優先順位の高いものを二つ転記しよう

#1 _____

#2 _____

⑭ 術後5日目のデータをまとめ、SOAPを記入しよう 🔽

▶ ワークシートは、p.87のものを使用する

⑮ 報告してみよう

WORK⑭ の表を使用。報告の方法は、p.31「看護介入を報告してみよう」を参照。

⑯ これまでの情報から、術後6日目の看護の方向性（優先順位が高い二つ）を考えてみよう

優先順位	看護上の問題	優先順位の理由	看護目標	介入計画
1				
2				

合併症	術式の特徴	F子さんの特徴	判　断

\#　_____　〈目標1〉_____

　　　　　　　　　　　　　　　　〈目標2〉_____

視　点	S・O	A
	【1】	【2】
【3】	【4】	【5】
【6】	【7】	【8】
総合判断		【9】
P		

\# _____ 〈目標1〉_____

〈目標2〉_____

視　点	S・O	A
	【1】	【2】
【3】	【4】	【5】
【6】	【7】	【8】
総合判断		【9】
P		

WORK ▶ 14 (p.84)

\# _____ 〈目標1〉_____

〈目標2〉_____

視　点	S・O	A
	【1】	【2】
【3】	【4】	【5】
【6】	【7】	【8】
総合判断		【9】
P		

効率的な情報収集につながるメモの取り方

皆さんは実習中に必ず「メモ」を取ると思います。小さな手帳に、とにかく目についたことを雑然と記録していないでしょうか？「〇〇はどうでしたか？」と教員や指導者から質問されたときに、どこに書いてあるのか探せなかったことはありませんか？

実はメモを取る前にも**準備**が必要です。落ち着いて実習に臨めていた先輩たちは、**①書き込む場所を項目ごとに決める**、**②実習中の経過が一目でわかるようにする**、**③頻繁に参考にするものをまとめておく**といった準備をしていましたので、ぜひ参考にしてみてください。

①書き込む場所を決める

情報が迷子にならないためには、実習前に書く場所をつくっておきましょう（図1）。患者さんの情報以外（検査室見学の感想など）は、別のメモ帳を準備していた先輩もいました。以下の五つは特に有用です。

・入院までの経過や既往歴など
・必ず測定する＋患者さんの状態に応じた観察項目結果
・治療の情報（薬物療法・手術療法など）
・日数分の「患者予定」「自分の行動予定」「実施したこと、感じたこと」
・検査データ

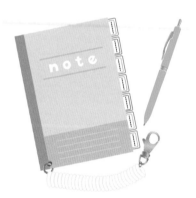

（図1）メモ帳にインデックスを貼る

②経過がわかるようにする

書き込む場所をつくったら、下記の二つの項目は、実習の日数分の枠をあらかじめつくっておくと、いつのデータなのかすぐわかり、変化を評価しやすくなります。

・バイタルサイン値の表（表1）
・血液・尿などの検査データ値のフローシート

③参考にしたいものをまとめる

・各種検査データの基準値
・基礎看護技術に求められる各種数値（温度や角度など）

ポケットサイズの参考書でも構いませんが、自分で使いやすい、と思えるかどうか確認しておきましょう。

（表1）バイタルサイン値の表をつくる

	〇月〇日（△）	〇月〇日（△）
体　温		
脈　拍		
血　圧		
呼吸　数		
呼吸　リズム・深さ		
呼吸　副雑音		
SpO$_2$		
腸蠕動音		
排尿回数・性状		
食事摂取量		
…		
…		

> 小さくコピーしたものを貼っている先輩が多いです。患者の状況に応じて項目を足せるよう、十分枠を準備しておきましょう。

第 3 章

急性期

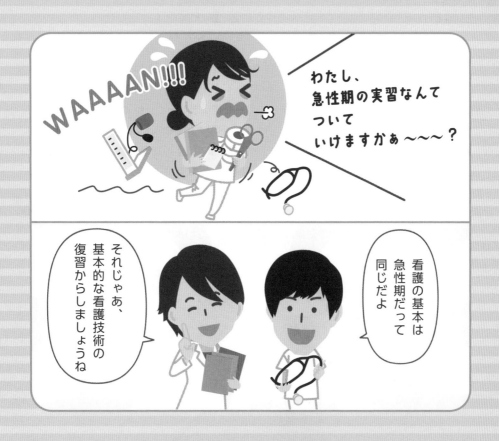

1 急性期実習って どうしたらうまく乗り切れるの？

1 急性期実習はどんなイメージ？

　急性期実習という科目の中で、周術期も急性期も受け持つ場合があるかもしれませんね。皆さんが周術期の実習をする場合、受け持ち患者さんと術前にコミュニケーションが可能で、術式の学習準備からスタートすることもできますが、急性期として実習をする場合の受け持ち患者さんは、出会った際に、すでに重篤な症状の場合も多いので、「私、ここにいてもいいんですか？」と感じる学生さんも多いです。目の前の医療機器類や検査データの多さ、看護師が行き交う頻度などに圧倒されてしまうのでしょう。

　この章では、どこを押さえておくと、患者さんに今生じていることや患者さんの背景が把握しやすいのかということを、事例を通して説明していきます。

2 パターンを取り入れつつ、患者さんの身体的な状況を加味できる準備をして臨む

　大きな身体侵襲を受けて、生命の危機的な状況の患者さんのケアでは、失敗があってはいけないという思いにとらわれるのは当然です。だから「何もしない」のではなく、「学生である自分に何ができるか」を考えることにエネルギーを使いましょう。皆さんは、第2章で、すでに侵襲からどのように回復を促すのかについての学習をしてきました。外傷があり手術をした場合などは、術後のパターンを応用することができます。手術を伴わない場合には、主たる疾病や障害の重大さによって回復のペースが異なるため、疾病や障害についての理解が重要になります。特に、患者さん本人が予測もしていなかった侵襲の場合には、自分に生じた変化に衝撃を受けている場合も多いので、心理的な衝撃に対するケアも必要とされます。それは家族でも同様ですので、家族もケアの対象になることを忘れないようにしましょう。

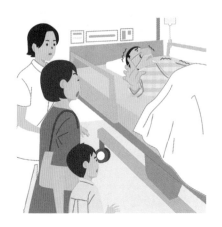

2 急性期実習の準備に取り掛かろう

1 調べる

1. 生命徴候の把握や異常の早期発見の方法

　　まず、バイタルサインなど、患者さんを評価する基準となる値を把握します（p.18「準備ノートを作成しよう」参照）。フィジカルイグザムでは、**気道→呼吸→循環→中枢神経→体温管理**についての情報収集をできるようにしておきましょう。変化や異常に気付くためには、「**その人の通常の状態**」と現状を比較できるようにしておくことが重要です。

2. 疼痛などの苦痛の緩和方法

　　急性期には、生命を守るための機器の管理や治療処置が多いので、学生の皆さんはそういった面に意識が向きがちかもしれません。急性期の治療では鎮静薬や鎮痛薬が頻繁に用いられ、気管内吸引のように苦痛を伴うケアも存在します。ただ、こういった侵襲的な医療は、**安楽への援助が実施されていることを前提として**、**初めて実施することが可能**なのだと考えてみましょう。身体的な苦痛だけでなく心理・社会的な苦痛もなく、安全で自尊心を保つことができる状況になるよう、学生の皆さんでもできることはたくさんあります。安楽な体位変換、臥床状態での含嗽など、**基礎看護技術のストックを総動員**できるようにしておきましょう。

3. 急性期の二次障害予防

　　急性期では、重篤な症状があるために活動ができなかったり、治療として安静を強いられる場合が多いため、不必要な安静を避けて関節拘縮や心肺機能の低下を予防し、起き上がりや歩行といった基本動作を獲得・維持するなどのケアが行われます。**廃用症候群（不使用性シンドローム）の予防や急性期リハビリテーションの理解**が必要です。さらに栄養管理も重要で、口腔機能、嚥下機能の低下予防に関する知識も確認しておきましょう。

4. 危機状態にある人を支援するのに役立つ理論

　　急性期に生じがちな、患者さんやその家族の精神的危機状態に対して、アセスメントの視点や介入の方向性を示してくれる危機モデルが提唱されています。一般的な心理反応を踏まえておくことで、より個別的な反応にも着目することができるようになります。

　　p.114「成人看護学実習で役立つ理論・モデル」で例を紹介しています。それぞれ状況に応じて使い分け、また、必要以上に当てはめようとしないことがポイントです。

実習が始まったら**何をする？**

① 生じている健康破綻の身体的影響を把握する

　同じ病名や障害名であっても、患者さんによって程度や治療は異なるので、受け持ち患者さんの場合はどうなのか、を必ず加味して学習することが必要です。視点としては、
①病態や症状が出現しているメカニズム
②今後の病態の成り行き（急激な悪化の可能性はあるのかなど）
③患者さんに出現している症状や異常の徴候の観察方法
④患者さんに生じている症状を緩和する方法
です。これらを実習前の学習から確認し、不足分を補っておきましょう。

② 行われる「治療」の身体的影響（治療の副作用）を把握する

　現在行われている治療を理解するには、まず、その目的や目標を把握することが重要です。さらに、p.91「1　調べる」で述べたように、治療そのものの影響に加え、安静による廃用症候群などの二次障害についても、その可能性を把握しておくといいでしょう。

急性期における治療の影響の把握の視点と必要な知識

①治療の目的と目標（急性期を脱するまでの間の患者さんの望ましい状態）
②予測される副作用（二次障害を含む）
③副作用の予防方法
④副作用が発生した場合の症状・徴候とその緩和方法

回復期・慢性期と比べてみよう！（p.118 参照）

③ 急激な健康破綻が及ぼす心理・社会的影響を把握する

　身体面に注目するのは当然ですが、安心して治療を受けられることは回復の促進のために大事な要素ですね。また、回復した先は、その方の日常生活に適応していかなければなりません。現在治療している疾患や障害の心理・社会的な影響も必ず確認しておきましょう。

急性期の心理・社会的影響を評価する際のアセスメントの視点	①急激な健康破綻が及ぼした心理・社会的側面への影響はどのようなものか？ ②健康破綻が継続した場合の退院後の生活への影響はどのようなものか？

さあ、患者さんのところへ行ってみよう

　これまで急性期の患者さんが置かれた状況を紹介しながら、実習前に必要な学習を説明してきました。でも、いざ患者さんを目の前にすると、複数の医療機器やルート類、忙しそうに立ち回るスタッフの皆さんの間で邪魔にならないようにするのが精一杯で、「情報収集どころじゃない！」と感じるかもしれませんね。また、患者さんに意識障害があって、会話ができないこともあるかもしれません。

　そんなときはまず、自分だったら「同じ状況になったらどう感じるだろうか」「何をしてほしいと感じるだろうか」と考え、患者さんの気持ちを想像する努力をしてみましょう。初めからうまくいかなくてもいいんです。「患者さんはどう感じているだろうか」を考える癖を学生のうちに身に付けることができたら、その後の看護職としての大きな財産になるはずです。

　次に、どんなケアでも一部でいいから参加していきましょう。つらいときに、何のためにそこにいるのかわからない人がうろうろしているのは不快ですよね。荷物を持ったり、手を握ったり、声を掛けたり、資格や知識がなくてもできることはたくさんあります。自分のために何かをしようとしてくれているのかどうか、患者さんは皆さんが想像している以上に敏感です（命がかかっていますからね）。寄り添ってくれた人として信頼が生まれるのも、こんな瞬間ではないでしょうか。

事例 **1** 難度✦

急性心筋梗塞

この事例のワークシートは、右のQRコードからダウンロードできます

生活習慣の欧米化に伴い、心筋梗塞は増加傾向で、毎年7万人余りが罹患しています。適切な治療で予後の改善は可能ですが、心不全や不整脈につながる危険性もあります。この事例では急性期の急激なバイタルサインの変化や、治療に伴う合併症への対応を学びましょう。

スケジュール

⊘ 実習1日目午前（入院1日目、PCI前）

● 患者さんの情報

（氏　名）山本G也さん（年　齢）52歳（性　別）男性（体　格）身長172.0cm、体重78.0kg
（主　訴）胸部の激しい痛みと絞扼感（診断名）急性心筋梗塞（治療方針）冠動脈造影＋PCI
心臓リハビリテーション（既往歴等）48歳から高血圧、脂質異常症（内服加療中）

🏥 メディカルヒストリー

仕事仲間と早朝ゴルフ中（8:00）に気分が悪くなったと訴えて、座り込んだ。G也さんは様子をみると言ったが、胸部の締め付けられるような痛みが持続し、多量の発汗を認めてきたため、仕事仲間が救急要請した。救急車内では意識は清明だったが、モニター心電図でST上昇がみられた。搬送後の検査により、急性心筋梗塞と診断されたため、経皮的冠動脈インターベンション（PCI）目的で緊急入院となった。胸痛に対してニトロール®5mgを舌下投与し、9:20に血管造影室へ入室した。

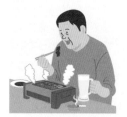

👥 ファミリーヒストリー

一人暮らし。妻（48歳）とは離婚
（長　男）22歳、近所で一人暮らし

🏠 普段の生活

（学　歴）大学卒
（職　業）損害保険会社の管理職
（食生活）4年前に離婚したあとは、ほとんど外食している。鰻や焼き肉が好き
（嗜好品）喫煙は35年（20本/日）。飲酒は、接待や晩酌で毎日、ビール350mLと日本酒か焼酎を2〜3合
（睡　眠）4〜5時間/日
（排　便）1回/日
（排　尿）7回/日（うち夜間1回）
（ADL）動作すべて自立
（運動習慣）接待を兼ねたゴルフを1〜2回/月

カルテ

【来院時血液検査結果】

（血液検査データ）WBC 1.03万/μL、RBC 480万/μL、Hb 12.0g/dL、Ht 41.8%、Plt 20.5万/μL、PT時間 12.0秒、APTT 30.7秒、AST 34U/L、ALT 26U/L、Na 146mEq/L、Cl 109mEq/L、K 4.4mEq/L、CRP 0.43mg/dL、BUN 18.0mg/dL、eGFR 62.79mL/min/1.73m²、CK 73U/L、CK-MB 0.8ng/mL、HbA1c 5.5%、TG 206mg/dL、T-cho 170mg/dL、LDL-C 85mg/dL、HDL-C 42mg/dL、心筋トロポニンT（−）、BNP 31.0 pg/mL

（血液型）A型（感染症）すべて陰性（尿検査）異常なし（循環機能）異常心音なし。12誘導心電図：V1〜V5でのST上昇。心エコー：左室壁運動低下あり、左室駆出率69%（胸部X線）心拡大なし。肺うっ血なし（入院前の内服薬）ニフェジピンCR 20mg 1錠（朝食後）、プラバスタチンNa 10mg 1錠（夕食後）

【バイタルサイン】

（血　圧）126/73mmHg（脈　拍）50回/分（不整）
（呼吸数）18回/分（体　温）35.0℃（SpO₂）100%（10L酸素投与下）

WORK ▶ 調べる 考える 「急性心筋梗塞」の病態生理や主な治療法をまとめよう

① **障害された臓器器官（冠動脈＋心筋）の通常の働きは何？**

　●冠動脈：--

　●心　筋：--

② **冠動脈＋心筋の機能が障害されたらどうなる？**

　--

③ **「急性心筋梗塞」の主な治療は何？**

　●手術療法・PCI
　--

　　　　　　　・開胸術
　--

　●薬物療法
　--

　●再発予防のための生活管理
　--

④ **今回（入院中に）行われる治療は？　その目的や、退院時の望ましい状態は？**

　●治療：--

　●目的：--

　●退院時の望ましい状態：--

ヒント
急性期でも、退院後までを見据えた目標を考えよう

⑤ **患者さんの身体面・心理面・社会面から考えて、行われている治療（PCI）の一般的な影響をまとめてみよう**

　●身体面：血管内操作の刺激などによる　＿＿＿＿＿＿。冠動脈や心筋の損傷による　＿＿＿＿＿＿、

　　＿＿＿＿＿＿、＿＿＿＿＿＿。穿刺部の　＿＿＿＿＿＿とそれによる神経障害。

　　造影剤による　＿＿＿＿＿＿。

　●心理面：死への恐怖→苦痛や不安からくる　＿＿＿＿＿＿。

　●社会面：再発予防、＿＿＿＿＿＿を軽減した生活再構築に伴う　＿＿＿＿＿＿の必要性。

⑥ **「急性心筋梗塞」による今後の身体変化を予測しよう**

　●動脈硬化の進行に伴う　＿＿＿＿＿＿

　●心筋壊死によるポンプ機能低下からくる　＿＿＿＿＿＿　→　＿＿＿＿＿＿

　●心筋壊死によって起こる　＿＿＿＿＿＿による不整脈

　●心筋がもろくなることによる　＿＿＿＿＿＿・＿＿＿＿＿＿・＿＿＿＿＿＿

✓ 実習1日目午後（入院1日目、PCI後）

カルテ

【PCIまでの記録】

8:40　救急車で来院

8:45　心エコー実施、静脈ライン確保、採血

8:55　膀胱留置カテーテル挿入、ポータブルX線撮影、ニトロール® 5mgを舌下

9:20　バイアスピリン® 200mgを噛み砕いて内服し、クロピドグレル300mgを投与し、血管造影室に移動

【PCIまでの記録】

左鼠径動脈からのアプローチで緊急冠動脈造影施行。左前下行枝（#7）に血栓性閉塞像（90％）を認めたため、血栓吸引カテーテルで吸引後、ステント 4.0/12mmを留置し、良好な血流を得た。PCI中に一度心室細動（VF）を来し、電気的除細動（360J）で洞調律に回復。発症から約180分で再灌流。造影剤100mL、ヘパリン5,000Uを2回使用。穿刺部止血にアンジオシール™使用。

【本日（PCI後）の指示】

・バイタルサイン測定：帰室時、15分、30分、1時間、2時間、4時間、8時間、12時間

・血液検査：CKを3時間ごとに測定

・安静度：検査後床上安静、穿刺部6時間後圧迫解除予定

・生理食塩液 500mL ×2本

・生理食塩液 500mL＋ヘパリンNa 7,800U 20mL/h。側管から生理食塩液48mL＋ニコランジル96mgを2mL/h

・食事：絶飲食

【バイタルサイン（帰室時、12:00）】

血圧 98/56mmHg　脈拍 110回/分（不整）、モニター上単発の心室性期外収縮（VPC）2～3回/分 呼吸数 20回/分　体温 36.0℃　SpO₂ 100%（5Lマスク）尿比重 1.020　その他 穿刺部ガーゼ出血汚染なし。足背動脈触知可能、左右差なし。下肢のしびれなし。腹痛なし。

- 12:00　血管造影室からCCUへ。12誘導心電図ST上昇は改善傾向。
- 13:00　帰室1時間後の観察で訪室。バイタルサインは帰室時から変化なし。閉眼して休んでいるが、声を掛けると「ああ、また何かするの？」と言い、すぐに眠ってしまう。胸部痛の訴えはないが、穿刺部のNRS 4～5。疼痛時指示のアセリオ静注液1,000mgを投与。尿量40mL/h。
- 15:00　バイタルサイン測定。「いやあ、今朝は何が起きたかと思ったよ。心臓の血管は無事に広がったんだってね。命拾いしたなあ」。

【バイタルサイン】

血圧 90/52mmHg　脈拍 108回/分（不整）、モニター上単発の心室性期外収縮1～2回/分 呼吸数 20回/分　体温 36.0℃　SpO₂ 100%（5Lマスク）尿量 50mL/h　尿比重 1.010。肺副雑音は聴取されず。咳嗽、喀痰なし。

【血液検査】

PT時間 25.0秒、APTT 62.2秒、eGFR 58.23mL/min/1.73m²、CK 1,460U/L、CK-MB 58.3ng/mL、Cr 1.05mg/dL。

- 16:00　観察のため訪室。バイタルサインは著しい変化なし。「喉がからからだ」とのことで、含嗽の介助を行う。左足を曲げてしまうため、鼠径部を動

かさないよう伝えると「いつまでこのままなの？」とのこと。圧迫解除の予定時間を伝えると、「だいぶ楽になってきたし、もう大丈夫なんじゃないの？　なんとかならない？　明日休むって職場に電話しなきゃ」と起き上がろうとするため、看護師が制止すると不満そうにしている。穿刺部痛は自制内だが、腰が痛いと話す。穿刺部ガーゼ出血汚染わずかにあり、マーキングする。足背動脈触知可能、左右差なし。下肢のしびれなし。腹痛なし。

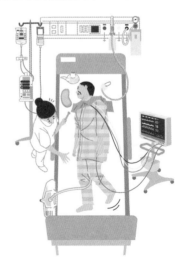

❼ 下の表を参考にして、次ページの表に、患者情報とアセスメントを記入しよう

領 域	視 点	Ｓ・Ｏ	Ａ
〈活動・運動〉 ■標準的な視点 　（主に循環機能） ●心機能は正常か ●末梢循環機能は正常か ●出血部位はあるか ●凝固機能は正常か ●活動耐性に影響はあるか	■疾病からの視点 ●冠動脈の灌流状況はどうか ●急激な心拍出量の変化はあるか ●不整脈はあるか ■治療からの視点 ●PCI後の動脈の合併症（冠動脈攣縮・閉塞・穿孔、末梢動脈塞栓など）は生じているか ●PCI後の穿刺部の合併症（穿刺部出血・血腫・後腹膜血腫など）は生じているか ●安静指示は遵守されているか ●血栓予防のための治療は行われているか ■患者さんの特性からの視点 ●PCI治療後の保健行動に関する理解はあるか	Ｓ：「いつまでこのままなの？」「もう大丈夫なんじゃないの？」 Ｏ：入院時の血圧126/73mmHg、脈拍約50/分（不整）、体温35.0℃、呼吸数18回/分、SpO₂ 100%（10L酸素投与下）。異常心音なし。12誘導心電図：V₁〜V₅でのST上昇。心エコー：左室壁運動低下あり、左室駆出率69%→PCI後ST上昇は改善傾向。心拡大なし。左鼠径動脈からのアプローチで、左前下行枝（#7）閉塞へステント留置され、発症から約180分で再灌流。PCI後の血圧98/56mmHg、脈拍110回/分（不整）心室性期外収縮（VPC）2〜3回/分、呼吸数 20回/分、SpO₂ 100%（5Lマスク）。穿刺部ガーゼ出血汚染なし。足背動脈触知可能、左右差なし・下肢のしびれなし。腹痛なし。（PCI前）バイアスピリン®200mgを噛み砕いて内服し、クロピドグレル300mgを投与し、血管造影室に移動。（PCI後）生理的食塩液500mL＋ヘパリンNa 7,800 U 20mL/h投与中。側管から生理的食塩液48mL＋ニコランジル96mgを2mL/h投与中。PT時間25.0秒、APTT 62.2秒。穿刺部ガーゼ出血汚染わずかにあり、マーキングする。	高血圧と脂質異常症から動脈硬化が進行し、急性の下壁梗塞を生じた。左室の駆出率は50%以上あり、うっ血所見もないため、現時点では心拍出力は大きく障害されている状況ではない。緊急PCIにより再灌流はできたが、急性冠症候群ガイドラインでの目標90分よりも長く、心筋障害がその間進んでいると考えられる。現在生じている徴候はないが、再灌流後も、冠動脈攣縮やステントの閉塞などの合併症によって再び冠動脈の灌流が障害される可能性は高い。さらに、現状への理解が不足しているため、症状改善による安心感が生じており、不適切な心負荷で冠動脈灌流が障害される可能性もある。 PCIで動脈を穿刺する。そのため出血のリスクがある。現時点で急激な血圧低下もなく、局所の血腫や後腹膜出血の徴候はないが、抗凝固薬を使用していること、必要とされている安静についての理解が不足しており、鼠径部の安静が保たれない場合、穿刺部から出血する危険性が高い。

クラスター	視　点	S・O	A
〈認知・知覚〉 ■標準的な視点 　（主に知覚） ●痛みの訴えはあるか ●痛みの部位や程度はどうか ●痛覚は正常か ●疼痛以外の苦痛はあるか ●苦痛の部位や程度はどうか	■疾病からの視点 ●障害された心筋の範囲はどの程度か		
	■治療からの視点 ●PCIの穿刺に伴う疼痛はどの程度か ●PCI後の安静に伴う苦痛はあるか		
	■患者さんの特性からの視点 ●鎮痛薬の使用は適切か ●穿刺部の安静に関する理解はあるか		

8 看護上の問題を考えよう

#1　看護上の問題　心臓組織灌流減少リスク状態

　　　関連因子　冠動脈治療後合併症（攣縮・不整脈）、病状理解不足

#2　看護上の問題

　　　関連因子

#3　看護上の問題

　　　関連因子

#4　看護上の問題

　　　関連因子

9 WORK 8 で考えた看護上の問題について、明日の看護の方向性を考えてみよう

#1

● 看護目標：冠動脈血流不良の症状発現時、報告することができる。自分の病態について興味をもって

　　　　　　学ぶ姿勢がみられる。

● 介　　入：体動前後などに冠動脈血流不良の症状の有無を観察および確認する。心筋梗塞の病態や

　　　　　　治療内容について理解度を確認し、必要時説明する。

#2

● 看護目標：

● 介　　入：

#3

● 看護目標：

● 介　　入：

#4

● 看護目標：

● 介　　入：

カルテ

【前日から今朝にかけて】

● 前日18:00　圧迫解除予定であったが、ガーゼ上に血液汚染の拡大がごく少量あり、1時間圧迫を延長。

● 前日19:00　血液汚染の拡大がなかったため、鼠径部の圧迫解除。腰部・背部痛の訴えあり。

● 0:00　採血。CK 1,556 U/L、CK-MB 70 ng/mL

● 6:00　採血。CK 70 U/L、CK-MB 0.5 ng/mL、PT時間 24秒、APTT 61.8秒。夜間心室性期外収縮（VPC）はみられたが単発のみ、その他の不整脈みられず。胸部不快感訴えなし。飲水許可あり、夜勤帯で200mL摂取。

【本日の指示】

● 安静度：バイタルサインをみながら、ギャッチアップ〜ベッドサイド立位まで可

● 生理食塩液 500mL＋ヘパリンNa 1,000U 20mL/h

● リハビリテーション：ベッドサイド立位訓練から開始

【バイタルサイン（9:00）】

（血　圧）102/60mmHg（脈　拍）88回/分（呼吸数）20回/分（副雑音なし）（体　温）36.0℃（SpO₂）98%（room air：RA）（その他）穿刺部皮下出血あり、新しい出血なし。足背動脈触知可能、左右差なし。下肢のしびれなし。腹痛なし（尿　量）60〜100mL/hで経過、Total 1,600mL、尿比重 1.008

● 9:00　バイタルサイン測定。昨夜の様子を聞くと、「いやあ、昨日の晩は腰のほうがつらかったなあ。この前、ゴルフの最中に腰を痛めてたんだよね」と話したので体位変換し、背部をマッサージすると改善する。「あと、ここがかゆいんだけど」と穿刺部の固定テープ跡を強くかいている。穿刺部から新しい出血はなかったが、ヘパリンNa投与中であることを説明する。「血が、これ（ヘパリンNa）で今さらさらになってるんだね。ちょうどいいんじゃない？」と笑っている。

● 10:00　清拭実施。皮膚に発疹や瘙痒感なし。座位になった際には、気分不快はなかったが、「若い人にこんなこと手伝ってもらって悪いよ」と自分で拭き始めたところ、動悸が出現したため30°ファウラー位とする。臥床後しばらくして脈拍120回/分（不整）から、90回/分へ改善。VPCは単発でみられたがST変化なし。自覚症状がなくなると「いやあ、年のせいかなあ？　大丈夫だよ」と起き上がろうとする。PCI後でも冠動脈の血流が悪くなる可能性があることについて説明すると、「へえ、そうなんだ。ステントってのを入れていても、また血が通わなくなることもあるんだね」と話す。

● 12:00　昼食。五分粥を8割摂取。「こんな体にやさしそうなもの久しぶりに食べたよ。でも水っぽいね。得意先回りのときは食事の時間なんかないから、丼物なんだ。それでも接待のときは魚がいいと思っ

て、刺身にしていたんだよ。甘い醤油をつけるとうまいんだ」。

● 14:00　理学療法士が訪室。徐々にギャッチアップしていく。立位になると血圧88/52mmHg。顔面が少し蒼白だが、「大丈夫、大丈夫」と言う。理学療法士が中止を促し、やっと臥床する。終了後、「俺たちが関わって企画した新しい保険商品が、やっと販売されるんだよ。それを県内の代理店の人たちにやっとお披露目する日が決まって、皆で残業して準備しているんだ。早く復活して指示出してやらなきゃいけないのに」と悔しそうに話す。

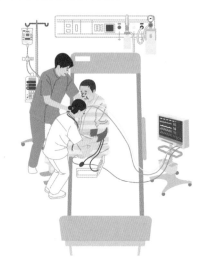

WORK ▶ み る 考える この日の看護介入をまとめて報告しよう

⑩ 本日の看護目標は以下の通り

#1　①冠動脈血流不良の症状がみられない。②自分の病態について興味をもって学ぶ姿勢がみられる。

#2　①穿刺部から出血や血腫の徴候がみられない。②ヘパリンの作用について自分で説明することができる。

#3　①体位の工夫やマッサージにより腰痛が軽減する。②安静度に従いながら体を動かすことができる。

#4　①水分出納（特に尿量が確保されて）が安定している。②呼吸状態が安定している。

⑪ WORK⑩に記した看護目標（#1、#2）を視点にして、その目標に関する概要、目標のために介入したことへの患者さんの反応、目標の達成状況がわかるS（主観的情報）、O（客観的情報）、A（アセスメント）、P（計画、プラン）をまとめよう ⬇

#1 心臓組織灌流減少リスク状態

視 点	S・O	A
循環機能の概要	O：血圧 102/60mmHg、脈拍 88回/分、呼吸数 20回/分（呼吸副雑音なし）、SpO2 98%（RA）。0:00 採血 CK 1,556 U/L、CK-MB 70 ng/mL。体動でVPC単発で、ST変化なし。　【1】	体動時にはVPCが出現するがST変化はなく、安静時にも異常はみられないため、本日は冠動脈の攣縮や閉塞の徴候はない。新たな心筋障害はなく、肺うっ血などの心不全症状もみられていない。　【2】
〈目標1〉冠動脈血流不良の症状がみられない	S：「手伝ってもらって悪いよ」「いやあ、年のせいかなあ？ 大丈夫だよ。」O：自分で体を拭いていて、動悸出現。脈拍 120回/分（不整）。自覚症状がなくなると起き上がろうとする。立位になると、血圧 88/52mmHg。　【3】　　　　　　【4】	安静時には、循環機能の概要のアセスメントから、冠動脈に異常がある徴候はみられないが、体動で脈拍や血圧に変化がみられる状態である。ただし、自覚症状があっても我慢をする傾向があり、異常があった際に報告せず発見が遅れる可能性がある。　【5】
〈目標2〉自分の病態について興味をもって学ぶ姿勢がみられる	S：「ステントってのを入れていても、また血が通わなくなることもあるんだね」「こんな体にやさしそうなもの久しぶりに食べたよ」「早く復活して指示出してやらなきゃいけないのに」O：理学療法士が中止を促し、やっと臥床する。鰻や焼き肉が好き。丼物をよく食べる。甘い醤油が好き。離婚してからほぼ外食。　【6】　　　　　　【7】	本日の介入により、症状が落ち着いたあとでも冠動脈の血流が障害される可能性については理解することができた。ただし、社会復帰を焦る気持ちがあり、今後活動を拡大していく際に適度なペースを維持できない可能性がある。また、これまでの食習慣では、特に脂質や塩分の摂取が多かったと考えられ、継続していると血圧上昇などの危険因子が継続することになる。　【8】
総合判断		安静時は冠動脈の異常についてはみられず、重篤なPCI後の合併症は生じていない。今後活動範囲を拡大する上で社会復帰への焦りがあるため、適切なペースを守ることについての理解が求められる状態である。また、退院後の特に食習慣の調整が不十分な場合には再発の危険性が高い。　【9】

P
　　活動範囲拡大時には、許可されている範囲を患者さんと確認し、体調の変化に注意して観察する。これまでの食習慣の傾向について話し合い、再発の危険性につながる習慣を明らかにして、その代替案を共に考える。

#2 ------------------------------ 〈目標1〉 --
　　　　　　　　　　　　　　　　　　〈目標2〉 --

視　点	S・O	A
	[1]	[2]
〈目標1〉		
[3]	[4]	[5]
〈目標2〉		
[6]	[7]	[8]
総合判断		
		[9]
P		

#3 ------------------------------ 〈目標1〉 --
　　　　　　　　　　　　　　　　　　〈目標2〉 --

視　点	S・O	A
	[1]	[2]
〈目標1〉		
[3]	[4]	[5]
〈目標2〉		
[6]	[7]	[8]
総合判断		
		[9]
P		

#4 _____ 〈目標1〉_____

　　　　　　　　　　　　　　〈目標2〉_____

視　点	S・O	A
	【1】	【2】
〈目標1〉 【3】	【4】	【5】
〈目標2〉 【6】	【7】	【8】
総合判断		【9】
P		

⑫ 報告してみよう

WORK ⑪ の表を使用。報告の方法は p.31「看護介入を報告してみよう」を参照。

⑬ 明日の看護の目標を考えてみよう

ヒント　WORK⑪の「総合判断」内でアセスメントした「残された課題」から、翌日の目標を考えよう。

#1　許可されている活動範囲を理解しながら、活動を拡大することができる。これまでの食習慣について看護師と話し合い、課題について気付くことができる。

#2 _____

#3 _____

#4 _____

事 例
② くも膜下出血
難 度 ★★

この事例のワークシートは、右のQRコードからダウンロードできます

くも膜下出血の発症数は年間約2万人です。急激に発症し、命の危機や後遺障害が残存する可能性が高い疾患です。この事例では、開頭クリッピング術を受けた人に特有な、再出血などの合併症を予防・早期発見し、安全に回復できるための看護を学びましょう。

スケジュール

⊘ 実習前日

● 患者さんの情報

(氏 名)中村H華さん (年 齢)30歳 (性 別)女性 (体 格)身長168.0cm、体重48.5kg
(主 訴)突然の激しい頭痛、嘔吐 (診断名)くも膜下出血 (治療方針)手術まで再出血を予防する。動脈瘤に対してクリッピング術を行い、術後は脳血管攣縮を予防する (既往歴等)なし

🏥 メディカルヒストリー

深夜入浴後の脱衣所で頭痛を訴え、嘔吐した後、意識を失った。B病院に搬送され、頭部CTの結果、くも膜下出血と診断された。ペンタゾシンを投与し鎮痛、フェンタニルクエン酸を投与し鎮静を図った後、脳血管造影検査を行ったところ、右中大脳動脈瘤を認めた。手術までは再出血を予防するために鎮痛・鎮静し、刺激を避け暗室で安静に過ごした。手術は、全身麻酔下にて右前頭側頭を切開、開頭した。動脈瘤の大きさは5mmで、クリップを2個使用してクリッピング手術を行い、脳槽ドレーン、皮下ドレーンを挿入し、閉創した。

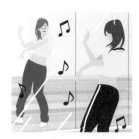

👥 ファミリーヒストリー

母と弟（大学生）の三人暮らし。父親はくも膜下出血で他界している

🏠 普段の生活

(学 歴)専門学校卒
(職 業)ダンサー
(食生活)夜の公演なども行っており不規則。朝はパンとコーヒー、ヨーグルトなどを摂取していた。昼は母親の手作り弁当を食べていた。夜は22:00〜23:00ごろに食べていた
(嗜好品)飲酒は毎日、缶ビール500mL
(睡 眠)5〜6時間/日
(排 便)1回/日
(排 尿)8回/日
(ADL)動作すべて自立
(運動習慣)毎日6時間のダンスの練習、ダンス教室講師、公演の出演

カルテ

【バイタルサイン（来院時）】

(血 圧)176/90mmHg (脈 拍)88回/分 (呼吸数)20回/分（規則的） (体 温)36.2℃ (意識状態)GCS 13点（E3、V5、M5) (瞳孔径)右＝左 3.0 (対光反射)R+/L+ (四肢麻痺)なし

【来院時血液検査結果】

(血液検査データ)WBC 3,600/μL、RBC 467万/μL、Hb 12.8g/dL、Ht 41.8%、Plt 22.7万/μL、血糖 89mgdL、T-Bil 0.7mg/dL、AST 22U/L、ALT 12U/L、γ-GTP 19U/L、Na 141mEq/L、Cl 105mEq/L、K 3.8mEq/L、CRP 0.66mg/dL、TP 7.6g/dL、Alb 3.6g/dL、BUN 20mg/dL、Cr 1.0mg/dL、CK 133U/L、HbA1c 5.6%、LDL-C 211mg/dL、Dダイマー 0.5μg/mL

(血液型)AB型 (感染症)すべて陰性 (尿検査)黄色、混濁（－）、尿pH 5.0、尿蛋白（－）、尿糖（－） (心電図)洞調律 (皮 膚)特に異常なし (入院前の内服薬)なし (食 事)絶飲食

WORK ▶ 調べる 考える 「くも膜下出血」の病態生理や主な治療法をまとめよう

1 障害された臓器器官（脳、くも膜下腔）の通常の働きは何？

●脳： --

●くも膜下腔： --

2 脳＋くも膜下腔の機能が障害されたらどうなる？

----

3 「くも膜下出血」の主な治療は何？

----

4 今回（入院中に）行われる治療は？　その目的や、退院時の望ましい状態は？

●治療： --

●目的： --

●退院時の望ましい状態： --

5 患者さんの身体面・心理面・社会面から考えて、行われている治療の一般的な影響をまとめてみよう

●身体面： --

●心理面： --

●社会面： --

6 「くも膜下出血」による今後の身体変化を予測しよう

⏱ 実習1日目（入院1日目、手術当日）

カルテ

【術後の指示】
●血圧管理：ニカルジピン原液（シリンジポンプ使用5mL/h）。血圧の目標は120〜160mmHg ●右末梢ルート：ソルデム3A 30mL/h ●左末梢ルート：ソルアセトF 50mL/h ●疼痛時：アセリオ1,000mgキット ●セファゾリンNa 2gキット ●食事：絶飲食

【バイタルサイン（帰室後）】
（血圧）150/80mmHg（脈拍）86回/分（心電図）洞調律、不整なし（呼吸数）20回/分。規則的、痰の喀出なし、肺副雑音なし（体温）36.8℃（SpO₂）99%。5Lフェイスマスクにて酸素投与中（排便）なし（排尿）膀胱留置カテーテル挿入中（脳槽ドレーン）クランプ中（皮下ドレーン）淡血性の排液が少量（頭痛）あり。NRSで答えられず（意識状態）GCS 12点（E3、V3、M6）（瞳孔径）右=左 3.0（対光反射）R+/L+（動作）看護師の声掛けにより、左右の手を握る、膝を立てるなどの動作ができる（神経症状）けいれんなし、四肢麻痺なし、知覚異常なし、発声あり（髄膜刺激症状）頸部硬直なし、嘔吐なし、ケルニッヒ徴候なし（開頭創部）右前頭側頭ガーゼ汚染なし（その他）弾性ストッキング着用中。ホーマンズ徴候なし。両足背動脈触知可能・左右差なし。末梢冷感なし。浮腫なし。（動脈血液ガスデータ）pH 7.35、PCO₂ 40.3Torr、PO₂ 140Torr、HCO₃⁻ 26.1mEq/L、BE 0.5 mEq/L

- 14:30　手術室からICUへ帰室。意識レベルを確認。自分の氏名を返答できる。場所は「病院かしら?」、時間は「わからない」という。頭痛を訴えるため、アセリオ1,000mg＋生理食塩液50mLを投与した。
- 15:30　血圧 136/72mmHg、ほかのバイタルサインは帰室時から変化なし。「痛みはありますか?」の問いには「さっきより、まし?」と返答あり。
- 16:30　傾眠傾向であるが、声掛けに対して開眼し、問い掛けに対して返答あり。手を握ってください、膝を立ててくださいなどの従命指示には従う。GCS 13点（E3、V4、M6）、瞳孔径 右=左 3.0、対光反射R+/L+。観察をしていると徐々に顔をしかめ、「ここどこ? もう夜?」と起き上がろうとした。制止すると、頭部を触り「このチューブ何? ああ、痛い痛い」とつらそうにしている。痛みの場所は返答で

きず。血圧 120/70mmHg、脈拍 88回/分、呼吸数20回/分、体温 36.8℃、ドレーン淡々血性の排液少量（増量なし）。

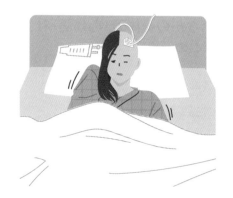

WORK ▶ みる 考える H華さんの看護上の問題を抽出しよう

⑦ 患者情報とアセスメントを記入しよう

領　域	視　点	S・O	A
〈栄養・代謝〉 ●各種代謝の状況はどうか ●栄養状態はどうか			

領　域	視　点	S・O	A
〈活動・運動〉 ■標準的な視点 　（主に脳の循環と呼吸） ●活動する上で身体の状態はどうか ●活動耐性（循環器の状態、呼吸器の状態）はどうか ●日常生活活動は自立しているか			
〈認知・知覚〉 （主に疼痛の部分） ●感覚機能は適切か ●記憶力・注意力、言葉の理解と表現、意思決定能力、学習能力・知識の視点から認知機能は適切か ●疼痛、その他の不快症状の視点から不快症状はどうか			

⑧ 看護上の問題を考えよう

#1　看護上の問題

関連因子

#2　看護上の問題

関連因子

#3　看護上の問題

関連因子

#4　看護上の問題

関連因子

⑨ WORK⑧で考えた看護上の問題について、明日の看護の方向性を考えてみよう

#1
- 看護目標：
- 介　　入：

#2
- 看護目標：
- 介　　入：

#3
- 看護目標：
- 介　　入：

#4
- 看護目標：
- 介　　入：

カルテ

【前日から今朝にかけて】
●前日18:00　血圧118/64mmHg、そのほかのバイタルサインは変動なし。GCS 13点（E3、V4、M6）。瞳孔径 右＝左 3.0。対光反射 R＋/L＋。皮下ドレーンは排液なし。疼痛があり、NRS 5のため、アセリオ1,000mg静注滴下する。
●前日20:00　バイタルサインに著しい変化はなく、傾眠傾向である。声掛けに開眼し、従命指示に従う。●前日22:00　バイタルサインに著しい変化はなし。心電図モニターの電極を剥がしている。「かゆくなって、触っていたら取れた」と。外さないように説明し、再度貼付する。●4:00　もぞもぞと動いている。ラインやコード類を触る様子はない。「ここ、どこですか？」との発言あり。病院であることや、治療中であること、まだ起床時間ではないこと伝えると閉眼する。

【本日の指示】
●血圧管理：ニカルジピン原液（シリンジポンプ使用2mL/h）。血圧の目標は120～160mmHg ●右末梢ルート：ソルデム3A 40mL/h ●左末梢ルート：ソルアセトF 60mL/h ●安静度：ギャッチアップ30°まで

【バイタルサイン（6:00）】
（血 圧）120/68mmHg（脈 拍）90回/分（呼吸数）20回/分。規則的（体 温）37.2℃（SpO2）99％。4Lマスクにて酸素投与中（排 便）なし（排 尿）膀胱留置カテーテル挿入中。術後から今朝6:00までの総量2,150mL（皮下ドレーン）排液なし（頭 痛）あり。NRS 4。アセリオ使用（意識状態）GCS 14点（E4、V4、M6）（瞳孔径）右＝左 3.0（対光反射）R＋/L＋（神経症状）けいれんなし、四肢麻痺なし、知覚異常なし（開頭創部）ガーゼ汚染なし（その他）ホーマンズ徴候なし（血液検査データ）WBC 7,200/μL、RBC 460万/μL、Hb 11.3g/dL、Ht 41.8％、Plt 22.7万/μL、血糖 120mg/dL、Na 141mEq/L、Cl 103mEq/L、K 3.5mEq/L、CRP 0.66mg/dL、TP 7.2g/dL、Alb 3.2g/dL、BUN 12mg/dL、Cr 1.0mg/dL、CK 133U/L

●9:00　あいさつのため訪室。睡眠について聞くと「眠れた」と。氏名や現在の場所など、スムーズに返事をする。体温 37.4℃であったが、ほかのバイタルサインは6:00と同様。頭痛は、NRSでは答えられず、頭を指してどのように感じるか聞くと「今は、少しだけ。しゃべると耳の上が痛い」と、眉間にしわを寄せる。

●10:00　保清のため訪室。恥ずかしがって動こうとする。露出を最小限にすることを説明し、介助で清拭を実施。足関節を他動的に動かす。ホーマンズ徴候なし。

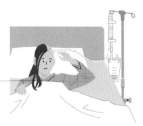

●11:30　訪室すると、「頭が……これ何？」といって皮下ドレーンを触ろうとしている。ドレーンの位置を知らせ、挿入の目的を説明する。「そう……頭にチューブなんか入ってて、私、

大丈夫なの？」などと聞いてくる。

●12:20　食事（流動食）開始。ギャッチアップ30°で誤嚥なし。咀嚼で頭皮が動くので、「こめかみのあたりが痛い」と言い、3割でやめてしまう。食後にロキソプロフェンNa 1錠を内服。「もうすぐオーディションだったのに……」とため息をついたので、今の気持ちをしばらく傾聴する。

●14:00　CT検査実施。皮下への髄液の貯留はなく、皮下ドレーン抜去。脳槽ドレーン開放（設定圧15cmH2O）、髄液：キサントクロミー（淡黄色）、混濁なし、拍動あり。ドレーンを触る様子はみられない。けいれん、麻痺なし。髄膜刺激症状なし。

●15:00　訪室すると、「頭が痛い……」と涙を流している。食後にロキソプロフェンNa 1錠を内服しているが、痛いようだ。氷枕を使用するか尋ねると頷いたので、すぐに準備し、頭に当てる。「気持ちいい……」と表情が和らいだ。

WORK ▶ み る 考える この日の看護介入をまとめて報告しよう

⑩ p.109 WORK ⑨ で考えた本日の看護目標を転記しよう

#1 _____

#2 _____

#3 _____

#4 _____

⑪ 入院2日目のデータをまとめ、SOAPを記入しよう 📥

#1 _____ 〈目標1〉 _____

〈目標2〉 _____

視 点	S・O	A
	[1]	[2]
〈目標1〉		
[3]	[4]	[5]
〈目標2〉		
[6]	[7]	[8]
総合判断		
		[9]
P		

#2 _____ 〈目標1〉 _____

〈目標2〉 _____

視　点	S・O	A
【1】		【2】
〈目標1〉　【3】	【4】	【5】
〈目標2〉　【6】	【7】	【8】
総合判断		【9】
P		

#3 _____ 〈目標1〉 _____

〈目標2〉 _____

視　点	S・O	A
【1】		【2】
〈目標1〉　【3】	【4】	【5】
〈目標2〉　【6】	【7】	【8】
総合判断		【9】
P		

#4 _____ 〈目標1〉_____

　　　　　　　　　　　　　　　〈目標2〉_____

視　点	S・O	A
	【1】	【2】
〈目標1〉　　　　　　　　【3】	【4】	【5】
〈目標2〉　　　　　　　　【6】	【7】	【8】
総合判断		【9】
P		

⑫ 報告してみよう

WORK ⑪ の表を使用。報告の方法は p.31「看護介入を報告してみよう」を参照。

⑬ 明日の看護の目標を考えてみよう

#1 _____

#2 _____

#3 _____

#4 _____

成人看護学実習で役立つ理論・モデル

　成人期の人の看護をする際には、個別性は重要なのですが、一から考えるのは大変ですよね。先人たちが「こんな状況の人間はどうなるか」と研究して、それぞれの状況で起こりやすいパターンを明らかにし、ふさわしい支援の提案をしてくれています。成人看護学の実習で役に立つ理論・モデルの代表的なものを以下に挙げてみましたので、参考にしてみてください。

理論・モデル	特　徴	用　途
フィンクの危機モデル	危機状態から回復するまでの時間的プロセスを模式化している	突然、危機に陥ってしまった場合に適用して、スムーズな障害受容を促す
アギュララの問題解決型危機モデル	問題を解決する過程に焦点を当て、危機に至る段階と、危機を回避する段階を図式化している 家族やケア提供者にも応用できる	ストレスの多い出来事にさらされている際に、危機に陥る前に適用して、危機を回避する
ヘルスビリーフモデル	人が保健行動を取るか取らないかは、「驚異の認識」と「メリット・デメリットのバランス」で決定されることを説明している	その人が保健行動を取らない要因を分析して、介入するポイントを明確化する
行動変容ステージモデル	人が行動を変える際に通過する、五つのステージを説明している	特定の保健行動について、その人がどのステージかを把握し、ステージに応じて推奨された働き掛けを参考にする
社会的学習理論（自己効力感）	人の行動は①先行する予期機能、②過去の結果からの学習、③その行動への認識で決定されるとした。①の求める結果のために必要な行動をうまくとれるかという予想を「効力予期」とし、高い効力予期は「自己効力感が高い」とした	自己効力感が高い場合、内発的な行動をとることが増える。患者さんの自己効力感を高めるために推奨された方略（成功体験や代理経験が有名）を看護介入に応用する

第 **4** 章

回復期・慢性期

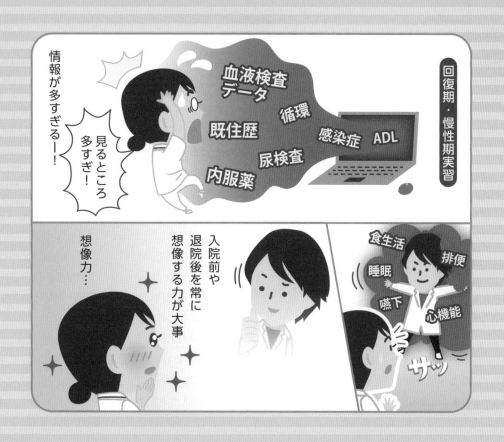

回復期・慢性期の実習って どうしたらうまく乗り切れるの？

1 回復期・慢性期の実習はどんなイメージ？

　回復期・慢性期の実習について、「症状が変化しない」「あまり重篤ではない」といったイメージで実習に臨む学生さんは少なくありません。でも、患者さんには多くの合併疾患があったり、長い病歴をもっていたり、入院してからの期間がとても長かったり、とにかく情報が膨大なことに驚く学生さんが多いですね。あらかじめ病名がわかっていたとしても、病期やそのときの治療によって必要な看護の知識が違うので、「そこは学習してきませんでした」とがっかりしている学生さんもいます。慢性疾患だから明日も同じ状態という保証はありませんし、当初の入院目的から状況が変化して、別の障害を治療中の方もいたりします。要するに「準備の焦点が絞りにくい」のです。

　この章では、準備が難しい中でも、何を基盤として押さえておいたらいいのかを説明していきます。

2 入院している今の状況だけでなく、患者さんの入院前や退院後を常に想像する力を準備して臨む

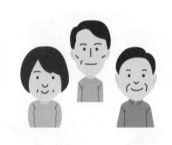

　これは回復期・慢性期に限ったことではありませんが、「入院しているのは人生のほんのひととき」にしか過ぎないことを改めて思い起こしてください。患者さんがそれまでに生活してきた状況の中に、今回の入院に至る要因がある場合も多く、また、入院中に必要とされた健康管理の全部あるいは一部を、引き続き生活の中で行っていかなければなりません。その方の生活の状況だけでなく、そういった生活を選択してきた価値観・信念とともに理解することが重要です。

　疾患や障害によって、これまでと同様の生活が送れない状態になったとしても、「その人らしさを見失わない」ことを目指すためには、私たち看護職も、「患者さんの幸せを決めつけない」ことに注意を払うことを忘れたくないものです。どこからきて、どこへ帰っていくのか、そのあとの人生をどのように過ごしたいのか、その中での「今」の最もふさわしい過ごし方を、患者さんと一緒に考えていけるといいですね。

2 回復期・慢性期の実習の準備 に取り掛かろう

1 調べる

1. 解剖生理（各器官の働き）

病態を把握する、というとすごく難しい印象をもつ学生さんもいて、「障害された際の症状を暗記できません」と嘆いていたりします。まず正常な機能・状態を理解しておくと、それが障害された場合にどうなるのかを理解しやすくなります。「通常はこんな働きをしているけれど、この機能が働かなくなるから、ここに異常が出て、こんな症状がでるのか……」とストーリーにして考えてまとめておくと、「この症状はなぜ出現しているのか」の問いも怖くないですよ。

2. 成人期の人の発達課題

発達課題については、エリクソンやハヴィガーストなどの説を学習してきたことと思います。ただし、これらは現代に通じるものもある一方で、時代の価値観の変化に伴い、その通りにならない場合もあるでしょう。基本となる考え方は押さえた上で、その患者さんなりの、そのときに「乗り越えるべき課題」を特定するための情報収集ができるよう、普段からいろいろな「成人期」の方の考え方や価値観に触れておくといいでしょう。

3. 退院支援に必要な各種サービスの基本的な知識

回復期・慢性期の実習で受け持つ患者さんは、退院ができる状態になっても、すぐにそれまでの自立した生活が可能な状態になっているとは限りません。特に慢性疾患ではその障害と付き合いながら療養を続けるときに活用できる医療サービス（訪問看護や介護サービスなど）に関する知識があると、退院に向けて感じている不安への対処方法が見つけやすくなります。

4. 保健行動を支援するのに役立つ理論

継続的に生活に療養のための行動（保健行動）を取り入れていくのはなかなか大変ですよね。そんな方への支援を考えるときに役立つモデルもたくさんあります（p.114「成人看護学実習で役立つ理論・モデル」参照）。患者さんの状況や、介入したい状況に応じてモデルを適用してみるといいですね。

実習が始まったら**何をする？**

1 生じている健康破綻の身体的影響を把握する

急性期実習と同様の視点が必要になります。基本の視点としては、①病態や症状が出現しているメカニズム、②今後の病態の成り行き、③患者さんに出現している症状や異常の徴候の観察方法、④患者さんに生じている症状を緩和する方法です。回復期・慢性期実習の場合は特に②を理解する際に、長い病歴の中で、今どのような位置にいるのか、病期が進行するとどうなるか、再発の可能性はあるか、今後病状はどうなる見通しなのか、と考えていくといいでしょう。これらを実習前の学習から確認し、不足分を補っておきましょう。

2 行われる「治療」の身体的影響（治療の副作用）を把握する

回復期・慢性期でも治療の目的や目標を把握することは重要です。特に現在の、あるいは退院後の生活への影響の大きさを検討することを心掛けましょう。

回復期・慢性期における治療の影響の把握の視点と必要な知識	①治療の目的と目標（退院する時点での患者さんの望ましい状態） 　1）今回は何が行われるのか（病期によってさまざまな治療があるため） 　2）その目的は何か（治癒だけが目的ではないこともある） ②予測される副作用 ③副作用の予防方法 ④副作用が発生した場合の症状・徴候とその緩和方法 　（自分で、自宅で、の部分が加わるし、必要時家族が関わることも多い）

3 回復期・慢性期の健康破綻が及ぼす心理・社会的影響を把握する

回復期・慢性期では、急性期で検討した以上に長期的な心理・社会的影響を考えていきましょう。職業や経済面など、学生だけでは解決が難しい問題も抱えている場合が多いですが、「解決しなければいけない課題は何か」を明確にすることも、大切な介入です。

回復期・慢性期の心理社会的影響を評価する際のアセスメントの視点	①回復期・慢性期の健康破綻が及ぼした心理・社会的側面への影響 ②継続して必要とされる健康管理が及ぼす退院後の生活への影響

4 さあ、患者さんのところへ行ってみよう

　この章では、さまざまな疾患のさまざまな病期の方の事例を用意しておきました。でも、患者さんは一人として同じ病態の方はいませんし、同じ価値観をもって生活している方もいません。実際にはもっと多くの既往歴をもちながら療養をしている方がたくさんいらっしゃいます。と、頭ではわかっていても、「なんでもっとバランスの良い食事をしないんだろう」とか「ちゃんと機能訓練をしたらいいのに」と、どうしても自分自身の価値観と比較してしまうかもしれません。そんなときは、学生なので、たった一人しか看なくていいという強みを生かして、時間をたっぷり使いながら、「患者さんがその病の一番のプロ」であるという意識をもって、その方が「今一番訴えたいこと」に耳を傾けてみてはいかがでしょうか？　もし「こんなに長い間頑張ってきたんだ」などと、患者さんに対して感じることができたならば、それを言葉で伝えてあげてください。あなたの関わり方の変化が、患者さんの反応を変えることでしょう。

カルテの情報の海に溺れそうなとき、どこからみるか

①いつ入院したのか
- 慢性期の患者さんは入院日数が長いことがある。その中でさまざまなことを経験して今の心理状態があることを理解する

②どのような経緯で入院したか
- 今回初めて……その状況の受容の程度を把握する
- 既知の疾患が悪化……その誘因を把握する
- ほかの理由で入院後、異なる機能障害が発生……長期化や多重の病状管理への負担感などを把握する

③入院後の病態や症状への対処
（治療・処置・看護介入）
- 入院直後の症状からどのように変化しているか
- 対処（治療・処置・看護介入）は何をしているか、それは効果があったか
- 自覚症状以外に身体機能（検査データ）はどのように変化しているか

④今後予定している治療・処置・看護介入
- 今後の治療計画による侵襲や副作用はあるか……必要な保健行動を把握する
- 今回の治療の目標はどうなることか……長期目標を把握する
- どこに退院する予定か、そのために残された課題は何か……短期目標を把握する

事例 **1**

難度 1

糖尿病

 糖尿病は、国が特に重点的に対策を練るべき疾患に指定しています。診療科にかかわらず、既往に糖尿病をもつ方はとても多いですね。この事例を通して、治療・管理による影響と、自分の生活に取り入れることを開始した人への看護を考えてみましょう。

スケジュール

⏱ 実習前日

● 患者さんの情報

(氏 名)小林I子さん (年 齢)62歳 (性 別)女性 (体 格)身長148.0cm、体重64.1kg（2カ月で3.0kg減） (主 訴)倦怠感、体重減少 (診断名)2型糖尿病 (治療方針)インスリン導入、自己注射手技の獲得、血糖コントロール（生活指導） (既往歴等)54歳から脂質異常症

🏥 メディカルヒストリー

54歳のとき、職場の健診で肥満と脂質異常症を指摘された。内服薬を処方され、定期的な受診を継続していたが、2年前に退職してからは通院していなかった。数カ月前から疲れやすくなり、夜間の排尿回数が増加していた。5日前に感冒症状（発熱・咳嗽）があり、近医を受診したところ、高血糖（随時血糖467mg/dL）を指摘されたため、当院に紹介された。精査の結果、HbA1c 10.6%で、インスリンを導入して糖毒性解除のため入院となった。

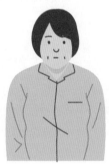

👥 ファミリーヒストリー

(夫)半年前に死別
(長 男)40歳、会社員。県外に在住
(長 女)35歳。I子さん宅から車で20分程度のところに在住。4歳と2歳の子どもがいる

🏠 普段の生活

(学 歴)高校卒
(職 業)町工場の事務職（2年前に夫の看病のため退職）
(食生活)夫と半年前に死別後、生活リズムが乱れた。コンビニ弁当や簡単な麺類で済ませることが多い。頻繁にクッキーなど間食をしてしまう
(嗜好品)喫煙歴なし。飲酒はほとんどしない
(睡 眠)5〜6時間/日
(排 尿)10回/日（うち夜間2回）
(排 便)1回/日
(ADL)動作すべて自立。運動習慣は特にない

カルテ

【入院時血液検査結果】

(血液検査データ)WBC 5,600/μL、RBC 480万/μL、Hb 12.5g/dL、Ht 41.8%、Plt 22.7万/μL、随時血糖 385mg/dL、AST 29U/L、ALT 24U/L、γ-GTP 15U/L、Na 138mEq/L、Cl 102mEq/L、K 4.2mEq/L、CRP 0.66mg/dL、BUN 13.9mg/dL、Cr 0.85mg/dL、HbA1c 10.6%、TG 436mg/dL、T-cho 250mg/dL、HDL-C 38mg/dL、空腹時血中CPR（Cペプチド）2.9ng/mL、eGFR 66.5mL/min/1.73m²

(血液型)A型 (感染症)すべて陰性 (尿検査)黄色、混濁（−）、尿pH 5.0、尿蛋白（±）、尿糖（2+）、尿ビリルビン（−）、尿ウロビリノーゲン（±）、尿ケトン体（−）、尿中アルブミン 9.8mg/gCr (循環機能)心電図 洞調律、CVR-R 3.12% (眼底検査)網膜症なし (その他)膝蓋腱反射・アキレス腱反射 正常、内踝振動覚 正常範囲内 (皮 膚)特に異常なし (入院前の内服薬)なし

WORK ▶ 調べる 考える 疾病、入院治療に伴う身体的・心理的・社会的影響をまとめよう

❶ インスリンの通常の働きは何?

----

❷ 血糖調節機能が障害されたらどうなる?

----

❸「糖尿病」の主な治療は?　一般的なことを簡単にまとめよう

● 食事療法：--

● 薬物療法：--

● 日常生活上の注意：--

❹ 今回 (入院中に) 行われる治療は?　その目的や、退院時の望ましい状態は?

ヒント 入院目的がわかると、優先して必要な情報を見つけやすいです。「退院時の望ましい状態」は、年齢や理解力を考慮して考えてみましょう。

● 治療：--

● 目的：--

● 退院時の望ましい状態：----------------------------------

❺ 患者さんの身体面・心理面・社会面から考えて、行われている (計画されている) 治療の一般的な影響をまとめてみよう

ヒント 治療中に生じる可能性の高いことを把握すると、観察ポイントが明確になります。

● インスリン療法副作用 (----------------------) の可能性

● 自己血糖測定＋インスリンを取り入れるために----------------------が必要

● 食事と運動療法の見直しによる----------------------の可能性

❻「糖尿病」による今後の身体変化を予測しよう

● 不十分な管理による----------------の発生

● 細小血管障害 (----------------------------) の発生・進行

● 大血管障害 (----------------------------------) の発生・進行

スケジュール

実習1日目（入院2日目）

カルテ

【本日の指示】
●各食前：ノボラピッド® 2単位→本日から3単位●就寝前：トレシーバ® 4単位→本日から6単位●朝食後：レニベース® 5mg 1錠●夕食後：ジャヌビア® 50mg 1錠●明日は糖尿病教室に参加予定

【バイタルサイン（10:00）】
血圧 164/88mmHg 脈拍 78回/分
呼吸数 19回/分 体温 36.8℃ SpO_2 98%
咳嗽 なし 倦怠感 軽度あり 口渇 なし
尿量 2,200mL/日（夜間排尿2回） 排便 1回

●9:00　あいさつの際に「だめな患者だから学生さんがついてくれるのね。よろしくお願いします」と話した。
●11:30　看護師による血糖測定、インスリン注射指導が行われる。本日は説明のみ。「こんなこと（インスリン注射）になるなんてねえ。肥満だとは感じてたけど、最近やせてきてたから調子がいいんだと思ってたのに……」。説明を聞いた後、学生に小さな声で「一人でできるようにならなきゃいけないらしいのよ」と言って、困った表情を見せる。（簡易血糖測定）朝食前205mg/dL、昼食前188mg/dL

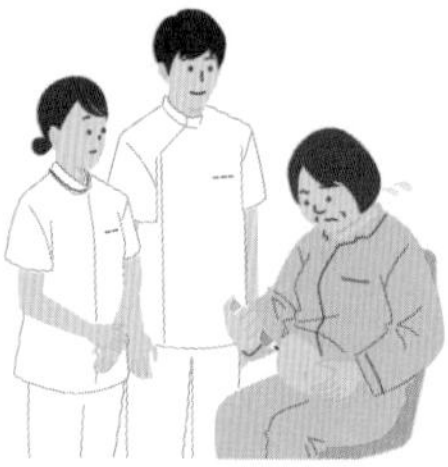

●12:00　昼食配膳時に「（病院食を見て）最近はこんなおかず、作らなくなっちゃったわ」「主人がいたころは食べられそうなものを一生懸命つくっていたのよ。でもいなくなったら張り合いがなくなっちゃって……。一日中テレビを観て、お菓子を食べてくらいしかやることなくなっちゃった」と寂しそうに話す。
●14:00　午後の訪室時、スマートフォンを見ている。「これ孫なのよ。かわいいでしょ」と写真を見せてくれる。「仕事をしてたときは、職場が娘の家に近かったから、頻繁に行っていたんだけどね。今二人ともやんちゃで大変なのに、明日面会にくるって連絡がきたの。迷惑かけちゃったわ」

WORK ▶ みる 考える I子さんの看護上の問題を抽出しよう

⑦ 次ページの表に、視点の整理をし、患者情報とアセスメントを記入しよう

●使用している情報整理の領域ごとの標準的な視点
●疾病・治療からくる影響（身体面・心理面・社会面）はどのようなものか
●患者さんの特徴（特性）からくる影響はどのようなものか

⑧ 看護上の問題を考えよう

ヒント　看護上の問題は「こういう状態である（可能性がある）」という部分を探しましょう。関連因子は、判断の中にあるその状態を引き起こしている原因・誘因を探しましょう。

#1　看護上の問題　血糖不安定リスク状態

　　関連因子　インスリン調整中、自己注射手技や管理方法の習得途中である

#2　看護上の問題

　　関連因子

領 域	視 点	S・O	A
〈栄養・代謝〉 ■標準的な視点 ●各種代謝の状況はどうか ●肝機能は正常か ●食習慣はどうか ●皮膚の状態はどうか	■疾病からの視点 ●糖代謝の状態はどうか ●糖尿病の影響 (病期や合併症) はどのような状態か ■治療からの視点 ●インスリン治療はどのように行われているか ●インスリン治療の効果は得られているか ■患者さんの特性からの視点 ●食習慣に影響する要因はあるか	S:「一人でできるようにならなきゃいけないらしいのよ」「最近はこんなおかず、作らなくなっちゃったわ」「一日中テレビを観て、お菓子を食べるくらいしかやることなくなっちゃった」 O:身長148.0cm、体重64.1kg (2カ月で3.0kg減) 。入院時、随時血糖 385mg/dL、HbA1c 10.6%、TG 436mg/dL、T-cho 250mg/dL、HDL-C 38mg/dL、空腹時血中CPR (Cペプチド) 2.9 ng/mL。5日前に感冒症状があり、近医を受診したところ、高血糖 (随時血糖467 mg/dL) を指摘。糖尿病と初めて診断。本日よりインスリンのノボラピッド®・トレシーバ®ともに増量。血糖朝食前 205mg/dL、昼食前 188 mg/dL。夫と死別後、生活リズムが乱れ、麺類など簡単な食事が多い。頻繁に間食をする。皮膚異常なし。	BMI 29.2であり、肥満と食習慣から脂質異常症となりインスリン抵抗性が増大し、耐糖能異常を生じたと考えられる。HbA1cから少なくとも数か月間高血糖の状態であった。内因性インスリン分泌は保たれているが、感冒でインスリン拮抗ホルモンの分泌が増加し、糖毒性に陥ったためインスリン療法が開始された。治療によって血糖値は徐々に改善傾向であるが、インスリン量は調整中であり、自己注射手技も自立していない。不適切なインスリン療法の管理行動があると血糖の急上昇や、低血糖を生じる可能性がある。また、食習慣は炭水化物や脂質が多い状態で、このまま退院すると再び血糖が上昇するなどの危険がある。肝機能は、現状は問題ないが、カロリー過多な状態が継続すると脂肪肝などを生じる。皮膚は現時点では異常はみられないが、血糖管理状況が悪い場合には、下肢の壊疽などを生じやすくなる。
〈健康知覚・健康管理〉	■疾病からの視点 ■治療からの視点 ■患者さんの特性からの視点		

❾ WORK❽で考えた看護上の問題について、明日の看護の方向性を考えてみよう

●どんな看護目標を設定したらいいだろうか

●目標達成できるためにどんな介入が必要だろうか

ヒント この人の目指している、初めの望ましい状態の中で、明日達成したい状態を考えましょう。個別性を出すには、それぞれの#の関連因子を解決できるようなことを盛り込むといいですよ。

#1

●看護目標：①前日より改善しつつも、血糖値の大きな変動がみられない。②看護師の支援を受けながら、インスリン注射の一連の流れを体験することができる。

●介　　入：①血糖値および高・低血糖症状を確認する。②血糖測定およびインスリン注射が指示通りに行われているかを確認する。注射手順を声に出してから実施するよう説明する。

#2

●看護目標：

●介　　入：

カルテ

【本日の指示】
●各食前:ノボラピッド®3単位 ●就寝前:トレシーバ®6単位 ●朝食後:レニベース®5mg 1錠 ●夕食後:ジャヌビア®50mg 1錠 ●14:00〜 糖尿病教室に参加予定

【バイタルサイン（10:00）】
(血 圧)156/78mmHg (脈 拍)76回/分 (呼吸数)18回/分 (体 温)36.5℃ (SpO$_2$)98% (咳 嗽)なし (倦怠感)なし (口 渇)なし (動悸・冷汗)なし (尿 量)1,800mL/日（夜間排尿1回）(排 便)1回 (睡 眠)6時間

●9:00　朝、訪室してあいさつすると、「おはようございます。今朝はいつもより気分が良かったわ」と話す。
●11:30　看護師による血糖測定・インスリン注射指導が行われる。「年だから新しいことが覚えられなくって……」と言いながらも、「次はここに書いてあるようにするのね」と手順の見方は把握している。
(簡易血糖測定)朝食前 185mg/dL、昼食前 145mg/dL
●12:00　昼食:全量摂取。病院食以外は摂取していない。午前中からずっとベッド上で雑誌を読んでいる。「気分が良くなると病院は暇ね」と話す。
●13:00　廊下を歩行している。「水を買いに行くの」とのことで、売店まで付き添い、帰りにデイルームで休憩する。「最近元気が出なくって、お父さん（夫）が呼んでるんだわ、って思ってたの。でも、今回入院になってみたら、子どもたちに心配かけちゃって。だから、孫の世話でもして手伝ってあげられるようにしなくちゃね」。

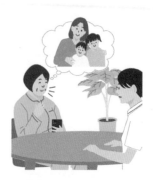

●14:00　院内の糖尿病教室に参加。「糖尿病の合併症と血糖管理の重要性」についての講義を真剣に聞いている。終了後、感想を聞くと、「糖尿病について何も知らなかったのね」「合併症は恐かったけれど、血糖値が大事なのね」と話す。また、「血糖値を良くするには、今の注射と薬をしていれば大丈夫なの?」などと質問があった。

WORK ▷ み る 考える この日の看護介入をまとめて報告しよう

⑩ WORK⑨（p.123）で考えた本日の看護目標を転記しよう

#1　①前日より改善しつつも、血糖値の大きな変動がみられない。

　　②看護師の支援を受けながら、インスリン注射の一連の流れを体験することができる。

#2

⑪ WORK⑩に記した看護目標（#1、#2）を視点にして、その目標に関する概要、目標のために介入したことへの患者さんの反応、目標の達成状況がわかるS（主観的情報）、O（客観的情報）、A（アセスメント）、P（計画、プラン）をまとめよう

#1 _____ 〈目標1〉_____
　　　　　　　　　　 〈目標2〉_____

視 点	S・O	A
血糖値ほか体調の概要	O：朝食前 185mg/dL、昼食前 145mg/dL。血圧 156/78mmHg、脈拍 76回/分、呼吸数 18回/分、体温 36.5℃、SpO₂ 98%　【1】	正常範囲ではないものの、前日より血糖は改善し、バイタルサインにも異常はみられない　【2】
〈目標1〉血糖管理状況	S：「今朝はいつもより気分が良かったわ」O：各食前：ノボラピッド® 3単位、就寝前：トレシーバ® 6単位、朝食後 レニベース®5mg 1錠、夕食後 ジャヌビア®50mg 1錠。倦怠感・口渇・動悸・冷汗なし　【4】	インスリン増量2日目であり、低血糖を生じる可能性があったが、低血糖・高血糖症状ともにみられていない。自覚症状も改善傾向で、インスリンおよび内服薬により血糖は安定していると思われる　【5】
	【3】	
〈目標2〉インスリン療法の状況	S：「年だから新しいことが覚えられなくって……」「次はここに書いてあるようにするのね」O：手順の見方は把握している　【7】	自信はまだ十分ではないが、拒否することなく、手順書の見方を理解できたため、支援を受ければ自己注射を実施することができると思われる　【8】
	【6】	
総合判断 ヒント 本日の介入の結果、どの程度望ましい状態に近づいたか、残された課題は何か		注射に取り組む姿勢がみられ、実施初日の目標は達成したと考えられる。ただし、実生活で実施するまでにはより短時間で実施できるようになる必要がある。また、インスリン注射に伴う知識はまだないため、トラブルの発生時に対処できない可能性がある　【9】
P　覚えることができた手技については褒めて、自信につながるように声を掛ける。インスリン注射部位、シックデイルールについて説明する		

#2 ------------------------------ 〈目標1〉---

　　　　　　　　　　　　　　　 〈目標2〉---

視　点	S・O	A
	【1】	【2】
〈目標1〉		
【3】	【4】	【5】
〈目標2〉		
【6】	【7】	【8】
総合判断		
		【9】
P		

ヒント　各目標へのその日の到達度がどうだったのか、関連因子がどうなったか、が判断できるデータを書いていこう。

ヒント　WORK⓫の表内にある【9】の項目を参考にして、解決できていない点をより改善するにはどうしたらいいかを考えてみよう。

⓬ 報告してみよう

WORK ⓫ の表を使用。報告の方法は、p.31「看護介入を報告してみよう」を参照。

⓭ 明日（入院4日目）の看護の目標を考えてみよう

ヒント　WORK⓫の「総合判断」内でアセスメントした「残された課題」から翌日の目標を考えましょう。

#1　①手順書を見ながら自力でインスリン注射を実施することができる
----

　　　②シックデイルールを二つ以上言うことができる

#2

実習現場での報告例

　「報告」をするのは気が重い……という学生さんも多く見受けられます。慣れるためには、何といっても場数をこなすのが一番なのですが、先生や先輩は実習時にどのような報告をしてきたのか、尋ねてみるのもおすすめです。以下は、実習終了前に指導者さんへ報告を行った例です。

ご指導ありがとうございました。本日の実習の報告をしてよろしいでしょうか。

お願いします。

　よろしくお願いします。バイタルサインは、血圧 156/78mmHg、脈拍 76回/分、呼吸数 18回/分、体温 36.5℃、SpO2 98%で異常ありませんでした。血糖値は、朝食前 185mg/dL、昼食前145mg/dLで、基準値よりは高いですが、昨日より食前の血糖値が改善していました。
　本日の看護目標として、血糖不安定リスク状態（#1）に対しては、目標1 前日より改善しつつも、血糖値の大きな変動がみられない、目標2 看護師の支援を受けながら、インスリン注射の一連の流れを体験することができる、を挙げて介入しました。

はい、どうでしたか？

　目標1については、昨日からインスリンの単位数が少し増えていますが、倦怠感や口渇、動悸や冷汗もなく、低血糖症状高血糖症状はみられていないと考えました。気分も良いとおっしゃっていたので、血糖値は安定してきていると考えます。

そうね、安定してきたわね。

　目標2については、注射指導の際に、新しいことは覚えにくいとおっしゃっていましたが、手順のパンフレットの見方はわかっている様子でした。まだ自信がないように思われますが、このまま少しずつ指導を続ければ、自宅でも自己注射は可能になっていくと思いました。
　本日の看護目標は達成したと思いますが、自宅ではよりスムーズにできるようにする必要があるのと、シックデイなどの対処方法はまだご存知ないので、血糖値が不安定になる可能性は残っています。

なるほど、では今後はどうしますか？

　はい、明日は、覚えることができた手技について褒めて、自信につながるように声を掛けていきたいです。それから、インスリン注射部位とシックデイルールについて説明したいと思います。

わかりました。では、明日の注射のときに声を掛けるので一緒に行きましょうね。

はい、よろしくお願いします。

事例 **2** 難度★

慢性腎臓病・透析

この事例のワークシートは、右のQRコードからダウンロードできます

血液透析治療を受けている患者さんは週3回の血液透析に加え、日々の生活の中で体重、食事、服薬などの管理が必要となります。この事例は、透析よりも仕事を優先する働き盛りの患者さんです。治療と生活のバランスを整えるためにできる看護を考えましょう。

スケジュール ⏱ 実習前日

● 患者さんの情報

（氏 名）加藤J平さん（年 齢）38歳（性 別）男性（体 格）身長172.0cm、体重（ドライウェイト：DW）66.0kg（主 訴）呼吸困難、全身浮腫（診断名）慢性腎臓病（IgA腎症）、うっ血性心不全（治療方針）緊急血液透析によるうっ血の改善、血圧コントロールと食事指導（既往歴等）特になし

🏥 メディカルヒストリー

13歳で尿蛋白陽性、20歳で尿潜血陽性となった。腎生検でIgA腎症と診断。多忙を理由に受診せず、未治療で経過していた。3年前、易疲労感・倦怠感が出現し、GFR 10 mL/分/1.73m²、慢性腎臓病ステージ5と診断。36歳で血液透析を導入、月・水・金曜の午前に血液透析を行っている。店舗改装に向け業者との飲食が続き、体重増加が基準を上回っていた。日曜に業者との会食後、倦怠感と息苦しさが出現し、徐々に増強したため救急を受診。溢水による心不全と診断され、入院となった。

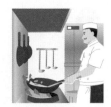

👥 ファミリーヒストリー

妻と子と三人暮らし
（妻）35歳、店を手伝っている
（長男）8歳
（両親）遠方に在住

🏠 普段の生活

（学 歴）調理の専門学校卒
（職 業）中華料理店経営。妻とパート1名を雇い経営。土・日が定休日
（食生活）定食の残りや店のまかないがほとんど。飲酒は中ジョッキ1～2杯/日。料理の味見は自分でする（睡 眠）6～7時間
（排 尿）透析導入後、現在自尿はない（排 便）下剤の服用なし
（ブラッドアクセス）左前腕内シャント
（趣 味）ドライブで気分転換。日帰り温泉によく行く

カルテ

【バイタルサイン（救急外来受診時）】
（血 圧）220/120mmHg（脈 拍）110回/分（呼吸数）28回/分（起座呼吸）
（SpO₂）88%（8Lマスク）（胸部X線）全肺野にうっ血、CTR 65%（浮 腫）全身浮腫あり（体 重）76.0kg（前回透析終了時66.0kg）

【緊急血液透析（終了時）】
（血 圧）180/80mmHg（脈 拍）100回/分（呼吸数）20回/分。左右の下肺領域に断続性の副雑音（SpO₂）94%（4L経鼻）（体 重）72.0kg（透析後）

【来院時血液検査データ】
WBC 9,100/μL、RBC 315万/μL、Hb 10.5g/dL、Ht 31.3%、Plt 17.3万/μL、Na 154mEq/L、Cl 105mEq/L、K 7.2mEq/L、BUN 120mg/dL、Cr 10.9mg/dL、TP 6.2g/dL、IP 8.0mg/dL、int-PTH 300pg/mL、フェリチン 137ng/mL

【内服薬】
ローコール®錠20mg 1錠（朝）、アーチスト®錠10mg 1錠（夕）、ミカルディス®錠20mg 1錠（夕）、ピートル®チュアブル錠250mg 3錠（毎食前）、ホスレノール®OD錠250mg 3錠（毎食前）、ロケルマ®10g 1包（非透析日、朝）

WORK ▶ 調べる 考える 疾病、入院治療に伴う身体的・心理的・社会的影響をまとめよう

① 障害された臓器器官「腎臓」の通常の働きは何?

----

② 腎臓の排泄機能が障害されたらどうなる?

----

③ 「慢性腎臓病 (ステージ5)」の主な治療について、一般的なことをまとめよう

■腎代替療法: ---

■食事療法: ---

■薬物療法: ---

■日常生活上の注意点: ---

④ 今回 (入院中に) 行われる治療は?　その目的や、退院時の望ましい状態は?

●治療: ---

●目的: ---

●退院時の望ましい状態: ---

⑤ 患者さんの身体面・心理面・社会面から考えて、行われている (計画されている) 治療の一般的な影響をまとめてみよう

●連続した血液透析による急激な体液のバランスの変化から、 _____ や _____ に異常を来す可能性がある。●長年行ってきた _____ の調整が必要である。●療養方法と対立しない _____ の工夫が求められる。

⑥ 「慢性腎臓病」に伴う「血液透析」治療による今後の身体変化を予測しよう

●長期的腎障害に伴う _____ や _____ の進行、_____ 、_____ などの発症。

●体外循環に伴う、_____ の事故、_____ の発生、_____ の急激な変化。

●セルフマネジメント不足による _____ の再発、_____ のトラブル。

実習1日目（入院翌日の月曜日、2回目の透析後）

カルテ

【本日の指示】
- 9:00から血液透析（終了後、胸部X線）
- 透析条件: 血液透析（HD）3時間、ダイアライザー:APS-15EA、血流量200mL/分、透析液流量500mL/分
- 飲水（食事時配膳のお茶も含めて）500mL/日以内
- 食事:透析食（2,000kcal、蛋白60g、塩分6g）

【バイタルサイン（13:00、血液透析終了後）】
血圧 168/78mmHg　脈拍 84回/分　呼吸数 16回/分　体温 36.8℃　終了時の体重 70.5kg

- 8:30　透析室へ車椅子で出棟。バイタルサインに著しい変化はなし。
- 13:00　血液透析終了。シャント止血とスリルを確認し、車椅子で病室に戻る。透析室から病棟への移送に付き添う。「昨日はすごくしんどくってさあ、もうだめかと思ったよ」。ベッドへの移動で、息が上がる。「まだ車椅子卒業できないなあ」
- 13:30　昼食配膳。透析の食事療法には慣れたかを尋ねると「肉がだめなんだろ……知ってるよ。だから朝はコーヒーだけにしているんだ。店じゃ、もっぱら味見で結構食っているな」。食欲はあったが、病院食を食べ始めたら「味が薄い」「疲れた」などと言い、5割摂取のみ。
- 14:30　バイタルサイン測定で訪室。「店の改修の打ち合わせがあって、業者が結構連絡してくるんだよ、気にされるから、入院しているって知らせてないんだ」とのこと。店のことを聞くと、「親父にちゃんと続けていくって約束したんだよ。息子も、店やりたいとか言うもんだから、きれいにして繁盛させておかなきゃ」。血圧160/70mmHg、脈拍 84回/分、呼吸数 16回/分、体温 36.8℃、SpO₂ 100%（2L経鼻）。
- 15:00　清拭。体動により息苦しく、一部介助で実施。左腕をゴシゴシと拭いている。やけどの跡があり、瘙痒感があるとのこと。「こっちの手は清潔にしとかなきゃいけないんでしょ？」と。終了後、「店は今ごろ大変だろうなあ」。口渇感あり、飲水は本日計400mL。

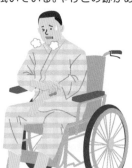

WORK　▶ み る 考える　J平さんの看護上の問題を抽出しよう

⑦ 次ページの表に、患者情報とアセスメントを記入しよう

⑧ 看護上の問題を考えよう

#1　看護上の問題　体液量過剰

　　　関連因子　塩分・水分過多の食習慣、飲酒習慣、改装に伴う過労

#2　看護上の問題

　　　関連因子

領　域	視　点	S・O	A
〈栄養・代謝〉 ■標準的な視点 ●食習慣は適切か ●栄養摂取の量と質は適切か ●水分摂取量は適切か ●皮膚の状態は適切か	■疾病からの視点 ●透析治療に応じた栄養・水分摂取はどうか ●腎性貧血はどの程度か		
	■治療からの視点 ●透析により水分出納・電解質バランスは是正されているか ●透析終了後の体重はドライウェイトに近づいているか		
	■患者さんの特性からの視点 ●透析治療に応じた栄養・水分摂取を理解しているか ●社会生活と透析治療の間に食習慣の対立はないか		
〈健康知覚・健康管理〉 ■標準的な視点 （ブラッドアクセス管理について） ●これまでの健康管理（ブラッドアクセス管理）の必要性の認識は適切か ●これまでの健康管理方法（ブラッドアクセス管理）は適切か	■疾病からの視点 ●尿毒素蓄積と水分制限による皮膚の乾燥の管理状態は適切か		
	■治療からの視点 ●透析時のブラッドアクセスの扱いは適切か		
	■患者さんの特性からの視点 ●現在行っているブラッドアクセスおよび周辺の皮膚の管理は適切か		

❾ WORK❽で考えた看護上の問題について、明日の看護の方向性を考えてみよう

#1

●看護目標：①必要な栄養摂取をしながら、入院中の水分摂取量を遵守することができる。

　　　　　　②日常生活内での水分・塩分摂取の課題に気付くことができる。

●介　　入：①肺うっ血や呼吸状態、浮腫や活動耐性への影響を観察する。水分摂取量を確認する。

　　　　　　②これまでの食習慣について話し合う。水分過剰になりやすい食習慣について明らかに

　　　　　　する。

#2

●看護目標：

●介　　入：

> **カルテ**
>
> 【本日の指示】
> (SpO₂) 98%（1L経鼻）のため、酸素off (透析) 元通り
> 月・水・金 (食事) 透析食、飲水500mL/日以内。管理栄養士からの栄養指導予約（本人と妻）
>
> 【バイタルサイン】
> (血圧) 154/70mmHg (脈拍) 90回/分 (呼吸数) 16回/分 (体温) 36.2℃ (SpO₂) 98%（room air：RA）
> (体重) 70.3kg（6:00）

- ●9:00　昨日のシャント止血後のテープを貼ったままで「いつも次の透析まで外していないよ」と話していた。テープ跡にわずかに発赤あり。
- ●10:00　全身清拭と左腕の洗浄。「ゴシゴシしたらかえって悪かったんだね。やけどはよくするよ。あ、このくらいの強さでいい？」と、よく泡を立ててやさしく洗っている。
- ●13:00　昼食8割摂取。飲水200mL。「本当はこのくらいの味にしなきゃいけないのかな？」。食習慣を聞き、塩分摂取と水分の関係について説明する。「そうか、今までこだわって、味見は全部してたからね。やっぱり塩分多くなってたんだなあ」と話す。「火のそばにいて結構汗をかくから、脱水予防に、どうせならビール飲もうかなって、一杯やってた」と話す。

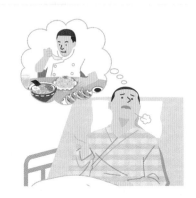

- ●15:00　食事のパンフレットを見ている。「今度、栄養指導を受けてくださいってさ。今までの食事を叱られるんだろうな」と顔をしかめている。

WORK ▶ (み る)(考える) **この日の看護介入をまとめて報告しよう**

⑩ **WORK⑨（p.131）で考えた本日の看護目標を転記しよう**

#1　①必要な栄養摂取をしながら、入院中の水分摂取量を遵守することができる。

　　②日常生活内での水分・塩分摂取の課題に気付くことができる。

#2

⑪ **実習2日目のデータをまとめ、次ページの表にSOAPを記入しよう。その他の看護問題については、ワークシートをコピー（ダウンロード）してワークしよう** 🔽

⑫ **報告してみよう**

WORK⑪の表を使用。報告の方法は p.31「看護介入を報告してみよう」を参照。

#1 体液量過剰

視 点	S・O	A
体液量の概要	【1】	【2】
〈目標1〉 必要な栄養摂取をしながら、入院中の水分摂取量を遵守することができる	【4】	【5】
	【3】	
〈目標2〉 日常生活内での水分・塩分摂取の課題に気付くことができる	【7】	【8】
	【6】	
総合判断		【9】
P		

明日の看護の目標を考えてみよう

#1

#2

事例 **3** 難度 ★

慢性閉塞性肺疾患

この事例のワークシートは、右のQRコードからダウンロードできます

慢性閉塞性肺疾患（COPD）は、増悪を繰り返すと呼吸機能や全身状態の低下を招きます。呼吸が脅かされることは生命の危機感につながり、QOLに大きく影響します。この事例では、新たに取り入れる治療の知識を獲得しつつ、QOLも維持するための支援を考えましょう。

スケジュール

⏰ 実習前日

● 患者さんの情報

(氏 名)吉田K彦さん (年 齢)65歳 (性 別)男性 (体 格)身長170.0cm、体重58.1kg
(主 訴)発熱、呼吸困難、咳嗽、喀痰 (診断名)慢性閉塞性肺疾患（COPD）
(治療方針)症状改善、HOT（在宅酸素療法）導入 (既往歴等)特になし

🏥 メディカルヒストリー

60歳でCOPDと診断され、現在はCOPD Ⅲ期（$FEV_1\%$：49.2%、%FEV_1：48.0%）。3日前からかぜをひき、咳嗽・粘稠痰が増加、労作時呼吸困難の増強がみられ、肺炎の診断で入院となった。入院後、ピシリバクタ1.5g 2回/日、メチルプレドニゾロン点滴静注30mg/日の投与とネブライザー（ベネトリン吸入液0.5%とビソルボン®吸入液0.2%）にて治療し、症状は改善傾向であるが、症状は継続している。HOT導入を勧められているが、「面倒なものはやりたくない」と拒否している。労作時は、酸素なしだとSpO_2 80%台後半まで低下する。

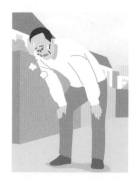

👥 ファミリーヒストリー

妻と二人暮らし
(妻)62歳
(長 男)35歳。妻（33歳）と子（2歳）と近所に在住。保育園のお迎えはK彦さんの妻が行っており、両親の仕事が終わるまでK彦さん宅で過ごす。孫は抱っこが好きでよく甘えてくる

🏠 普段の生活

(学 歴)大学卒 (職 業)無職（元メーカー営業職）
(嗜好品)喫煙は20歳から20本/日。最近禁煙した
(睡 眠)7～8時間/日 (排 尿)6～7回/日（うち夜間1回） (排 便)0～1回/2日 (ADL)日常生活動作はすべて自立 (運動習慣)特になし
(住 居)二階建て一軒家。主に一階で生活している。階段昇降時に呼吸困難を感じて、普段から外に出ることはほとんどなくなった (趣 味)かつては旅行が趣味だった

カルテ

【実習前日の血液検査結果】

(血液検査データ)WBC 9,000/μL、RBC 380万/μL、Hb 13.0g/dL、Ht 40.2%、Plt 30.0万/μL、AST 23U/L、ALT 16U/L、Na 140mEq/L、Cl 107mEq/L、K 4.0mEq/L、CRP 0.9mg/dL、BUN 23mg/dL、Cr 0.9mg/dL、Alb 3.5g/dL、TP 5.8g/dL、TG 107mg/dL、T-cho 169mg/dL、BNP 16.0pg/mL (胸部X線)両肺過膨張、下肺野に肺炎様陰影 (心電図)洞調律 (酸素療法)安静時O_2 1L、労作時O_2 3L

【投薬・服薬】

ピシリバクタ1.5g 2回/日、ウルティブロ®吸入用カプセル 1回/日、メプチンエアー®10μg（1回2吸入）頓用、テオドール®錠100mg 2錠/回（朝、就寝前の2回/日）、ムコソルバン®錠15mg 1錠/回（3回/日）

WORK ▶ 調べる 考える 疾病、入院治療に伴う身体的・心理的・社会的影響をまとめよう

❶ 障害された臓器器官「肺」の通常の働きは何？

----

❷ 肺が障害されたらどうなる？

----

❸ 「慢性閉塞性肺疾患」の主な治療について、一般的なことをまとめよう

■軽度

　●薬物療法： --

　●非薬物療法： ---

■重度

　●薬物療法： --

　●非薬物療法： ---

❹ 今回（入院中に）行われる治療は？　その目的や、退院時の望ましい状態は？

　●治療： ---

　●目的： ---

　●退院時の望ましい状態： ---

❺ 患者さんの身体面・心理面・社会面から考えて、行われている（計画されている）治療の一般的な影響をまとめてみよう

　●自己管理が不十分なことによる ------------- 繰り返しの可能性

　● HOT 導入による自己管理・リスク管理が増えることによる -------------

　●酸素投与による ------------- ナルコーシスの可能性

❻ 「慢性閉寒性肺疾患」による今後の身体変化を予測しよう

　●急性増悪の繰り返しによる -------------

　●呼吸困難による身体活動の低下に伴う -------------

　●全身併存症（ ------------- 、 ------------- 、 ------------- ）と肺合併症（ -------------------------------

　------------- 、 ------------- 、 ------------- ）

カルテ

【本日の指示】
- ビシリバクタ1.5g 2回/日
- ウルティプロ®吸入用カプセル 1回/日
- メプチンエアー®10μg（1回2吸入）頓用
- テオドール®錠100mg 1回2錠、2回/日（朝、就寝前）
- ムコソルバン®錠15mg 1回1錠、3回/日
- 酸素療法:経鼻カニューレ安静時O₂ 1L、労作時O₂ 3L

【バイタルサイン（10:00）】
血 圧 126/80mmHg 脈 拍 82回/分 呼吸数 26回/分 体 温 36.8℃ SpO₂ 96%（安静時O₂ 1L吸入）下肺野に水泡音あり 発 熱 なし 咳 嗽 あり。白色の粘稠痰あり、安静時O₂ 1Lにて呼吸困難なし 排 尿 900mL/日、3回/日（うち夜間排尿1回） 排 便 1回

- 9:00　受け持ちのあいさつ。「よろしくね」と話す際、湿性咳嗽がみられたが「平気、平気」と話す。
- 11:00　HOTの説明に同席。「家でも酸素を使うだなんて嫌になっちゃうよ。ばあさん（妻）がうるさいから説明だけは聞いたけど、酸素なんて着けても着けなくても変わんないよ。鼻にチューブ着けてるなんてかっこ悪いだろう？　マー君（孫）に怖がられるじゃないか」と話す。SpO₂ 95%。
- 11:30　訪室すると酸素を着けずにトイレへ行って帰ってきたところ。SpO₂ 88%。歩行時に酸素を着けるよう促すと「あんなに近いところ平気だよ」とのこと。

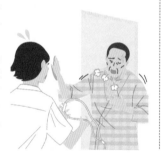

- 14:00　昼食は5割摂取のみ。お茶も残っている。「トイレに行きたくなるから水を飲まないようにしてたんだよ。酸素着けて行かなきゃ注意されるし、着けていくのも嫌だし」。咳嗽あり、白色粘稠痰喀出。聴診すると下肺野に水泡音。「痰は相変わらず粘っこいから、詰まってるね。もう少しすんなり出てくれないものかねえ？」と話す。
- 「趣味は旅行だったよ。温泉とかよく行ってたなぁ。でも、こんな病気になって全然行かなくなったよ。酸素の機械なんて使ったら、もう一生行けないよね。孫とも旅行に行きたかったよ。抱っこをせがまれたって、酸素ボンベなんて使ったらできなくなるでしょ。ボンベはカートで引くみたいだし」と物憂げに話す。

WORK　▶ み る 考える K彦さんの看護上の問題を抽出しよう

7 次ページの表に、患者情報とアセスメントを記入しよう

8 看護上の問題を考えよう

#1　看護上の問題　非効果的気道浄化

　　　関連因子　COPDと肺炎による気道分泌物の増加、水分不足による粘稠痰、痰喀出方法が未習得

#2　看護上の問題

　　　関連因子

領　域	視　点	S・O	A
〈活動・運動〉 （主に呼吸機能） ■標準的な視点 ●ガス交換は適切に行われているか ●気道浄化は適切か ●呼吸困難による活動への影響はないか	■疾病からの視点 ●呼吸障害の程度（COPDの重症度）はどうか ●肺炎の経過はどのような状態か ●咳嗽・痰の性状はどうか ■治療からの視点 ●病態悪化の原因への治療効果はどうか ●去痰薬などの薬剤の効果はどうか ●CO_2ナルコーシスの可能性はあるか ■患者さんの特性からの視点 ●呼吸法を正しく実施できているか ●必要時、痰の喀出ができているか		
〈健康知覚・健康管理〉 （HOTに関して） ●疾患や治療を正しく理解できているか ●疾患・症状についての考えや対処法はどうか ●治療に対する考えやコンプライアンスはどうか ●健康管理が適切に行える能力があるか ●患者さんの価値観が健康行動にどう影響しているか ●家族のサポートはあるか	■疾病からの視点 ●呼吸の管理状況はどうか ●呼吸困難に対する対処法はどうか ■治療からの視点 ●酸素療法の合併症に関する知識はあるか ■患者さんの特性からの視点 ●HOTについての理解や受け入れはどうか ●HOTの自己管理能力はあるか ●呼吸リハビリテーションの理解や実施状況はどうか		

❾ WORK❽考えた看護上の問題について、明日の看護の方向性を考えてみよう

#1

●看護目標：①適切な水分量を摂取することができる。

②ハフィングなどの効果的な排痰方法を身に付けることができる。

●介　　入：①気道分泌物の性状・量を観察する。粘稠痰のときは水分を多めにとるように説明する。

②薬剤、ネブライザーが指示通りに行われているか確認する。ハフィングについて説明する。

#2

●看護目標：

●介　　入：

カルテ

【本日の指示】
● 気管支拡張薬：ウルティブロ® 吸入用カプセル 1回/日
● メプチンエアー® 10μg（1回2吸入）頓用
● テオドール® 錠100mg 1回2錠、2回/日（朝、就寝前）
▲ ムコソルバン® 錠15mg 1回1錠、3回/日
● 酸素療法：経鼻カニューレ安静時O₂ 1L、労作時O₂ 3L

【バイタルサイン（10:00）】
血 圧 114/68mmHg　脈 拍 80回/分　呼吸数 24回/分　体 温 36.2℃　SpO₂ 96%（安静時O₂ 1L吸入）　喀 痰 あり　咳 嗽 あり。粘稠痰継続　排 尿 800mL/日、4回/日（うち夜間排尿1回）　排 便 1回　睡 眠 6時間

● 9:00　あいさつのため訪室。「（酸素）付け替えるのどうするんだっけ？　孫が会いたがってるんだ。ちゃんと酸素吸ったら早く帰れるかな？」と。
● 10:00　バイタルサイン測定。痰の喀出方法について説明。「トイレに行くのが嫌だったけど、水分摂るのがいいのか」と、500mLペットボトルの水を飲み始める。
● 11:00　訪室時「こんな感じでよかった？」と、ハフィングを実践。ペットボトルの水は3分の1ほど減っている。
● 14:00　昼食8割摂取。HOTのパンフレットを一緒に確認。「酸素があっても旅行に行けるんだ、マー君と旅行も夢じゃないな。頑張って覚えなきゃな」

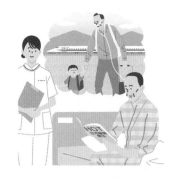

● 15:00　学生と散歩。午後から痰が出しやすく、調子が良いと言い、早足気味。SpO₂ 90%になり、デイルームで休憩。口すぼめ呼吸でSpO₂ 95%。「酸素は吸い過ぎても良くないんでしょ。歩いていないときは何だっけ？」と、介助で酸素流量を3Lから1Lにする。汗をかいたので部屋に戻り着替えるとのこと。酸素を外して被りの下着を交換。

WORK ▶ この日の看護介入をまとめて報告しよう

⑩ WORK❾（p.137）で考えた本日の看護目標を転記しよう

#1　①適切な水分量を摂取することができる。
　　　②ハフィングなどの効果的な排痰方法を身に付けることができる。

#2

⑪ 実習2日目のデータをまとめ、次ページの表にSOAPを記入しよう。その他の看護問題については、ワークシートをコピー（ダウンロード）してワークしよう ⬇

#1 非効果的気道浄化

視　点	S・O	A
呼吸状態と体調の変化	【1】	【2】
〈目標1〉 適切な水分量を摂取することができる	【3】　　　　　【4】	【5】
〈目標2〉 ハフィングなどの効果的な排痰方法を身に付けることができる	【6】　　　　　【7】	【8】
総合判断		【9】
P		

⑫ 報告してみよう

WORK ⑪ の表を使用。報告の方法は p.31「看護介入を報告してみよう」を参照。

⑬ 明日の看護の目標を考えてみよう

#1

#2

事例 4 パーキンソン病

難度 ★★

この事例のワークシートは、右のQRコードからダウンロードできます

パーキンソン病は、年齢が上がるにつれて発症率が上がる疾病です。高齢化が進む中で、受け持つことも多くなります。今後、徐々に悪化が予測される病状とどのように向き合いながら、その人らしい生き方を目指すのかを考えていきましょう。

スケジュール

⏱ 実習前日

● 患者さんの情報

（氏 名）山田L太さん（年 齢）66歳（性 別）男性（体 格）身長166.0cm、体重49.6kg、BMI 18（主 訴）誤嚥（診断名）パーキンソン病（治療方針）胃瘻造設、リハビリテーション

🏥 メディカルヒストリー

15年前にパーキンソン病の診断を受け、薬物療法や運動療法、家族（妻）のサポートを受けて過ごしていた。その後、徐々に嚥下状態が低下し、1年前から誤嚥性肺炎による入退院を繰り返すようになり、1カ月前には低栄養状態と内服薬の服用困難な状態がみられていた。そのため、今回は胃瘻造設目的で入院となった。

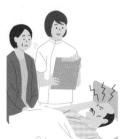

👥 ファミリーヒストリー

妻と二人暮らし

（妻）62歳、週3日近所のスーパーマーケットでパート勤務

（長男）39歳。海外赴任中（長女）38歳。自宅から車で1時間程度のところに在住。10歳と8歳の子どもがいる

🏠 普段の生活

（学 歴）高校卒

（職 業）元会社員

（食生活）1日3食。飲水はとろみをつけて対応している

（嗜好品）喫煙歴なし。飲酒なし

（睡 眠）5〜6時間/日（日中、傾眠傾向）

（排 尿）10回くらい/日（うち夜間2回）紙おむつ使用中

（排 便）1回/2日（排便コントロール中）

（ADL）動作介助（要介護4）、日中はベッド上でテレビを観て過ごす

（住 宅）一軒家（2階建て）

（趣 味）以前は釣り

カルテ

【入院時血液検査結果】

（血液検査データ）WBC 9,100/μL、RBC 400万/μL、Hb 12.2g/dL、AST 11 U/L、ALT 13 U/L、γ-GTP 18 U/L、Na 140mEq/L、Cl 101mEq/L、K 5.1mEq/L、CRP 0.86mg/dL、BUN 13.9mg/dL、Cr 0.75mg/dL、HbA1c 5.1%、TG 126mg/dL、Alb 3.0g/dL、TP 6.0g/dL（血液型）AB型（心電図）洞調律（頭部MRI）T2強調画像にて中脳黒質が低信号、DATシンチグラフィ（MIBG 心筋シンチグラフィ）MIBGの取り込み低下あり（胸部X線）肺胞浸潤影（ホーエン・ヤール重症度分類）Stage Ⅳ〜Ⅴ（嚥下造影検査）とろみジュースとゼリーは可。ジュースや粥は飲み込みの問題があり（皮 膚）異常なし

（入院前の内服薬）朝：ネオドパストン®0.5錠、エフピー®2錠、ノウリアスト®1錠、酸化マグネシウム1錠。昼：ネオドパストン®1錠、エフピー®2錠、酸化マグネシウム1錠。夕：ネオドパストン®0.5錠。夜：ネオドパストン®1錠、トレリーフ®2錠、酸化マグネシウム1錠。就寝前：リボトリール®0.5mg 1錠。1日1回：ニュープロ®パッチ18.0mg。オフ時：アポカイン®皮下注。頓用：新レシカルボン®坐剤

WORK ▶ 調べる 考える 疾病、入院治療に伴う身体的・心理的・社会的影響をまとめよう

① 中脳黒質の神経細胞の通常の働きは何？

----

② 中脳黒質の神経細胞の機能が障害されたらどうなる？

----

③ パーキンソン病の主な治療について一般的なことをまとめよう

----

④ 今回（入院中に）行われる治療は？　その目的や、退院時の望ましい状態は？

● 治療： _____

● 目的： _____

● 退院時の望ましい状態： _____

⑤ 患者さんの身体面・心理面・社会面から考えて、行われている（計画されている）治療の一般的な影響をまとめてみよう

● _____

● _____

● _____

⑥ 「パーキンソン病」による今後の身体変化を予測しよう

● _____

● _____

● _____

⏱ 実習1日目（入院5日目、胃瘻造設後4日目）

カルテ

【本日の指示】
●リハビリテーション理学療法・作業療法：筋力訓練、平行棒歩行、関節可動域（ROM）訓練、姿勢保持訓練 ●経管栄養：消化態栄養剤200mL/回、白湯100mL/回…朝・昼・夕 ●補液：ソリタ®-T3号輸液 500mL/日

【バイタルサイン（10:00）】
（血　圧）108/66mmHg（脈　拍）63回/分（呼吸数）19回/分（体　温）36.1℃（SpO₂）98%（咳　嗽）湿性咳嗽あり（喀　痰）自己喀痰なし（呼吸苦）なし（排　尿）7回/日（うち夜間排尿2回）（排　便）0回（前回の排便から2日）、腹部膨満感あり

●受け持ちのあいさつの際、訪室すると車椅子に座っている。あいさつをしても返答はなく、目線も合わず、手足に強く力が入っている様子。夜勤帯の受け持ち看護師から、夜間覚醒していたとの申し送りあり。
●10:30　理学療法士による筋力訓練が行われる。上肢や下肢を伸ばす際には「あ～」と言いながら取り組む様子がみられる。体動時に湿性咳嗽はみられるものの、息切れはなく、顔色は変わらず表情は穏やか。理学療法士から、自宅でのL太さんの様子を聞く。ベッド上で1日を過ごしており、離床はほとんどしていなかったとのこと。また、動くことに対して、痛みと、思うように動かないもどかしさがあり、時折いら立ちもみられ、表情を見て声を掛けながら介入をしているとのこと。

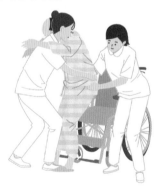

●11:50　L太さんの部屋に看護師が訪室。経管栄養を始めるため、看護師2名の介助で車椅子に移動し、姿勢保持のために、クッションを入れて調整をしている。「今日は移動がいっぱい」と少し不満そうに話す。その後、腸蠕動音を聴取し1分間に4回であった。胃瘻造設後4日目であるため、白湯を投与後に消化態栄養剤が投与される。悪心などの出現はなく、疲れた様子で趣味である釣りのテレビ番組を観ている。
●午後訪室時、妻が来院している。L太さんは口数は多くないが、時折笑顔もみられる。妻から看護師へ「退院したら、食事や水分、薬を飲ませるのが楽になると思うと、少し気が楽になります。同じ病気をもつ家族のサークルとか勉強会にも行って、情報交換はしているのだけれど、飲み込みのことについてはその人ごとに状態が違っていて。アドバイスをもらっても、いつもうまく飲ませることができないことも多くて……。胃瘻ならば、そんなに歯磨きとかしなくていいのかしら。歯磨き中に誤嚥してしまいそうで、怖くてあまりできていませんでした。あと、胃瘻を看護師さんたちみたいに管理できるか不安です。私、パートをしていて、朝とかバタバタしちゃいそうだから……」との発言があった。

WORK ▶ みる 考える L太さんの看護上の問題を抽出しよう

❼ 次ページの表に、視点の整理をし、患者情報とアセスメントを記入しよう

領　域	視　点	S・O	A
〈健康知覚・健康管理〉 ■標準的な視点 ●現在の病期（病状）の状況と症状について ●治療や服薬状況はどのようなものか ●必要な健康管理の実践をどのように行っているか ●周りから健康管理に対してのサポートを受けているか、それらが適切に実践されているか／今後実践されそうか ●症状や薬の副作用で起こる症状に対してのリスクマネジメントは行えているか	■疾病からの視点 ■治療からの視点 ■患者さんの特性からの視点		
〈活動・運動〉 ■標準的な視点 ●パーキンソン病の病期と症状 ●パーキンソン病の薬剤の副作用はどうか ●ウェアリングオフ現象やジスキネジアの有無 ●日内変動はどうか ●呼吸状態はどうか	■疾病からの視点 ■治療からの視点 ■患者さんの特性からの視点		

❽ 看護上の問題を考えよう

#1

#2

----

❾ WORK❽で考えた看護上の問題について、明日の看護の方向性を考えてみよう

#1

●看護目標：

●介　　入：

#2

●看護目標：

●介　　入：

⏱ 実習2日目（入院6日目、胃瘻造設後5日目）

カルテ

【本日の指示】
●リハビリテーション理学療法・作業療法・言語聴覚療法:筋力訓練、平行棒歩行:口腔内運動、マッサージ ●経管栄養:テルミール®（半消化態栄養剤）200mL/回、白湯200mL/回…朝・昼・夕

【メモ】
●夜勤帯は危険行動などなく、何度か覚醒はしたものの、睡眠はとれている様子。●朝の経管栄養実施時に、腸蠕動音は正常に聴取できている。

【バイタルサイン（10:00）】
血 圧 101/68mmHg 脈 拍 61回/分
呼吸数 18回/分 体 温 36.3℃ SpO2
98%（room air:RA）咳 嗽 湿性咳嗽あり
呼吸苦 なし 倦怠感 なし 排 尿 7回/日（うち夜間排尿2回）排 便 0回（前回の排便から3日）、腹部膨満感あり、腸蠕動音1分間に4回

●10:00　清拭実施。胃瘻造設周囲の皮膚に発赤や腫脹、熱感はみられず、「かゆくないよ」とのこと。また、清拭に対して「気持ちいいね」との発言も聞かれ、顔色も良く、自分で腹は拭けている。ウェアリングオフ現象やジスキネジアはみられていなかったため、咳嗽をすることの大切さや離床することにより肺炎を防げることを伝えると、うなずく様子がみられる。

●昼食時、昨日同様に車椅子に移乗し、安楽クッションを持ちながら姿勢を維持して、経管栄養の開始となる。昼食前に言語聴覚士が訪室し、口腔内ケアとアイスマッサージを行う。本人から「不思議な感じ。いいね」との発言が聞かれる。口腔内の乾燥あり、舌尖の廃用がみられる。経管栄養終了後も2時間ほど車椅子上で過ごし、適宜除圧を行う。

●午後に妻が来院。担当看護師より、胃瘻の説明をしたい旨が伝えられ、日程調整を行い、翌日となる。その後、妻に今の気持ちを聞くと、「お父さんには少し前くらいのちょっと落ち着いた状態になってもらって、家で一緒に過ごしたいわね。去年から繰り返している誤嚥性肺炎も胃瘻を造ることによって少しは

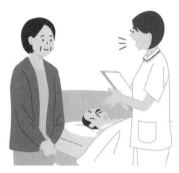

回数が減るかしら。穏やかな日々があればそれ以上のことはないわ。胃瘻についてはもう納得した上でお願いしたのだけれど……実際見ると、扱うのが少し怖いわ。しっかり面倒みられるかしら……。昨日も話したけど、日中は仕事をしていて、何かあったときに、今家に来てもらっている週3回のヘルパーさんだけでなんとかなるのかしら。どうしたら、お父さんも私も安心して家で過ごせるのか、悩んでしまうわ。お昼とか勝手に食べてというわけにもいかないし……。でも、聞いてもらえるだけでちょっと気持ちがすっきりします」と不安そうに話している。

WORK ▶ みる 考える この日の看護介入をまとめて報告しよう

🔟 **WORK❾ (p.143) で考えた本日の看護目標を転記しよう**

#1

#2
----

⑪ 実習２日目のデータをまとめ、次ページの表にＳＯＡＰを記入しよう。その他の看護問題については、ワークシートをコピー（ダウンロード）してワークしよう 💾

#1 _____　〈目標1〉_____

　　　　　　　　　　　　　　　〈目標2〉_____

視　点	Ｓ・Ｏ	Ａ
	【1】	【2】
〈目標1〉		
【3】	【4】	【5】
〈目標2〉		
【6】	【7】	【8】
総合判断		
		【9】
P		

⑫ **報告してみよう**

WORK ⑪ の表を使用。報告の方法は p.31「看護介入を報告してみよう」を参照。

⑬ **明日の看護の目標を考えてみよう**

#1 _____

#2 _____

事例 5 関節リウマチ

難 度 ★★

この事例のワークシートは、右のQRコードからダウンロードできます

膝関節などの変形は、何年もかけて少しずつ症状が進行するため、苦痛や生活のしにくさを抱えながら日常生活を送っている患者さんが多くいます。その人らしい日常生活にスムーズに移行できるよう、退院後の生活を見据えた支援を考えてみましょう。

スケジュール

⏱ 実習前日

● 患者さんの情報

(氏 名)佐々木M恵さん (年 齢)58歳 (性 別)女性 (体 格)身長167.0cm、体重55.0kg

(主 訴)リウマチによる関節変形があり、特に膝関節が痛く長距離歩行が困難

(診断名)関節リウマチ (治療方針)右人工膝関節置換術後、リハビリテーションの期間を経て自宅退院 (既往歴等)歯周病

🏥 メディカルヒストリー

42歳のとき、起床時に関節がこわばる感覚を自覚し、近医にて関節リウマチと診断。徐々に関節の変形が進行し、杖を使用していた。日常生活に支障を来すようになり、手術目的で入院する。入院翌日に手術施行し、出血量200mL。創部に異常はなく、術後1日目からリハビリテーション開始となり、膝関節可動域は順調に拡大している。

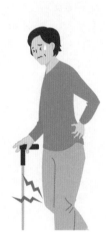

👥 ファミリーヒストリー

夫と同居している

(夫)60歳、喫茶店経営

(長 男)30歳、会社員。県外在住

(長 女)28歳、育児休暇中(子0歳)。自宅から徒歩10分程度のところに在住

🏠 普段の生活

(学 歴)高校卒

(職 業)夫の喫茶店の手伝い(3年前から立位困難でほとんどできていない)

(食生活)料理好きで、家事全般を担っている。普段は夫と二人。社交的な性格で、友人や長女家族が自宅に食事に来ることも多い

(嗜好品)喫煙は20歳から20本/日、手術のため禁煙中。飲酒は付き合い程度

(睡 眠)5〜6時間/日

(排 尿)8回/日(うち夜間1回)

(排 便)1回/日

(ADL)動作すべて自立

カルテ

【入院時血液検査結果】

(血液検査データ)WBC 9,000/μL、RBC 378万/μL、Hb 11.7mg/dL、Ht 35.3%、Plt 22.7万/μL、Alb 4.0g/dL、TP 6.9g/dL、Dダイマー1.0μg/mL (血液型)A型(Rh+)

(感染症)すべて陰性

【術後5日目 血液検査結果】

(血液検査データ)WBC 9,700/μL、Hb 10.5mg/dL、CRP 1.2mg/dL、Alb 3.8g/dL、TP 6.5g/dL

(画像検査)X線でKellgren-Lawrence分類(K-L分類)グレードⅣ。MRIで関節軟骨の変性等が認められている。術前の下肢エコーで異常所見なし (皮 膚)特に異常なし

(入院前の内服薬)プレドニン®5mg 朝食後に服用

(リハビリテーション)術後6〜7日目:装具を外し、歩行器を用いた歩行練習。術後8日目:一本杖を用いた歩行練習。術後9日目:階段昇降練習 (持続的他動運動(CPM))〜術後6日目:屈曲90°までクリア。術後7〜13日目:屈曲120°以上で終了予定

WORK ▶ 調べる 考える 疾病、入院治療に伴う身体的・心理的・社会的影響をまとめよう

1 関節の通常の働きは何?

----

2 膝関節の機能が障害されたらどうなる?

----

3 「関節リウマチ」の主な治療について、一般的なことをまとめよう

----

4 今回(入院中に)行われる治療は?　その目的や、退院時の望ましい状態は?

● 治療：

● 目的：

● 退院時の望ましい状態：

5 患者さんの身体面・心理面・社会面から考えて、行われている(計画されている)治療の一般的な影響をまとめてみよう

●

●

●

●

6 「人工膝関節置換術」による今後の身体変化を予測しよう

●

●

●

●

⊙ 実習1日目（入院9日目、術後7日目）

カルテ

【術後の経過】

- 入院3日目（術後1日目）：離床開始。持続的関節他動訓練（CPM装置）による訓練開始。
- 入院4日目（術後2日目）：セファゾリンNa 1g×2回/日を点滴投与、本日まで。
- 入院5日目（術後3日目）：訓練室でのリハビリテーション開始。訓練室への移動とトイレ以外は臥床がち。
- 入院6日目（術後4日目）：鎮痛薬服用3回/日から2回/日で、疼痛がコントロール可能になる。
- 入院8日目（術後6日目）：CPM実施中に顔をゆがめることはあるが、CPM屈曲90°までクリアする。創部の熱感・腫脹・疼痛は続いているが、創からの出血なし。

【本日の指示】

- 朝食後：プレドニン®5mg 朝食後に服用
- 疼痛時：ロキソニン®60mg 3回/日まで
- 安静度：病棟内は歩行器にてフリー、病棟外は車椅子
- 10:00　リハビリテーション（装具を外して歩行器を用いた歩行練習）
- 14:00　持続的他動運動（CPM：設定95°）

【バイタルサイン（11:00）】

血圧 120/64mmHg　脈拍 70回/分　呼吸数 15回/分　体温 36.8℃　SpO₂ 98%　膝関節 腫脹と熱感あり　鎮痛薬 希望なし　創部 クーリング交換　排尿 7回/日（うち夜間排尿1回、車椅子にてトイレ介助）　排便 1回/日

- 10:00　あいさつのため訪室すると、棚の上の段の物を取ろうとして体を伸ばしている。創部の痛みは、「だいぶましなのよ、今朝だって痛み止め飲んでないの」「ここ数年はいつも痛くってほとんど外出しなかったし、家の中でも座ってばっかりだったんだから、このくらい大丈夫よ」とのこと。
- 11:00　バイタルサイン測定。訓練内容については、「装具を外して歩行器で歩いたの。不安だったけど、案外ちゃんと歩けたわ。明日は杖で歩くんだって」「学生さんも来てくれるの？　先生の言うことをメモしてくれると助かる！」と話す。創部出血なし。軽度熱感・発赤・腫脹あり。
- 12:30　昼食。「（病院食は）おいしいからいつも完食よ」。食後の歯磨きでは「歯ブラシが持ちにくいの」と、さっと済ませてしまう。丁寧な歯磨きを促すと「歯磨きなんか関係あるの?」と。
- 13:00　膝のクーリングを依頼。「まだ腫れているでしょ。本当は今も痛いんだけどね、ずっと我慢し

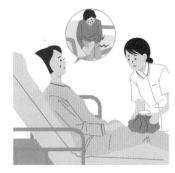

てきたから、ついつい我慢しちゃうの」「お父さん（夫）の喫茶店、コロナのとき大変で、やっと復活してきたの。あの人、腰が悪いし、ちょっとでも手伝いたくって。常連さんにも会いたいしね。だからリハビリ頑張んなきゃ」などと話す。「あ！ そろそろ機械（CPM）の時間ね。あれをしているとまあまあ痛いから、その前に痛み止めを飲んでおかなきゃ」とロキソニン®1錠を内服する。

WORK　▶　みる 考える M恵さんの看護上の問題を抽出しよう

❼ 次ページの表に、視点の整理をし、患者情報とアセスメントを記入しよう

領　域	視　点	S・O	A
〈活動・運動〉 ■標準的な視点 ●日常生活動作はどのような状況か、どの程度実践できているのか ●自立した日常生活を送るために、どのような能力が求められているのか	■疾病からの視点 ■治療からの視点 ■患者さんの特性からの視点		
〈栄養・代謝〉 ■標準的な視点 ●創部の状態はどうか ●食事摂取状況と栄養状態 ●バイタルサインの変動はどうか ●感染予防の必要性を理解し適切に実践できているか	■疾病からの視点 ■治療からの視点 ■患者さんの特性からの視点		

❽ 看護上の問題を考えよう

#1　看護上の問題

　　関連因子

#2　看護上の問題

　　関連因子

❾ WORK❽で考えた看護上の問題について、明日の看護の方向性を考えてみよう

#1
●看護目標：

●介　　入：

#2
●看護目標：

●介　　入：

⏱ 実習2日目（入院10日目、術後8日目）

カルテ

【本日の指示】
● 朝食後：プレドニン®5mg 朝食後に服用
● 疼痛時：ロキソニン®60mg 3回/日まで
● 安静度：病棟内は歩行器にてフリー、病棟外は
　車椅子
● 10:00　リハビリテーション（一本杖を用いた
　歩行練習）
● 14:00　持続的他動運動（CPM：設定100°）

【バイタルサイン（11:00）】
（血 圧）114/66mmHg （脈 拍）74回/分 （呼吸数）16回/分
（体 温）37.0℃ （SpO₂）99%（膝関節）腫脹と熱感あり（鎮痛薬）
希望なし（創 部）クーリング交換の希望なし（排 尿）7回/日（うち
夜間排尿1回、車椅子にてトイレ介助）（排 便）0回/日
【メモ】
感染徴候なく術後の経過良好。自宅退院に向けて、CPM・リハビリ
テーション継続。

● 9:00　訪室。朝食全量摂取。「歯磨き、やっぱり磨き
にくくて時間がかかっちゃうの。忙しいとついつい
適当になっちゃって」とのこと。遅発性感染に関する
説明を看護師が行うと、「あら、そんなことがあるの
ね。せっかく手術したんだから、感染するなんて嫌だ
わ。どういたらいいの？」と聞いてくる。
● 10:00　理学療法士によるリハビリテーション。「今
日から杖ですよね」と理学療法士からうれしそうに
杖を受け取っている。「やっぱりちょっとふらつきま
すね。体重を乗せるとぐらぐらするわ。手すりがな

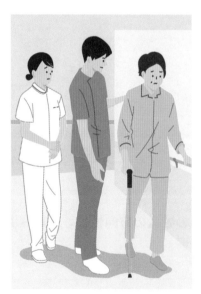

いと怖いかも」と、杖と反対側の手で手すりを持ち、
まっすぐ前を見てゆっくりと歩行している。理学療
法士が「明日は階段に行ってみましょう」と声を掛け
ると、「階段、大丈夫かな。膝が曲がらないから思う
ように足が上がらなくて。でも、早くお店を手伝い
たいから、経験しておかないとね」と話す。理学療法
士にベッドサイドで行う自主トレーニングの説明を
受ける。「いろいろあって覚えられないわ……。ちゃ
んと全部やれるかしら？」と話す。
● 10:30　リハビリテーション終了後、「お昼ご飯まで
足を冷やそうかしら、お願いしてもいい？」と学生に
声を掛ける。看護師とともに物品を持って訪室する
と「やっぱりまだ熱をもっているし、痛むのよね」と
患部周囲を冷やしている。
● 12:30　昼食。全量摂取。「歯磨き、頑張ったわ。で
も、だんだん手が痛くなるわね」。道具を確認する
と、柄の細い歯ブラシを使用している。
● 13:00　歩行器で自主的に廊下を歩いている。「リ
ハビリで少しふらついたから、足の筋力が戻るよう
にと思って歩いているの」と病棟を1周する。「リハ
ビリも手洗いも退院してからもやらないとね」と、擦
式アルコール製剤で手指を消毒してからベッドに戻
る。「たばこは吸いたくなるから置いてきた」。ベッ
ドに戻ると、「リハビリのときに聞いた運動、何だっ
け？」と尋ねてくる。
● 14:00　リハビリテーション開始前に鎮痛薬を内服。
CPM 100°を問題なく実施している。

WORK ▶ みる 考える この日の看護介入をまとめて報告しよう

⑩ **WORK⑨ (p.149) で考えた本日の看護目標を転記しよう**

#1 --

#2 --

⑪ **実習2日目のデータをまとめ、以下の表にSOAPを記入しよう。その他の看護問題については、ワークシートをコピー (ダウンロード) してワークしよう** 🔽

#1 --------------------------　〈目標1〉 --

　　　　　　　　　　　　　　〈目標2〉 --

視　点	S・O	A
	[1]	[2]
〈目標1〉 [3]	[4]	[5]
〈目標2〉 [6]	[7]	[8]
総合判断		[9]
P		

⑫ **報告してみよう**

WORK ⑪ の表を使用。報告の方法は p.31「看護介入を報告してみよう」を参照。

⑬ **明日の看護の目標を考えてみよう**

#1 --

#2 --

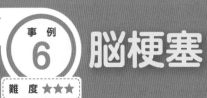

事例 6 脳梗塞

難度 ★★★

この事例のワークシートは、右のQRコードからダウンロードできます

脳梗塞は、生命の危機を脱した後、重い障害が残る場合があります。この事例を通して、後遺症による影響と再発防止のため、ライフスタイルの変更を余儀なくされ、生涯にわたって療養生活を継続する必要がある人への支援について考えてみましょう。

スケジュール ⊘ 実習前日

● 患者さんの情報

(氏名)山口N次さん (年齢)63歳 (性別)男性 (体格)身長170.0cm、体重64.0kg（入院時より2.0kg減少） (主訴)意識障害（入院時JCS 10）、左上下肢の脱力感としびれ、呂律困難（構音障害）、嚥下障害 (診断名)アテローム血栓性脳梗塞（右中大脳動脈領域） (治療方針)内服治療（抗血小板療法、血圧管理）、リハビリテーション（言語聴覚療法、理学療法、作業療法） (既往歴等)59歳から高血圧（60歳〜内服治療中）。血圧降下薬（レニベース®5mg 1錠朝食後） (ADL)歩行・起立不可。ポータブルトイレを使用するが失禁あり、おむつ着用、右利き (性格)真面目で慎重な反面、話好きで社交的

🏥 メディカルヒストリー

休日に、テレビを観て過ごしているときに、左上下肢の脱力感としびれが出現し、自分で救急車を呼ぼうとしたが電話が近くになく、その後、ソファの上で意識を失った。約1時間後、勤務先から帰宅した妻が、夫の異変に気付き、救急車を呼び、病院に搬送された。頭部MRI検査の結果、脳梗塞と診断され入院となる。入院後、抗血栓療法（静脈投与）が開始され、入院15日目から内服投与へ変更。現在、意識障害はないが、左上下肢の麻痺と構音障害、嚥下障害があり、言語聴覚療法、理学療法、作業療法が行われている。

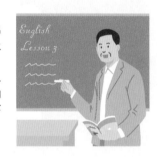

👥 ファミリーヒストリー

妻と二人暮らし
(妻)近所のスーパーマーケット（惣菜売り場）でパート勤務 (長男)25歳、会社員。県外在住 (次男)21歳、大学生。県外在住

🏠 普段の生活

(学歴)大学卒 (職業)高校の英語教員 (食生活)揚げ物や塩辛いものが好き。夕食は妻の勤務するスーパーの残りものの総菜（濃い味付けのものや揚げ物）が多い (嗜好品)60歳まで喫煙。飲酒は毎夕食時にビール350mL程度 (睡眠)6時間/日 (排尿)8回/日（うち夜間1回） (排便)1回/日 (運動習慣)特になし (趣味)写真撮影。家族や仲間との旅行

カルテ

【入院時検査結果】
(血液検査データ)WBC 4,100/μL、RBC 460万/μL、Hb 13.0g/dL、Ht 40%、Plt 22.7万/μL、TP 6.7g/dL、Alb 3.5g/dL、T-cho 247mg/dL、TG 313mg/dL、LDL-C 139mg/dL、HDL-C 66mg/dL、血糖値103mg/dL、HbA1c 5.8%、CRP 0.3mg/dL
【入院16日目の血液検査結果】
Hb 11.5g/dL、Ht 34%、TP 6.1g/dL、Alb 3.1g/dL、T-cho 232 mg/dL、TG 195mg/dL、LDL-C141mg/dL、HDL-C 62mg/dL (画像検査)頭部MRI・脳血管造影（右中大脳動脈領域の脳梗塞）

WORK　調べる　考える　疾病、入院治療に伴う身体的・心理的・社会的影響をまとめよう

❶ 障害された臓器器官の通常の働きは何？

---

❷ ❶の機能（特に、中大脳動脈領域）が障害されたらどうなる？

---

❸ 「アテローム血栓性脳梗塞（回復期）」の主な治療について、一般的なことをまとめよう

---

❹ 今回（入院中に）行われる治療は？　その目的や、退院時の望ましい状態は？

●治療：

●目的：

●退院時の望ましい状態：

❺ 患者さんの身体面・心理面・社会面から考えて、行われている（計画されている）治療の一般的な影響をまとめてみよう

---

❻ 「アテローム血栓性脳梗塞」による今後の身体変化を予測しよう

⏱ 実習1日目（入院17日目）

カルテ

【入院後の経過】

[1日目]オザグレルナトリウムとアルガトロバン静脈投与開始。[15日目]バイアスピリン®100mg 1錠/日、朝食後。ケタス®10mg 3錠/日、毎食後へ変更。ベッドサイドから訓練室でのリハビリテーションに変更。[16日目]訓練室記録「理学療法士：ブルンストロームステージ左上肢Ⅰ/下肢Ⅱ、関節拘縮なし。言語聴覚士：舌運動の低下、左顔面麻痺、左口角下垂著明、挺舌にて下唇を超えるが左へ偏位、口唇閉鎖不全あり。左舌運動が低下しているため、摂食・嚥下における準備期の障害（咀嚼困難、食塊形成不全など）や口腔期（喉頭への送り込み）の障害を認めるが、咽頭期（食物を飲み込む段階）は比較的保たれている。開口2横指可能、軟口蓋反射あり、構音障害あり、反復唾液嚥下テスト（RSST）3回/分、改訂水飲みテスト（MWST）（中間のとろみ使用）4点、フードテスト（FT）（ゼリーにて）4点」

【本日の指示】

全粥・咀嚼調整食1,800kcal、塩分6g、水分はとろみ。嚥下訓練時に高カロリー（200kcal）のゼリー。安静度：訓練室へは車椅子移動

【バイタルサイン（10:00）】

血圧 154/78mmHg　脈拍 78回/分　呼吸数 19回/分　体温 36.5℃　SpO₂ 98%　頭痛 なし　悪心・嘔吐 なし　排尿 8回/日（※尿意はあるが機能性失禁あり）　排便 0回

● 9:00　高校の英語の教科書のような本を見ている。あいさつをすると、口を動かしにくい様子で、小声で「よろ…しく…」。左口角より軽度流涎。一部の発音が聞き取りにくく、何回か聞き返す。一生懸命答えようとするが、途中で疲れた様子でため息をついて、終わりにしてという手振りをする。

● 12:00　昼食。利き手の右手で、自力で食物を口に運ぶことは可能。十分咀嚼せずに飲み込もうとし

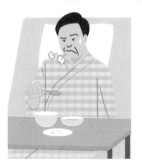

て、嚥下時にむせる。半分くらい摂取すると、姿勢が傾く。介助で姿勢を正し、摂取を促すが「もう…い…い…」と言う。食後の口腔ケア時、食物残渣あり。義歯はなく、歯に問題はない。

● 14:00　尿失禁があり、おむつ交換。「なさ…け…ない…」「じ…ぶん…でき…ない」を繰り返す。皮膚の発赤・褥瘡なし。

● 15:00　訓練室へ移動中、「（言っていること）わ…かる…?」と話してくる。「じなん…お…なじ…ね…んれい…。し…ごと…したい…（足を指さして）や…せた…」「よ…くな…る?」と聞いてくる。訓練中、課題ができないとイライラし、焦りから集中できない様子。

● 16:00　妻が面会。デイルームへの移動を促すが、「めいわ…くか…け…るから…、い…い…」と話し、ほぼベッド上で過ごす。

WORK ▷ み る 考 える　N次さんの看護上の問題を抽出しよう

⑦ 次ページの表に、視点の整理をし、患者情報とアセスメントを記入しよう

領　域	視　点	S・O	A

⑧ 看護上の問題を考えよう

#1　看護上の問題

　　　関連因子

#2　看護上の問題

　　　関連因子

#3　看護上の問題

　　　関連因子
----

⑨ WORK⑧で考えた看護上の問題について、明日の看護の方向性を考えてみよう

#1
● 看護目標：

● 介　　入：

#2
● 看護目標：

● 介　　入：

#3
● 看護目標：

● 介　　入：

⏱ 実習2日目（入院18日目）

カルテ

【本日の指示】
全粥・咀嚼調整食1,800kcal、塩分6g、水分はとろみ。嚥下訓練時に高カロリー（200kcal）のゼリー。安静度：訓練室へは車椅子移動

【バイタルサイン（10:00）】
（血圧）158/80mmHg（脈拍）72回/分（呼吸数）19回/分
（体温）36.4℃（SpO₂）98%（咳嗽）なし
（頭痛）なし（悪心・嘔吐）なし（倦怠感）なし（睡眠）6時間
（排尿）8回/日（排便）0回

- 9:00 あいさつのため訪室。「きの…う…、ご…めん…、お…むつ…」と言うので、交換のための体動も訓練になっていると説明。「へえ…」と聞いている。できるようになりたいことはあるか？ の問いに、「うん」とうなずく。これですか？と床頭台の写真を指さすと「そう、かめら！…りょこう」と、はっきり答える。N次さんが短い言葉で返答できるように、尋ね方を工夫。趣味や仕事について、うれしそうに話す。
- 10:00 バイタルサイン測定。特に神経所見に変化なし。介助浴室で機械浴。初めは「なん…で…こん…な…ことに…」と言うが、右手にスポンジを渡し、自分でも洗ってみるよう促すと、「ああ、できた…」とうれしそうな表情。
- 12:00 看護師の介助で車椅子に移乗し、昼食をとる。左脇腹にクッションを挟むと姿勢が保持できる。「た…べや…すい…」と微笑む。食事の摂取状況は昨日から著しい変化はなく、十分咀嚼せずに嚥下するため、むせる。6割摂取。食後の口腔ケア時、口腔内に食物残渣あり。ゆっくり食べるように説明すると「がっこ…う…は…ひるや…す…み…み…じ…かい…」と話す。
- 14:00 排泄誘導。排尿あり、排便なし。便器への移動時、右手足の筋力不足と右側のみの動作に不慣れで、かなりの介助が必要。立位も不安定でズボンの上げ下げ困難。「ひとり…で…で…きた…らな…」と話す。軽度腹部膨満感あり。

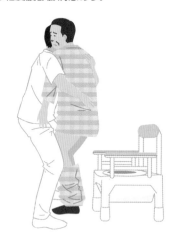

- 14:30 訓練室へ。「バ」が「ワ」と聞こえ、「ク」が「フ」に聞こえるなど、一部の発音が不明瞭で、言語聴覚士からゆっくり復唱するよう指示されている。焦ってイライラし、集中できない場面もあったが、中断することなく訓練終了。

WORK ▶ みる 考える この日の看護介入をまとめて報告しよう

⑩ WORK⑨ （p.155）で考えた本日の看護目標を転記しよう

#1

#2

#3

11 実習2日目のデータをまとめ、SOAPを記入しよう ⬇

#1 ----------------------------- 〈目標1〉 ---

　　　　　　　　　　　　　　　　〈目標2〉 ---

視　点	S・O	A
	【1】	【2】
〈目標1〉 【3】	【4】	【5】
〈目標2〉 【6】	【7】	【8】
総合判断		【9】
P		

12 報告してみよう

WORK 11 の表を使用。報告の方法は p.31「看護介入を報告してみよう」を参照。

13 明日の看護の目標を考えてみよう

#1 ---

#2 ---

#3 ---

回復期・慢性期

事例 7 急性骨髄性白血病

難度 ★★★

この事例のワークシートは、右のQRコードからダウンロードできます

急性骨髄性白血病で行われる化学療法（抗がん剤）は、さまざまな副作用を伴います。特に骨髄抑制による易感染状態は、生命を脅かす恐れがあります。事例を通して、初めて化学療法を受ける患者さんが、適切なセルフマネジメントができるよう支援する看護を学びましょう。

スケジュール

⏱ 実習前日（入院18日目、治療16日目）

● 患者さんの情報

氏名 松本O雄さん　年齢 47歳　性別 男性　体格 身長172.0cm、体重59.2kg
主訴 37℃台微熱、倦怠感、息切れ、貧血　診断名 急性骨髄性白血病
治療方針 寛解導入療法、赤血球輸血、血小板輸血　既往歴等 特になし

🏥 メディカルヒストリー

微熱、息切れ・めまい、倦怠感が10日以上続き、近医を受診。採血したところ大学病院を紹介され、精査の結果、急性骨髄性白血病（M2）と診断された。抗がん剤投与に際して、右鎖骨下静脈から中心静脈カテーテル（CVC）を挿入し、入院2日目に赤血球輸血および血小板輸血を実施。入院3日目から寛解導入療法（シタラビン7日間＋ダウノルビシン5日間）を行った。入院18日目（療法開始から16日後）に個室から四人床のクリーンルームへ転床した。

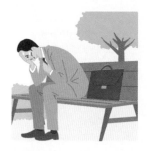

👥 ファミリーヒストリー

妻 45歳、会社員　長女 17歳、高校生
次女 15歳、中学生

🏠 普段の生活

学歴 大学卒
職業 物流会社の事務と営業（電車通勤）
食生活 共働きのため外食が多い（週2回以上）が、自炊もできる。健康には気を遣って果物や乳製品も摂取。約1カ月前から食欲不振
嗜好品 喫煙歴あり（20歳〜、27年間×10本/日）。飲酒は週1〜2日/週で、ビール500mL程度
睡眠 5〜6時間/日
排尿 8回/日（うち夜間1回）
排便 1回/日
ADL すべて自立
運動習慣 3回/週、5kmのランニング
社会復帰に対する本人の言動 「子どももまだ学生だから、働かなきゃ。妻も励ましてくれてるし、落ち込んでいられないね」早期の復職を望んでおり、地固め療法は、通院受療を希望

カルテ

【入院時血液検査結果】

血液検査データ WBC 5.2万/μL、RBC 250万/μL、Hb 6.7mg/dL、Plt 1.8万/μL、TP 7.4g/dL、Alb 4.0mg/dL、AST 15 U/L、ALT 20 U/L、T-Bil 0.8mg/dL、Na 135mEq/L、Cl 104mEq/L、K 3.5mEq/L、CRP 5.3mg/dL、BUN 12mg/dL、Cr 0.72mg/dL　尿検査 尿蛋白（−）、尿比重 1.023、尿潜血（−）　心電図 洞調律
心エコー 検査異常なし　呼吸状態 両肺音清明、喀痰・咳嗽なし　皮膚 特に異常なし
入院前の内服薬 なし

【バイタルサイン】

血圧 112/70mmHg　脈拍 90回/分
呼吸数 16回/分　体温 37.2℃
SpO_2 98%（room air：RA）

WORK ▶ 調べる 考える 疾病、入院治療に伴う身体的・心理的・社会的影響をまとめよう

1 血液細胞の通常の働きは何？

----

2 **1**の機能が障害されるとどうなる？

----

3 「急性骨髄性白血病」の主な治療について、一般的なことをまとめよう

----

4 今回（入院中に）行われる治療は？　その目的や、退院時の望ましい状態は？

● 治療：---

● 目的：---

● 退院時の望ましい状態：---

5 患者さんの身体面・心理面・社会面から考えて、行われている（計画されている）治療の一般的な影響をまとめてみよう

----

6 「急性骨髄性白血病」による今後の身体的な影響を予測しよう

実習1日目（入院19日目、治療17日目）

治療開始から6日目ごろまでは、悪心が強く、食事摂取はほとんどできなかったが、10日目から加熱食を2〜3割摂取できるようになった。7日間の抗がん剤投与終了に伴い、中心静脈カテーテルは抜去され、創部の問題はない。

カルテ

【採血・輸血情報（入院12日目、治療10日目）】
WBC 540/μL、RBC 225万/μL、Hb 6.5mg/dL、Plt 2.14万/μL、赤血球輸血2単位、血小板輸血10単位、G-CSF（顆粒球コロニー刺激因子）投与あり、治療開始後の電解質異常は特になし（腫瘍崩壊症候群なし）

【本日の指示】
・採血（6:00）
・保湿剤（ヒルドイド®ローション）処方
・口腔粘膜炎への対処:リドカイン含有アズレンスルホン酸ナトリウム液の含嗽（起床時・毎食前後・就寝時計8回/日）、非ステロイド性抗炎症薬処方（毎食前）、口腔ケア後は口腔内保湿ジェルを塗布

【バイタルサイン（10:00）】
（血 圧）112/78mmHg（脈 拍）76回/分（呼吸数）114回/分（体 温）36.8℃（SpO₂）98%（咳嗽・咽頭痛）なし（倦怠感）あり（息切れ）労作時（トイレなど）の息切れあり（動 悸）なし

【観察情報】
（体 格）172.0cm、57.5kg（BMI 19.4）（尿 量）1,800mL/日（日中排尿7回・夜間排尿1回）（排 便）2日に1回（2日間排便なし）。排便ごとにシャワー付きトイレで洗浄している。痔核の既往なし。排便時出血なし（食事摂取量）主食（全粥）3割・副食3割（水分摂取量）700mL/日

【本日（入院19日目、治療17日目）採血結果】
（血液検査データ）WBC 760/μL、RBC 278万/μL、Hb 7.9g/dL、Plt 2.74万/μL、TP 6.5g/dL、Alb 3.6mg/dL、AST 18 U/L、ALT 28 U/L、γ-GTP 40U/L、T-Bil 0.8mg/dL、Na 140mEq/L、Cl 105mEq/L、K 3.7mEq/L、CRP 0.88mg/dL、BUN 11mg/dL、Cr 0.80mg/dL、TG 97mg/dL、LDL-C 121mg/dL（尿検査）尿蛋白（−）、尿比重 1.022、尿潜血（−）（口腔粘膜炎）左側の頬粘膜に小さな潰瘍上皮の剥離あり、CTCAE Grade2。食事摂取時の疼痛あり（NRS 3〜4）（皮膚状態）腰背部〜腹部にかけてかゆみ・乾燥、腰部に点状出血あり

● 受け持ち時のあいさつの際、「よろしくお願いします」と話す。本日、四人床のクリーンルームへ転床。
● 11:00 看護師による清拭（部分介助）が行われる。「少しヒリヒリするね。背中は赤くなっていないかな?」と話す。発赤・皮膚損傷はみられないが、腰背部〜腹部に乾燥がみられる。処方されている保湿剤（ヒルドイド®ローション）を塗布（部分介助）する。
● 看護師が食前11:30、食後13:00に含嗽実施を確認。「食べるときは、口の中がしみて痛くてね。食べる気が失せるんだよ」と話す。看護師が準備・セッティングした後、自立して実施できているが、1回の含嗽時間が短い。歯ブラシは軟らかい毛のものを使用しているが、ブラッシング時にやや力が入っているようにみられる。

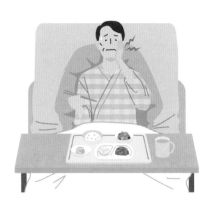

● 排泄後の手洗いは必ず行っている。食前の手洗いは忘れていることがある。

⑦ 視点の整理をし、患者情報とアセスメントを記入しよう

領　域	視　点	S・O	A

⑧ 看護上の問題を考えよう

#1　看護上の問題

　　　関連因子

#2　看護上の問題

　　　関連因子
----

⑨ WORK⑧で考えた看護上の問題について、明日の看護の方向性を考えてみよう

#1
● 看護目標：

● 介　　入：

#2
● 看護目標：

● 介　　入：

カルテ

【本日の指示】
● 保湿剤（ヒルドイド®ローション）処方
● 口腔粘膜炎への対処:リドカイン含有アズレンスルホン酸ナトリウム液の含嗽（起床時・毎食前後・就寝時計8回/日）、非ステロイド性抗炎症薬処方（毎食前）、口腔ケア後は口腔内保湿ジェルを塗布 ● 緩下剤:酸化マグネシウム330mg 1錠（朝・昼・夕）● シャワー浴可 ● 尿量測定中止

【バイタルサイン（10:00）】
（血 圧）116/80mmHg（脈 拍）80回/分（呼吸数）16回/分（体 温）36.8℃（SpO₂）98%（口腔粘膜炎）左側の頬粘膜に小さな潰瘍上皮の剝離あり、CTCAE Grade2。食事摂取時の疼痛あり（朝食時のNRS 3〜4）（咳 嗽）なし（咽頭痛）なし（倦怠感）易疲労感（息切れ）労作時（トイレなど）の息切れは継続（動 悸）なし（皮 膚）発赤なし、瘙痒感継続、保湿剤を一部介助で塗布している（腰背部）、搔破による出血なし（排 尿）8回/日（排 便）3日間排便なし（腹部蠕動音）食事摂取量正常（睡 眠）6時間（食事摂取量）朝食:主食（全粥）4割・副食3割（水分摂取量）600mL/日

● 朝、訪室してあいさつ。「おはようございます。先生に昨日の夕方、シャワー入っていいよって言われたんだけど、まだ少しふらつくんだよね。髪の毛がベトベトしているのが気持ち悪くて、昨日看護師さんに相談したら、洗髪しましょうかって。なんだか申し訳ないけど……お願いしようかな」と話す。

● 11:00 洗髪車で看護師が洗髪を実施。洗髪後は「とても気持ち良かったよ！ありがとうございます」と明るい表情。

● 12:00 昼食を配膳。食前の手洗いを忘れていたため、声掛けにて実施した。「具合悪いのが良くなってきているから、安心しちゃったかも。トイレのあとには手を洗っているよ」と話す。食前後の含嗽、口腔ケア、口腔内の保湿剤塗布は、声掛けなく自分で準備をして実施できた。食前の含嗽は局所麻酔薬の効果を得るため適切な含嗽時間（約2分）について伝えて実施してもらう。

● 12:30 昼食:主食6割、副食6割。「便が出なくてお腹は張っているけれど、今日はいつもより口の中が痛くならずに食べられた気がするよ」と話す。昼食時のNRS 1〜2へ軽減。

● 13:00 看護師が食後薬を配薬する。酸化マグネシウム330mg 1錠。看護師により水分摂取励行の声掛けあり。「そうだね、先生も水飲んでねって言ってたよ」と話す。口腔ケアを見学。看護師の指導の下、

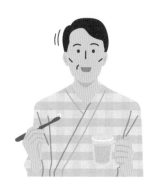

ブラッシングでは力が入りすぎないように、鉛筆持ち（ペングリップ）にすることなどを説明し、実践してもらう。

● 14:30 病室で看護師とともに、手洗いなどの基本的な感染予防策の重要性、現在の血液データ（白血球数・好中球数）に基づいて加熱食が提供されていること、食中毒に対する注意について説明した。説明後は「以前、説明されたときは疲れ切っていて、言われたことを全然覚えられなかったんだ。……そうか、化学療法で感染しやすくなっているんだね。だから入院前より気にして手洗いをしなくてはいけないんだね。なんでそんなに注意されるのか、わからなかったけど、理解できたと思うよ。……手洗い以外にも感染予防で気を付けることがあるのかな?」と話す。

WORK ▶ み る 考える この日の看護介入をまとめて報告しよう

⑩ **WORK❾（p.161）で考えた本日の看護目標を転記しよう**

#1 --

#2 --

⑪ **実習2日目のデータをまとめ、SOAPを記入しよう** ⬇

#1 -------------------------------- 〈目標1〉 --------------------------------------

〈目標2〉 --------------------------------------

視 点	S・O	A
	【1】	【2】
〈目標1〉		
【3】	【4】	【5】
〈目標2〉		
【6】	【7】	【8】
総合判断		
		【9】
P		

⑫ **報告してみよう**

WORK ⑪ の表を使用。報告の方法は p.31「看護介入を報告してみよう」を参照。

⑬ **明日の看護の目標を考えてみよう**

#1 --

#2 --

合併症ワークシート

⇒第2章 WORK⑥（p.41、51、61、71、81）

合併症	術式の特徴	患者の特徴	判　断

SOAPワークシート

⇒第2章 WORK⑩(p.43、52、63、73、82)／WORK⑭(p.45、55、65、75、84)

\# ------------------------------- 〈目標1〉 ---

〈目標2〉 ---

視 点	S・O	A
	[1]	[2]
〈目標1〉 [3]	[4]	[5]
〈目標2〉 [6]	[7]	[8]
総合判断		[9]
P		

看護目標・介入計画ワークシート

⇒第2章 WORK❽（p.41、51、61、71、81）／WORK⓬（p.43、53、63、73、83）／WORK⓰（p.45、55、65、75、85）

優先順位	看護上の問題	優先順位の理由	看護目標	介入計画
1				
2				
3				
4				
5				
6				
7				
8				

▶ 看護問題抽出ワークシート

⇒第3·4章 WORK❼（p.97、107、122、130、136、142、148、154、161）

領　域	視　点	S·O	A
〈　　　　　　　　　〉 ■標準的な視点	■疾病からの視点 ■治療からの視点 ■患者さんの特性からの視点		
〈　　　　　　　　　〉 ■標準的な視点	■疾病からの視点 ■治療からの視点 ■患者さんの特性からの視点		

SOAPワークシート

⇒第3・4章 WORK⑪（p.101、111、125、132、138、145、151、157、163）

\# _____ 〈目標1〉 _____

〈目標2〉 _____

視　点	S・O	A
	【1】	【2】
〈目標1〉 【3】	【4】	【5】
〈目標2〉 【6】	【7】	【8】
総合判断		【9】
P		

検査データ基準値のまとめ
バイタルサイン、血液学的・凝固系・電解質検査の基準値など

分類	項　目	正常値（基準値）単位も明記	逸脱する原因	逸脱した場合の随伴症状	随伴症状が出現した場合のケア
バイタルサイン	血　圧				
	脈拍（成人）				
	呼吸数（成人）				
	体　温				
	酸素飽和度　SpO₂				
	意識状態				
血液学的検査	白血球　WBC				
	赤血球　RBC				
	血色素量　Hb				
	ヘマトクリット　Ht				
	血小板　Plt				
	赤血球沈降速度				
凝固検査	プロトロンビン時間 PT				
	APTT				
	FDP				
	D ダイマー				
電解質検査	ナトリウム　Na				
	クロール　Cl				
	カリウム　K				
	カルシウム　Ca				
	リン　P				
	血清鉄　Fe				

検査データ基準値のまとめ
生化学検査の基準値など

分類	項　目	正常値（基準値）単位も明記	逸脱する原因	逸脱した場合の随伴症状	随伴症状が出現した場合のケア
生化学検査	CRP				
	総蛋白　TP				
	アルブミン　Alb				
	総ビリルビン　T-Bil				
	直接ビリルビン D-Bil				
	間接ビリルビン I-Bil				
	尿素窒素　BUN				
	クレアチニン　Cr				
	尿酸　UA				
	AST				
	ALT				
	γ－GTP				
	アミラーゼ				
	総コレステロール T-cho				
	善玉コレステロール HDL-C				
	悪玉コレステロール LDL-C				
	中性脂肪　TG				
	血　糖				
	HbA1c				
	グリコアルブミン GA				
	アンモニア				

検査データ基準値のまとめ
動脈血ガス分析、尿検査の基準値など

	項　目	正常値（基準値）単位も明記	逸脱する原因	逸脱した場合の随伴症状	随伴症状が出現した場合のケア
動脈血ガス	pH				
	動脈血二酸化炭素分圧 PCO_2				
	動脈血酸素分圧 PO_2				
尿検査	尿量（1日）				
	尿比重				
	尿 pH				
	尿蛋白				
	尿糖				
	尿潜血				
	尿ケトン体				
その他					

主な術後合併症のまとめ

合併症	発生しやすい時期	発生メカニズム	発生の要因・誘因 （リスクが高くなる原因）
呼吸器合併症			
感　染			
イレウス			
出　血			
DVT・PE			
疼　痛			
せん妄			
その他（診療科に応じて追加）			
その他			

発生した場合の 症状・徴候	合併症リスク評価項目 （検査データなど） （O-P に活用してください）	発生予防のための 標準的なケア （T-P、E-P に活用してください）	早期発見のための 観察項目や、 発症後の観察項目 （術後のO-P に活用してください）	発症してしまった 場合の標準的なケア （発症後の T-P、E-P に 活用してください）

執筆者一覧&
成人看護学実習に臨む学生さんへのエール

監　修

●**山本 佳代子**（やまもと かよこ）

　ケアパートナー株式会社 地域支援事業部 スーパーバイザー

　元 横浜創英大学看護学部看護学科教授

執　筆（掲載順）

●**山本 佳代子**（やまもと かよこ）

　ケアパートナー株式会社 地域支援事業部 スーパーバイザー

　元 横浜創英大学看護学部看護学科教授

　…1章、2章解説・事例①・④、3章解説・事例①、4章解説・事例①

実習はつらくて大変と感じる瞬間もありますが、学生時代の印象深い思い出になると思います。ナースになったときに一番役に立つのが成人看護学実習です。頑張ってください！

●**峯川 美弥子**（みねかわ みやこ）

　横浜創英大学看護学部看護学科講師

　…2章事例②、3章事例②

学生の皆さん、看護過程は看護職を続ける限りずっと患者さんの看護に必要です。疾患が違っても同じステップを踏んでいきます。いろいろな疾患の患者さんを経験し、練習していくことが大事です。頑張りましょう。

●**風野 美樹**（かぜの みき）

　和洋女子大学看護学部看護学科助教

　…2章事例③・⑥

周術期の看護は手術日を起点として優先順位が変わってきます。麻酔や手術に関するたくさんの知識が必要ですが、元気に退院していく患者さんにやりがいを感じてくださいね！

●**中田 千恵子**（なかだ ちえこ）

　横浜創英大学看護学部看護学科助教

　…2章事例④、3章事例①

実習は慣れない環境で緊張の連続だと思いますが、患者さんを知ろうと興味をもって、感じ、考えて実習に臨んでみてください。新たな発見や驚きがたくさんあると思います。少しでも充実した実習になることを願っています。

●**原　美鈴**（はら みすず）

　帝京平成大学ヒューマンケア学部看護学科准教授

　…2章事例⑤

疾患や治療について調べるときに、疾患・治療が患者さんの生活のどの側面にどのように影響するかを押さえておき、これらに関連する情報を優先して収集していくと、戦略的・効率的に進めていけます。頑張りましょう！

●**多久和 善子**（たくわ よしこ）

昭和大学認定看護師教育センター 腎不全看護分野主任教員・講師

…4章事例②

実習ではまず「清潔感がある身だしなみ、明るい表情でハキハキ話す」、これが一番大切ですね。最初に受けたあなたの印象が、患者さんや指導する看護師さんの気持ちの中に残ります。ぜひ心掛けてくださいね。

●**鈴木 香緒理**（すずき かおり）

東邦大学看護学部看護学科助教

…4章事例③

実習中、学習や実践などが思うようにいかない、うまくいかないと、悩むこともあると思います。それはマイナスなことではなく、自己の成長へつながるチャンスです。実習が有意義な時間になることを願っています。

●**石井 佳代子**（いしい かよこ）

和洋女子大学看護学部看護学科助教

…4章事例④

実習中は悩むこともあるかと思いますが、一つひとつの経験が自分の成長につながります。看護学生という今しかない立場・視点で、患者さんに寄り添い、看護を楽しみながら実習に励んでいってください。

●**松嵜 愛**（まつざき あい）

慶應義塾大学看護医療学部基礎看護学分野講師

…4章事例⑤

記録などで頭がいっぱいになったとき、電子カルテではなく、目の前の患者さんに目を向けてください。人が人を気遣い、ケアすることの大切さを忘れずに丁寧に向き合うことで、きっとやるべきことがみえてきますよ。

●**南村 二美代**（みなみむら ふみよ）

大阪公立大学看護学部看護学科准教授

…4章事例⑥

看護学生も医療チームの一員！積極的に相談し、患者様のためにいい看護を提供しましょう。学生さんだけができる看護もあります。実習の貴重な体験は、あなたの「臨床の知」になり、あなたの今後の力になるはずです。

●**永嶺 仁美**（ながみね ひとみ）

和洋女子大学看護学部看護学科助教

…4章事例⑦

「患者さんが何で苦しんでいるのか」理解し行動するために、病態や治療の知識は必要ですが、最も大事なのは「患者さんから発せられるメッセージ」です。ベッドサイドでしっかり患者さんと向き合ってくださいね。

成人看護学実習ワークブック
—15疾患の事例で『調べる、みる、考える』がわかる！

2023年10月5日発行　第1版第1刷©

監　修　山本 佳代子

発行者　長谷川 翔

発行所　株式会社メディカ出版
　　　　〒532-8588
　　　　大阪市淀川区宮原3−4−30
　　　　ニッセイ新大阪ビル16F
　　　　https://www.medica.co.jp/

編集担当　新家康規／坂田果織／小川志保
装　　幀　尾﨑篤史（OZAKIYA）
本文イラスト　ホンマヨウヘイ
印刷・製本　株式会社 加藤文明社

ISBN978-4-8404-8212-7　　　　　　　　　　　　　　　　Printed and bound in Japan

当社出版物に関する各種お問い合わせ先（受付時間：平日9：00〜17：00）
●編集内容については、06-6398-5045
●ご注文・不良品（乱丁・落丁）については、お客様センター 0120-276-115

※解答例はあくまでも一例であり、唯一の解答を示すものではありません。ワークに対する理解を深めるための手がかりとしてご活用ください。
※掲載の都合上、バイタルサインや検査データなどの数値や単位を省略している解答例があります。ご了承ください。

【周術期　事例①　胃切除術】

【p.22　WORK ①】
把握するためのヒント：この手術は、消化液の流れがどうなるか考えてみましょう／**摘出する臓器**:胃／**吻合（縫合）する箇所**:食道と空腸、十二指腸と空腸／**皮膚切開部**：ポート挿入部（腹部３カ所）

【p.23　WORK ②】
通常の働き：摂取した食物を、撹拌しながら粥状にしつつ胃液で殺菌する。食物をいったん貯蔵し、少しずつ十二指腸に送り出している。
障害されると：胃液分泌が障害されると、消化機能が低下するが、全摘などですべてが失われると内因子が減少し、ビタミン B_{12} の吸収が阻害され、巨赤芽球性貧血を生じる。食物の貯蔵機能が失われると、一気に十二指腸に送り出される。

【p.23　WORK ③】
臓器の働き　●胃の働きは、食物の貯蔵→できなくなると小腸への急激な食物の移動が起こる→ダンピング症候群を起こしやすい
解剖学的な特徴　●腹腔内を操作するため、術後に腸管が癒着しやすい→癒着性イレウス／●胃の付近の郭清が行われる→膵臓を損傷する恐れ→膵液漏
手術操作の特徴　●侵襲は少ないが手術時間が長い＝麻酔時間が長い→呼吸器合併症／●気腹を必要とする→ガス充填による上大静脈圧迫→静脈灌流障害→DVT・PE／●胆嚢摘出も行われる→胆汁漏

【p.23　WORK ④】
創部の位置:腹部ポート部創が3〜4カ所　**ドレーン**:吻合部背面ドレーン、左横隔膜下ドレーンなど　**薬物投与経路**：末梢輸液ルート（Vライン）　**酸素投与経路**:酸素マスク　**モニタリング機器**:心電図・SpO_2 モニター、Aライン　**その他**:硬膜外カテーテル、膀胱留置カテーテル、フットポンプ

【p.23　WORK ⑤】
離床：術後１日目から。
ドレーン抜去の目安：排液量が減り、性状が漿液性で、食事開始後変化がなければ抜去。
食事開始：水分は術後１日目以降、３日目流動食から徐々に固形へ変更しながら、分割食にしてダンピング症候群を予防する。
抜糸や入浴：ドレーンを５日目程度で抜去できたら入浴可能、抜糸は７日目程度で実施。

【p.25　WORK ⑥】
■感染
術式の特徴：○　**A男さんの特徴**:Alb 4.1g/dL、血糖 89 mg/dL。　**判断**:ドレーン挿入や膀胱留置カテーテル挿入は予測されるが、栄養状態、糖代謝異常はなく、感染の危険はあるものの、同様の手術に比べて高いわけではない。
■イレウス
術式の特徴：◎（腸管の侵襲がある）　**A男さんの特徴**:胆石既往あり。腹部手術歴なし。合併症があることは理解できているが、術後の生活の注意点の説明がされていない。**判断**:全身麻酔による腸管麻痺に加え、腸管そのものへの侵襲があり、癒着性イレウスの可能性が高い。まだ離床などの重要性の知識が得られていない。疼痛などによって早

期離床が進まない場合には腸管麻痺が、退院後の生活管理不良の場合には癒着性イレウスの危険性が高まる。
■出血
術式の特徴：◎（リンパ郭清後、膵液漏も起こしやすい）　**A男さんの特徴**:p.24 血液検査データ（RBC、Hb、Ht、PT時間、PT活性、PT-INR、APTT）を記す。　**判断**:出血傾向や貧血症状はみられないが、リンパ郭清による周辺臓器への侵襲もあり、吻合部だけでなく膵液漏などの合併症も起こしやすい。
■ DVT・PE
術式の特徴：◎（腹腔鏡使用のため）　**A男さんの特徴**:術前 ADL自立。　**判断**:腹腔鏡使用により、麻酔時間の延長や腹部静脈灌流低下が起こり、DVT・PEを生じやすい。
■疼痛
術式の特徴：○（侵襲小さい）　**A男さんの特徴**:術後疼痛管理についての説明をまだ受けていない。　**判断**:開腹術と比べて侵襲が少なく、鎮痛薬の適正使用ができれば管理は可能と思われる。ただし、疼痛管理ができない場合には早期離床が進まない。
■せん妄
術式の特徴：△　**A男さんの特徴**：理解力もあり、年齢も若い。不安がある。　**判断**:手術に対して不安があるが、理解力もあり、状況を把握できるようにすればリスクは高くはない。
■ダンピング症候群
術式の特徴：◎　**A男さんの特徴**：胃を全摘する予定。外食が多く、肉全般とラーメンが好き。昼食は短時間で済ませる。　**判断**:術後食べたものが急速に小腸に流入することで、血管から腸内への水分移動や、血糖急上昇とインスリン過剰分泌によるダンピング症状を生じやすい。ただし、入院前の食習慣を継続した場合、予防が困難である。
■輸入脚症候群
術式の特徴：◎　**A男さんの特徴**：胃切除後、ルーワイ法で再建予定で、この再建方法では十二指腸に盲端ができる（輸入脚）。　**判断**:輸入脚に癒着や狭窄が生じた場合、胆汁で内圧が上昇するため、嘔吐などの輸入脚症候群を生じる。

【p.26　WORK ⑦】
合併症:出血　**看護上の問題**:＃３ 出血リスク状態　**関連因子**：●手術侵襲（リンパ郭清による周辺臓器への侵襲の可能性）●ドレーン挿入
合併症:DVT・PE　**看護上の問題**:＃４ 非効果的末梢組織灌流リスク状態　**関連因子**：●長時間の同一体位●離床の重要性について学習中
合併症:感染　**看護上の問題**:＃５ 手術部位感染リスク状態　**関連因子**：●手術侵襲およびドレーンなどの挿入物
合併症:疼痛　**看護上の問題**:＃６ 急性疼痛　**関連因子**：●手術侵襲●術後疼痛管理に関する知識不足
合併症:ダンピング症候群　**看護上の問題**:＃７ 非効果的健康自主管理リスク状態　**関連因子**：●不適切な食習慣●退院後の生活の注意点に関する知識不足
合併症:輸入脚症候群　**看護上の問題**:＃７へ統合　**関連因子**:＃７へ統合

【p.27　WORK ⑧】
＃２　消化管運動機能障害リスク状態
■麻酔や手術の腸管への侵襲

手術前日の看護目標：手術前日で生じていないため、目標なし。

手術前日の看護介入計画：手術前日で生じていないため、目標なし。

■早期離床への理解と方法の知識に関する不足

手術前日の看護目標：①術後の早期離床の効果と方法を自分で説明できる。②離床方法の練習を実施できる。

手術前日の看護介入計画：①午前のバイタルサイン測定時に、麻酔と術式による消化器への影響および早期離床の効果を説明する。②午後の訪室時に理解度を確認し、創部をかばった端座位への移動方法を練習する。

【p.29　WORK ⑨】

#2　消化管運動機能障害リスク状態

〈目標1〉術後の早期離床の効果と方法を自分で説明できる

〈目標2〉離床方法の練習を実施できる

■機能の概要

O：p.28 バイタルサイン（血圧、脈拍、体温）、朝食、排便、悪心・嘔吐を記す。

A：消化管機能に異常はみられない。

■〈目標1〉

S：「安静にしているとよくないんですね」「手術をしたら、ゆっくり食べなきゃいけないんだよね」

O：p.24 に以下の情報あり。野菜は好きではなく、肉全般とラーメンが好き。朝食は食べないことがある。昼食は外食が多い。仕事が忙しく短時間で済ませるようにしている。

A：術後の状態についてある程度イメージでき、離床の重要性、消化管に負担がかからないようにすることは理解しているが、これまでの生活習慣は術後の消化管に負担を与えるものであった。

■〈目標2〉

S：「痛かったら、これ、自分でできるかな？」

O：術前オリエンテーションで、腹部を押さえた起き上がり方の練習を行う。

A：離床の重要性の理解とともに実施方法も習得できたが、術後ドレーンなどが挿入された状態はイメージできていない。

■総合判断

現時点で消化管機能に問題はなく、術後の早期離床への理解は進んだ。ただし、腸管へ直接侵襲がある術式であり、疼痛などで離床が遅れた場合や、早食いなどの食習慣もあるため、腸管に負担がかかった場合、術後イレウスの発生の可能性が高い状態は継続している。

■P

術後離床時にドレーンや点滴の説明を追加してから離床を実施する。食事開始時に、もう一度食事摂取方法について確認する。

【p.32　WORK ⑩】

優先順位：3　看護上の問題：#4 非効果的末梢組織灌流リスク状態

優先順位の理由：腹腔鏡下手術であること、安静時間が長い。

優先順位：4　看護上の問題：#6 急性疼痛　優先順位の理由：疼痛コントロールができないと離床に関わるが、当日は管理され、安静臥床である。

優先順位：5　看護上の問題：#2 消化管運動機能障害リスク状態

優先順位の理由：まだ生理的な腸管麻痺の時期であり、直ちに異常がみられることは少ない。

優先順位：6　看護上の問題：#5 手術部位感染リスク状態　優先順位の理由：感染徴候はみられておらず、好発時期はもう少し時期があとである。リスクとなる行為もみられていない。

【p.33　WORK ⑪】

優先順位：3　看護上の問題：#4 非効果的末梢組織灌流リスク状態

看護目標：①深部静脈血栓症の徴候がみられない。②足首の底背屈運動を術後3回実施できる。　介入計画：①観察（ホーマンズ徴候）。

②底背屈運動を実施していることを確認する。実施スケジュールと方法を説明する。

優先順位：4　看護上の問題：#6 急性疼痛

看護目標：①PCA ポンプを自分で操作できる。②鎮痛薬管理により、疼痛が自制内で経過する。

介入計画：①PCA ポンプの使用方法を説明する、ポンプの使用状況を確認する。②疼痛の状況（強度、持続時間、性質、誘因、活動や睡眠への影響）の観察、疼痛増強時の指示に従って鎮痛薬の使用を検討し必要時実施する、疼痛の誘因を確認し除去する。

優先順位：5　看護上の問題：#2 消化管運動機能障害リスク状態

看護目標：①異常な腹部所見がみられない。②体位変換を自主的に実施できる。　介入計画：①腹部の観察（腸蠕動音、腹部膨満感、腹痛、排ガス）。②創部を押さえながら体動する方法を説明し、介助しながら体位変換を行う。

優先順位：6　看護上の問題：#5 手術部位感染リスク状態　看護目標：①ドレーンの排液の性状に異常がみられない。②介助を受けながら身体および創部の清潔を保つことができる。　介入計画：①ドレーンの観察（時間当たりの排液量、性状、変化）。②特に創部およびドレーンなどの挿入部に汚染がないか観察する、汚染があった場合には寝衣を交換する。

【p.35　WORK ⑫】

#1　出血リスク状態

■循環動態の概要

O：p.34 バイタルサイン（血圧、脈拍、体温）、検査データ（RBC、Hb、Ht、Plt、アミラーゼ）、inout バランスを記す。胃体部と膵体部の癒着があり、剥離した。また、胆嚢内に結石が認められ同時に摘出した。

A：低血圧などの徴候はなく、循環動態に異常はみられない。術中バランスは＋1095で、サードスペース移行分を鑑みてこの時期としては問題ない。尿量≧59.5kg×0.5mL×3 時間と比較すると必要量をぎりぎり満たしている程度。出血はこの術式では少し多く、血球成分が減少している。癒着を剥離した侵襲によるものと考えられる。

■〈目標1〉

O：吻合部背面ドレーン 淡血性 5mL、左横隔膜下ドレーン 淡々血性 10mL、挿入部異常なし、抜去・閉塞なし。

A：術直後のドレーンの排液の性状として問題なく、量も異常はみられない。挿入部、創部からも特に術後出血を疑われる徴候はないので、現時点で出血は起こっていないと思われる。

■〈目標2〉

S：挿入部の説明に対して「わかりました」。

O：自主的な体動はない。

A：現時点では体動も少なく、事故抜去の危険は少ない。

■総合判断

現時点では術後出血は生じておらず、ドレナージも異常なく行われている。ただし、癒着部を剥離した影響で術中の出血があり、今後も出血が継続する、あるいは膵体部の剥離から膵液漏を生じやすい状態である。これまではプラスバランスであるが、出血により循環血漿量が減少した場合には血圧低下や尿量減少が生じる可能性がある。

■P

ドレーンから異常な排液がみられない。めまいやふらつきが生じた際に看護師に報告できる。体動時のドレーンの扱いを自分で正しく行うことができる。

【p.36　WORK ⑬】

#1　非効果的気道浄化リスク状態

〈目標1〉呼吸機能に異常がみられない。痰の喀出を、介助を受けながら自力で行うことができる

〈目標2〉呼吸困難感があったら看護師に報告することができる

■呼吸機能の概要
O：SpO2 99%（酸素5L/分）呼吸数 16回/分。予定手術時間内で手術を終了。
A：予定手術時間内のため、麻酔の影響も予定通りであった。現時点では酸素投与下ではあるが、酸素飽和度は問題ない。
■〈目標1〉
O：湿性咳嗽あり。息遣いは浅い。自主的な体動はない。
A：咳嗽の状態から、気道内に痰の貯留が予測されるが、疼痛もありまだ自主的な体動ができないため、自力での排痰は困難である。
■〈目標2〉
S：「ああ」と短く返事。のどのあたりを示し、苦悶の表情。
A：看護師は表情の観察により痰喀出困難であることは予測できるが、症状を積極的に訴えることは現時点では難しい。
■総合判断
麻酔の影響により気道内分泌物の増加を認めている。術直後のため、自主的な症状の訴えや排痰のための行動をとれなかったが、今後回復に応じて可能となると思われる。疼痛によって離床が進まない場合には呼吸器合併症を生じる可能性がある。
■P
保清や立位・歩行など、体を動かす機会をつくる。1日3回、呼吸訓練を促す。

#4　非効果的末梢組織灌流リスク状態
〈目標1〉深部静脈血栓症の徴候がみられない
〈目標2〉足首の底背屈運動を術後3回実施できる
■末梢の循環の概要
O：予定手術時間内で手術を終了。手術中の全身状態は特に問題なし。顔色やや蒼白。
A：手術時間の延長はないものの、術中体動のない状態であり、末梢の循環は少なくなっていたことが予測される。
■〈目標1〉
O：p.34 バイタルサイン（血圧、脈拍、SpO2）を記す。ホーマンズ徴候（−）。
A：ホーマンズ徴候は陰性で、バイタルサインは問題なく、肺塞栓症の徴候もみられない。
■〈目標2〉
O：疼痛はNRS 2。自主的な体動はない。
A：現時点は術直後のため、底背屈運動を自主的にはできていない。
■総合判断
術中の不動状態に加えて、明日までは安静臥床が継続するため、静脈の灌流は滞りがちになっている。離床は今後回復に応じて可能となると思われるが、それまでの間、底背屈運動などが行われない場合には血栓を生じる可能性がある。
■P
深部静脈血栓症と肺血栓塞栓症の徴候を観察する。第1歩行時には呼吸困難感を観察する。足関節底背屈運動を1日最低3回行うよう促す。

【p.37 WORK⑭】
優先順位：2　看護上の問題：＃1 非効果的気道浄化リスク状態　看護目標：①呼吸機能に異常がみられない。②保清や立位・歩行など、体を動かす機会をつくることができる。　介入計画：①観察（バイタルサイン、呼吸音、喀痰など）。含嗽などで口腔内乾燥軽減、ネブライザー、脱水予防（輸液管理）。②保清や立位・歩行の際にできるだけ自主的に体を動かすよう促す。1日3回呼吸訓練を促す。
優先順位：3　看護上の問題：＃4 非効果的末梢組織灌流リスク状態　看護目標：①深部静脈血栓症・肺血栓塞栓症の徴候がみられない。②足首の底背屈運動を1日3実施できる。　介入計画：①観察（ホーマンズ徴候）。第1歩行時に呼吸状態を確認する。②起床時、

10:00、14:00に実施していることを確認する。実施スケジュールと方法を説明する。
優先順位：4　看護上の問題：＃6 急性疼痛　看護目標：①鎮痛薬管理により、疼痛が自制内で経過する。②疼痛が予測される際に、予防的に鎮痛薬の使用を検討することができる。　介入計画：①ポンプの使用状況を確認する。疼痛の状況（強度、持続時間、性質、誘因、活動や睡眠への影響）の観察。②離床など疼痛が誘引される際に鎮痛薬の使用を検討し、必要時実施する。
優先順位：5　看護上の問題：＃2 消化管運動機能障害リスク状態　看護目標：①異常な腹部所見がみられない。②離床を実施できる。　介入計画：①腹部の観察（腸蠕動音、腹部膨満感、腹痛、排ガス）。②安全な方法で体動（離床）できているか観察する。立位やトイレ歩行を促す。
優先順位：6　看護上の問題：＃5 手術部位感染リスク状態　看護目標：①ドレーンの排液の性状に異常がみられない。②介助を受けながら身体および創部の清潔を保つことができる。③離床時に事故抜去しない。　介入計画：①創部の観察。ドレーンの観察（時間当たりの排液量、性状、変化）。②清拭・寝衣交換を実施する。③離床時ドレーンやルートが引っ張られないように整理する。

【周術期　事例②　肺切除術】

【p.38 WORK①】
把握するためのヒント：気道の空気の流れを考えてみましょう／摘出する臓器：肺／吻合（縫合）する箇所：気管支断端、肺切除部位／皮膚切開部：ポート挿入部（胸部3、4カ所）

【p.39 WORK②】
通常の働き：肺は、気道から酸素を体内に取り込み、不要物である二酸化炭素を肺胞でガス交換し空気中に排出（換気）している。
障害されると：肺胞面積の減少によって呼吸機能が低下することで、呼吸困難、息切れ、咳嗽等を生じる。

【p.39 WORK③】
臓器の働き　●肺の働きは、ガス交換→切除により面積が少なくなる→低酸素血症
解剖学的な特徴　●空気の通り道が縫合部→縫合部から空気が漏れる→肺胞漏・気管支断端漏／●肺胞を切除する→肺血管床の減少→肺動脈圧上昇→肺水腫／●胸管付近の侵襲がある→傷つくと、乳び漏／●縦郭への侵襲がある→反回神経麻痺→嗄声
手術操作の特徴　●側臥位で行われる→健側の胸郭運動が抑制→分泌物の貯留／●肋骨切除を伴う場合→術後の疼痛が強い→胸郭運動の抑制

【p.39 WORK④】
創部の位置：右側胸部　ドレーン：胸腔ドレーン　薬物投与経路：左前腕部末梢ルート　酸素投与経路：酸素マスク　モニタリング機器：心電図モニター　その他：膀胱留置カテーテル、硬膜外カテーテル

【p.39 WORK⑤】
離床：なるべく翌日から、疼痛を緩和しながら。
食事開始：翌日昼から常食。
ドレーン抜去：24時間クランプ後、胸部X線で肺が完全に膨張している。胸腔ドレーンにエアリークがない。排液量が減少している。
抜糸・抜鉤：退院後初回の受診時。

【p.41 WORK⑥】
■呼吸器合併症
判断：現在、自覚症状や胸部X線は異常なし。喫煙歴はないが、呼

吸機能検査は正常下限である。肺を切除することで換気面積が減少し、呼吸機能が低下する。それに加え、肋間筋に侵襲が加わることで疼痛が強くなり、呼吸運動が妨げられて痰を喀出しにくい状況となる。麻酔による侵襲、気道分泌物が増加することに加え、気管支粘膜の浮腫や線毛運動の障害も起こる。肺切除により、切除部から空気が漏れ、気胸を起こすことがある。以上から、ガス交換障害を起こす可能性がある。

■感染

術式の特徴：○　**B美さんの特徴**：血糖 100mg/dL、Alb 4.7g/dL。　**判断**：ドレーン挿入や膀胱留置カテーテル挿入は予測されるが、栄養状態、糖代謝異常はなく、感染の危険はあるものの、特に高いとはいえない。

■イレウス

術式の特徴：△　**B美さんの特徴**：既往歴は右肺癌。腹部手術の既往歴はない。　**判断**：腹部手術の既往歴はなく、今回は胸部の手術であるため、生理的腸管麻痺が遷延する可能性は低い。

■出血

術式の特徴：◎　**B美さんの特徴**：p.40 血液検査データ（Plt、PT時間、PT活性、PT-INR、APTT）を記す。　**判断**：出血傾向や貧血症状はみられないが、リンパ節郭清による周辺臓器への侵襲がある。1回目の手術後癒着があり、今回癒着を剥離する際に出血を起こす可能性があり、出血量が多くなる可能性がある。

■DVT・PE

術式の特徴：◎　**B美さんの特徴**：術前ADL自立。　**判断**：2回目の手術であり、癒着によって手術が長時間になった場合、長時間同一体位となり深部静脈血栓ができやすくなる。術後、疼痛が強く離床が進まない場合には、DVT・PEを生じやすい。

■疼痛

術式の特徴：◎　**B美さんの特徴**：前回の手術時に手術創やドレーン挿入部の疼痛が強かったと感じている。もともと痛みに弱い。　**判断**：胸腔ドレーンの挿入などから筋切開、末梢神経損傷があり、肋間を切開するため疼痛が強い。痛みが強いことで不安や恐怖を感じ、早期離床が進まない。前回の手術の記憶から、今回の手術創への痛みに対して恐怖があり、疼痛が増強する可能性がある。

■せん妄

術式の特徴：△　**B美さんの特徴**：理解力もあり、年齢も若い。不安がある。　**判断**：手術や治療、予後、今後の生活に対して不安があるが、理解力もあり、状況を把握できるようにすればリスクは高くはない。

【p.41　WORK ⑦】

#2　看護上の問題：ガス交換障害リスク状態　**関連因子**：●呼吸抑制や咳嗽力低下●肺胞の面積の減少●肺の切除部からの空気が漏れ拡張が不十分な状態になること●胸水貯留●呼吸器合併症から低酸素血症

#3　看護上の問題：急性疼痛　**関連因子**：手術創や胸腔ドレーン挿入

※優先順位4以下は、#非効果的末梢組織灌流リスク状態、#感染リスク状態、#不安を検討してみよう。

【p41　WORK ⑧】

優先順位：1　**看護上の問題**：出血リスク状態　**看護目標**：①ショック症状が感じられた場合、すぐにナースコールできる。②ドレーンの位置を理解し、事故抜去につながる行為がなく過ごす。　**介入計画**：①ドレーンの排液量、性状の血性化の有無、血圧等バイタルサインの観察。②ドレーン挿入部、ねじれや閉塞、危険行為の有無の観察。ドレーンの位置を知らせ、体動時は環境を整備し、手伝うことを説明する。

優先順位：2　**看護上の問題**：ガス交換障害リスク状態　**看護目標**：①息苦しさがある場合にはナースコールできる。②深呼吸することが

できる。　**介入計画**：①呼吸回数、呼吸様式、呼吸音などの観察、息苦しさがあるときには知らせるよう説明する。②体動は除痛しながら行う。右肺を上にして肺の拡張を妨げない。胸腔ドレーンを適切（吸引圧等）に管理し、固定位置、エアリーク、呼吸性移動を確認する。

優先順位：3　**看護上の問題**：急性疼痛　**看護目標**：① PCAポンプを自分で操作できる。②鎮痛薬管理により、疼痛が自制内で経過する。　**介入計画**：① NRSで疼痛の強さを確認する。PCAポンプの使用方法を説明する。PCAポンプの使用状況を確認する。②疼痛の状況（強度、持続時間、性質、誘因、活動や睡眠への影響）の観察。疼痛増強時の指示に従って鎮痛薬の使用を検討し、必要時実施する。

※優先順位4以下は、#4 非効果的末梢組織灌流リスク状態、#5感染リスク状態、#6 不安を検討しよう。

【p.43　WORK ⑨】

p.41 WORK ⑧の内容を記す。

【p.43　WORK ⑩】

#1　出血リスク状態

〈目標1〉ショック症状が感じられた場合すぐにナースコールできる

〈目標2〉ドレーンの位置を理解し、事故抜去につながる行為がなく過ごす

■循環機能の概要

S：「あー痛い、痛い、どうにかして!!」

O：術中出血量 200g。尿量 220mL。p.42 帰室時バイタルサイン（脈拍、血圧、呼吸数、体温、SpO₂）を記す。NRS 8。剥離に時間を要し、やや出血量が多かった。胸腔ドレーン：淡血性。挿入部周囲に出血なし、皮下気腫あり。ドレーン抜去・閉塞なし、エアリークあり。呼吸性移動あり。

A：創部痛が強く、血圧が上昇していると考えられる。術中バランスはプラスであるが、この時期としては問題ない。胸腔ドレーンからの排液は血性であるが、排液量は正常範囲内である。挿入部、創部からも特に術後出血を疑われる徴候はないので、現時点で出血は起こっていないと思われる。

■〈目標1〉

O：苦悶表情あり。冷汗、末梢冷感がみられる。NRS 8。

A：疼痛のため冷汗、末梢冷感がみられていると考えられる。疼痛が強いと訴えることができているため、ほかの異常も訴えることができると考えられる。

■〈目標2〉

O：疼痛があり、患者さん自身が左側臥位をとろうとしていた。看護師の介助の下、左側臥位へ体位を変更した。

A：疼痛があり、ドレーン類を気遣いながら体位を変えることはできない。このためドレーン類を事故抜去する恐れがある。

■総合判断

現時点では術後出血は生じておらず、ドレナージも異常ない。しかし術後24時間は出血が起こりやすい。患者さんは異常時にナースコールで訴えることができると考えられる。しかし、疼痛がありドレーン類に気を配る様子はみられないため、事故抜去する恐れがある。

■P

①ドレーンの排液量、性状の血性化の有無、血圧などバイタルサインの観察、冷汗、顔面蒼白、気分不快がないか。②ドレーン挿入部・ねじれや閉塞、危険行為の有無の観察。体動前後の環境整備。ドレーンの位置を知らせる。体動時は手伝うことを説明する。

#2　ガス交換障害リスク状態

〈目標1〉息苦しさがある場合にはナースコールできる

〈目標2〉深呼吸することができる

■呼吸器の概要

O：呼吸数 24回／分（浅速性）。SpO₂ 96%（5Lマスク）。右胸

腔ドレーンは呼吸性にエアリークあり、皮下気腫を胸腔ドレーン刺入部周囲に認める。肺の呼吸音は全体的に聴取可能だが、右肺の上葉は呼吸音が減弱。

A：患側である右肺の呼吸音は、左に比べると弱いながらも聴取できており、胸腔ドレーンからエアリークが認められていることから脱気はできているが、データからは換気状態は十分とはいえない。

■〈目標1〉
S：NRS 8。
O：浅速性の呼吸。末梢冷感あり、冷汗あり。
A：現在創部痛が強く、呼吸が抑制されている状態である。疼痛のほうが強いため、訴えられない状況であると考えられる。

■〈目標2〉
S：「あー痛い、痛い、どうにかして!!」
O：呼吸数 24 回 / 分（浅速性）。NRS 8。
A：疼痛が強く、呼吸は浅速性であり、換気は十分とはいえない。疼痛があるため深呼吸ができる状態ではない。

■総合判断
肺の拡張はしつつあるが、肺胞面積の減少から換気は低下している。さらに、疼痛が強いため、呼吸が浅くなっていることも影響していると考えられる。

■P
①呼吸回数、呼吸様式、呼吸音などの観察。息苦しさがあるときには看護師を呼ぶよう説明する。②体動や呼吸訓練は除痛しながら行う。胸腔ドレーンを適切（吸引圧、ドレーンの固定）に管理する。

【p.43 WORK ⑫】
優先順位：1 看護上の問題：#3 急性疼痛 優先順位の理由：疼痛が強いため、深呼吸や痰の喀出、離床ができないと合併症を引き起こす原因となるため。 看護目標：①PCA ポンプを自分で操作できる。②鎮痛薬管理により、疼痛が軽減もしくは自制内で経過する。 介入計画：①PCA ポンプの使用方法を説明する。PCA ポンプの使用状況を確認する。点滴による鎮痛薬の投与、輸液管理。鎮痛薬の確実な内服。疼痛の状況の観察。必要時鎮痛薬を投与する。疼痛の誘因を確認し、除去する。
優先順位：2 看護上の問題：#2 ガス交換障害リスク状態 優先順位の理由：手術によって肺胞面積が減少していることに加え、疼痛によって浅速性の呼吸になっていることと、疼痛で痰喀出ができないと合併症の発症リスクが上がる。 看護目標：①深呼吸することができる。②痰の喀出を、介助を受けながら自力で行うことができる 介入計画：①適宜、PCA ポンプや鎮痛薬を使用し、除痛しながら行う。右肺を上にして肺の拡張を妨げない。胸腔ドレーンを適切（吸引圧、ドレーンの固定）に管理する。胸腔ドレーンの観察（ドレーンの固定位置、エアリークや呼吸性移動）をする。皮下気腫の広がりを観察し、マーキングする。②飲水や含嗽などで口腔内乾燥軽減、ネブライザー、脱水予防（輸液管理）。
※優先順位4以下は、#非効果的末梢組織灌流リスク状態、#感染リスク状態、#不安などを検討しよう。

【p.45 WORK ⑬】
p.43 WORK ⑫の内容を記す。

【p.45 WORK ⑭】
優先順位1 #2 ガス交換障害リスク状態
〈目標1〉深呼吸することができる
〈目標2〉痰の喀出を、介助を受けながら自力で行うことができる
■呼吸器の概要
S：10:00「深呼吸すると傷が痛むからうまく出ないわね」。午後から痰がたくさん絡んでくるが出せない。
O：14:00、右肺の呼吸音が減弱しており、息遣いが荒い。呼吸数

26 回 / 分、体温 37.8℃、SpO2 95%（RA）。痰は淡々血性痰が少量出ている。ときどき咳嗽があり、呼吸時と咳嗽時にエアリークを認める。排液量 20mL/h、性状：淡血性、持続陰圧 -8cmH2O。
A：呼吸状態から無気肺を起こしている可能性がある。淡々血性の痰が喀出されていることから、肺水腫が起こっていると考えられる。胸腔内の脱気は行われているが、肺は十分拡張していない。

■〈目標1〉
S：午後から痰がたくさん絡んでくるが出せない。
O：14:00、訪室時、創部に手を当てて咳をしている。右肺の呼吸音が減弱しており、息遣いが荒い。
A：創部を圧迫しながら排痰しようとしているが喀出ができず、換気が不十分な状態である。痰が溜まっているため、呼吸音が減弱しており、深呼吸ができない状態である。

■〈目標2〉
S：「早く良くなって家に帰りたいから、痰を出さないとね」
O：創部を保護した咳嗽の仕方を説明後すぐに、傷に手を添えて痰を出している。
A：痰喀出する必要性については理解している。早く退院したいというモチベーションがあり、痰を喀出しようとする行動がみられていると考えられる。

■総合判断
創部を圧迫することで創痛を軽減させ、排痰しようとする様子がみられており、理解し行動することができている。しかし、痰が増え十分に喀出することができず、無気肺を起こしている可能性がある。体温は 37.2℃で、呼吸器感染（肺炎）か、吸収熱が考えられる。

■P
吸入、バイブレーション、体位ドレナージ、タッピングなどの呼吸理学療法を行う。

優先順位2 #3 急性疼痛
〈目標1〉PCA ポンプを自分で操作できる
〈目標2〉鎮痛薬管理により、疼痛が軽減もしくは自制内で経過する
■創部の概要
O：胸腔ドレーン挿入部：発赤なし、周囲の皮下気腫は一部拡大。（創部）発赤・腫脹なし。
A：創部やドレーン挿入部に発赤や腫脹はない。創部の問題はみられていない。

■〈目標1〉
S：「（PCA の）ボタンを押すのはわかってたけど、あんまり使ったら体に負担がかかって回復が遅くなるんじゃないかと思って」
O：定期で鎮痛薬の内服が開始したこと、持続硬膜外麻酔カテーテルが挿入されていることを再度説明する。
A：PCA ポンプが痛み止めだということは理解している。しかし、副作用が心配で使用をためらっている。鎮痛薬使用の不安はあるが、使用について説明したことを理解できると考えられる。

■〈目標2〉
S：「痛み止めを飲むためにも、食事を少し食べなきゃね」
O：昼食 8 割摂取。
A：PCA による鎮痛薬の使用ではなく、経口摂取することで除痛を図りたいと考えている。食事を摂取していることから、鎮痛効果は得られていると考えられる。

■総合判断
疼痛が強く疼痛管理は PCA を使用しているが、副作用を気にしている。経口摂取が開始になり内服薬による鎮痛を希望していることから、PCA の使用から内服薬に移行することができると考えられる。

■P
痛みが強い場合には、PCA ポンプを使用することを伝える。内服薬による効果が得られるか、薬効と持続時間を確認する。安楽な体位を保持する。

優先順位：1　**看護上の問題**：＃2 ガス交換障害リスク状態　**優先順位の理由**：痰の気道内貯留により換気が不十分な状態である。　**看護目標**：介助によって痰の喀出ができる。深呼吸ができる。　**介入計画**：ハフィングを一緒に行う。タッピング、体位ドレナージの実施。

優先順位：2　**看護上の問題**：＃3 急性疼痛　**優先順位の理由**：創部の疼痛が強く痰喀出や離床が進まないため。除痛が必要なため。　**看護目標**：除痛を図り、痰の喀出や歩行ができる。　**介入計画**：PCAポンプの定期的な使用。アセリオの使用。安楽な体位の保持。

優先順位：3　**看護上の問題**：＃5 感染リスク状態　**優先順位の理由**：ドレーン類が挿入されており、挿入期間が長くなると感染する危険性が高まる。　**看護目標**：ドレーンを安全に取り扱う。離床時はナースコールを押すことができる。　**介入計画**：刺入部位の観察、清潔操作によるガーゼ交換、清拭などの清潔ケア。

※優先順位4以下は、＃4 非効果的末梢組織灌流リスク状態、＃6 不安を残し、＃1 出血リスク状態は終了することを検討しよう。

【周術期　事例③　低位前方切除術】

【p.48　WORK ①】
摘出する臓器：直腸／**吻合（縫合）する箇所**：下部直腸／**皮膚切開部**：ポート挿入部（下腹部4〜5カ所）

【p.49　WORK ②】
通常の働き：消化吸収活動後の残渣物を便として貯留。骨盤内の神経で、随意的に外肛門括約筋を収縮、弛緩させて排泄の調節を行っている。
障害されると：便の貯留機能の障害や、神経の障害による調節の障害が起こる。

【p.49　WORK ③】
臓器の働き　●直腸の働きは、便の貯留と排泄の調節→普段から直腸壁の圧上昇と腸内細菌が豊富→術後縫合不全
解剖学的な特徴　●腹腔内を操作するため、術後に腸管が癒着しやすい→癒着性イレウス／●骨盤底の付近の郭清が行われる→骨盤神経叢を損傷する恐れ→膀胱・直腸・性機能障害
手術操作の特徴　●侵襲は少ないが手術時間が長い＝麻酔時間が長い→呼吸器合併症／●気腹を必要とする→ガス充填による上大静脈圧迫→静脈還流障害→DVT・PE／●砕石位による横隔膜の運動制限→呼吸器合併症

【p.49　WORK ④】
創部の位置：下腹部に5mm程度の創部が4〜5カ所　**ドレーン**：直腸膀胱窩ドレーン、経肛門ドレーン　**薬物投与経路**：点滴（左右どちらでもよい）　**酸素投与経路**：酸素マスク　**モニタリング機器**：心電図、SpO2　**その他**：硬膜外麻酔（Th12-L1）、膀胱留置カテーテル、弾性ストッキング、空気圧迫装置

【p.49　WORK ⑤】
離床：翌日から開始
膀胱留置カテーテルの抜去：硬膜外カテーテルや経肛門ドレーンの抜去後、トイレ歩行が可能であれば抜去
ドレーン類の抜去：排液が50mL/日以下程度になり、食後の性状変化がないこと
退院時期：術後10日前後

【p.51　WORK ⑥】
■呼吸器合併症
術式の特徴：○　**C太さんの特徴**：一秒率、胸部X線問題なし。

SpO2 98%（RA）。術中体位は砕石位。起立性低血圧と創痛で離床はギャッチアップのみ。　**判断**：術前の機能に問題なく、現時点でも呼吸状態に異常はないが、長時間の麻酔の影響や術式から、無気肺を起こしやすい。離床が進んでおらず、創部痛が増強した場合、咳嗽力が低下して呼吸器合併症の可能性がある。

■感染（縫合不全含む）
術式の特徴：◎　**C太さんの特徴**：Alb 4.6g/dL〈術前〉、3.8g/dL〈術後〉。血糖92mg/dL〈術前〉、175mg/dL〈術後1日目〉。体温37.5℃。直腸の手術。術後抗菌薬を使用。肛門ドレーン抜去。直腸膀胱窩ドレーン 80mL/日、淡血性。　**判断**：バイタルサインは、術後1日目では手術侵襲による反応と考えられ、直ちに異常ではない。現時点でドレーン排液は正常範囲内である。血糖上昇は現時点では手術侵襲による一時的な反応と考えられるが、今後も下降しない場合、治癒遅延の可能性がある。また、出血によるAlb値の低下がある。今後の栄養摂取次第では、回復が遅延する可能性がある。吻合部が腸管にあり、便が通過すること、ガス貯留による圧の上昇、浮腫、血流不良が生じる場合があり、吻合部の感染および縫合不全が発生する可能性が高い。

■イレウス
術式の特徴：◎　**C太さんの特徴**：腹部膨満あり。腸蠕動音ごく微弱。悪心・嘔吐なし。消化管（直腸）の手術。麻酔時間が長い。腹部X線で小腸、大腸ガス像あり。ニボー像なし。離床はギャッチアップのみ。排便頻度1回/2〜3日。スナック菓子、揚げ物が多い。デスクワークで、休日も外出しない。　**判断**：現時点の腸管運動の悪さは、術後の生理的腸管麻痺と考えられる。しかし、腸管を侵襲したこと、普段から便秘傾向であること、術後の離床が順調に進んでいないことから、腸管の活動回復が遅延する可能性が高い。なお、退院後も運動習慣が乏しく、脂質の多い食習慣があるため、癒着性イレウスを起こす可能性がある。

■出血
術式の特徴：○　**C太さんの特徴**：術中出血230g。RBC 382万/μL、Hb 12.8g/dL、Ht 39.0%、Plt 22.7万/μL。直腸膀胱窩ドレーン術後80mL、血性から淡血性へ。　**判断**：術中の出血はやや多かったが、ドレーン排液の性状は淡血性に移行しており、現時点で術後出血はみられない。ただし、Hb値は術後低下しており、貧血症状が生じる可能性がある。

■DVT・PE
術式の特徴：○　**C太さんの特徴**：術前ADL自立。凝固系問題なし。腹腔鏡下砕石位の手術。離床はギャッチアップのみ。　**判断**：現時点で問題ないが、術中体位から、静脈血の停滞を起こすことに加え、術後離床が進んでいないため、DVT・PEを生じるリスクが高い。

■疼痛
術式の特徴：◎　**C太さんの特徴**：術後PCAポンプ使用中。NRS2で経過。低血圧が生じ、PCAポンプ注入速度6mL/hから3mL/hへ。離床はギャッチアップのみ。　**判断**：本日は、疼痛はコントロールされていたが、副作用の低血圧が生じたため、鎮痛薬投与量を減じている。今後体動が増加するに伴い、さらに疼痛が増強することが予測される。

【p.51　WORK ⑦】
合併症：疼痛　**看護上の問題**：急性疼痛　**関連因子**：●手術侵襲、鎮痛薬持続投与の減少●体動の増加が予測されること
合併症：感染　**看護上の問題**：感染リスク状態　**関連因子**：●吻合部が腸管であること●血糖上昇・Alb低下による回復遅延

【p.51　WORK ⑧】
優先順位：2　**看護上の問題**：急性疼痛　**看護目標**：①適切なタイミングで追加の鎮痛薬を使用できる。②痛みの少ない体動方法を理解できる。　**介入計画**：①清拭前などに追加の鎮痛薬使用を促し、必要

時投与する。②腹部を保護した起き上がりの方法について説明しながら実施してもらう。
優先順位：3　**看護上の問題**：感染リスク状態　**看護目標**：①ドレーン排液、血糖値が安定している。②吻合部の安静・清潔を保つことができる。　**介入計画**：①指示された時間にドレーン排液、血糖値を観察し、評価する。②腹部膨満感の増強、下痢便の有無について観察し、症状発現時に報告するよう説明する。
※優先順位 4 以下は、#非効果的末梢組織灌流リスク状態、#ガス交換障害リスク状態、#排尿障害リスク状態を検討してみよう。

【p.52　WORK ⑨】
p.51 WORK ⑧の内容を記す。

【p.52　WORK ⑩】
1　消化管運動機能障害リスク状態
〈目標 1〉起立性低血圧を起こさずトイレ歩行ができる
〈目標 2〉腹部膨満感が軽減する
■**身体機能の概要**
O：p.52 バイタルサイン（血圧、脈拍、呼吸数、体温、SpO2）を記す。
A：バイタルサインの値は術後の経過日から考えて問題なく、消化管の運動に影響がある異常はみられない。
■〈**目標 1**〉
S：「動いたほうが、お腹の張りは良くなるんだね」
O：ロピオン® 50mg 使用。徐々にギャッチアップし、めまい、血圧低下なし。トイレ歩行実施。
A：離床の意義についての理解も得られ、ギャッチアップの工夫により血圧低下がみられなかったこと、疼痛コントロールしたことにより離床を進めることができた。
■〈**目標 2**〉
S：「明日からご飯が出るって言われたから、ちょっと楽しみだよ」
O：ゆっくりというアドバイスにもかかわらず、水 100mL を一気に飲む。悪心・嘔吐なし、午前は腹部膨満感あり、腸蠕動音微弱であったが、トイレ歩行後、腸蠕動音改善。水様便少量。
A：離床が進んだことで、腹部膨満感は改善し、腸管の運動は回復傾向である。ただし、一気飲みするなど、食事摂取方法についての知識は不十分と思われる。また、水様便は継続する可能性があり、吻合部の圧上昇や汚染につながる。
■**総合判断**
離床の必要性を理解し、歩行が進んだことで、腸管機能が改善したが、明日以降の不適切な食事摂取方法により、消化管運動障害が生じる可能性は継続している。
■**P**
引き続き離床範囲を徐々に拡大する。腸管に負担の少ない食事摂取方法を説明し、実施できるよう見守る。

2　急性疼痛
〈目標 1〉適切なタイミングで追加の鎮痛薬を使用できる
〈目標 2〉痛みの少ない体動方法を理解できる
■**身体機能の概要**
O：血圧 122/62mmHg。硬膜外カテーテルアナペイン® 3mL/h 中。安静時 NRS は 3 ～ 4 だが、体動により疼痛増強。体動への不安あり。
A：硬膜外カテーテルからの鎮痛薬投与量を減量してから、血圧は安定している。安静時の疼痛は改善傾向であるが、体動により増強しており、離床抑制に影響している。
■〈**目標 1**〉
O：離床前にロピオン® 50mg 使用。座位で血圧 120/66mmHg。めまい、胸痛などなく、トイレ歩行可。14:00、NRS 1 ～ 2。

A：離床前に追加の鎮痛薬を使用することで、血圧低下なく、体動が可能な程度に疼痛コントロールができた。
■〈**目標 2**〉
S：「ああ、こうするとましだね」
O：端坐位へは腹部の保護の方法を説明する。座位自力で可能。
A：声掛けにより、疼痛の増強要因である腹圧をかける動作での保護方法を理解し、実施も可能で、活動範囲増大につながった。
■**総合判断**
本日の目標は達成し、疼痛による活動制限を減じることができた。今後は徐々に疼痛が回復することが予測され、適切に鎮痛薬を使用することでコントロールでき、活動を拡大できると考えられる。
■**P**
引き続き体動前に確認し、必要時に鎮痛薬を使用する。腹部を保護した体動方法がとれているかを確認する。

【p.53　WORK ⑫】
優先順位：2　**看護上の問題**：感染リスク状態　**優先順位の理由**：徐々に感染徴候が顕在化する時期である。感染徴候はないが、本日より水様便がみられており、術式からも縫合不全が起こりやすいため、優先順位を上げる。　**看護目標**：創部・ドレーンが異常なく経過する。腹部症状および水様便の有無を看護師にタイムリーに報告できる。　**介入計画**：創部、ドレーン、ドレーン挿入部の観察、感染徴候の有無の確認を行う。腹部症状および水様便の有無や量を報告できるよう声掛けを行う。
優先順位：3　**看護上の問題**：急性疼痛　**優先順位の理由**：疼痛は軽減傾向であり、活動への影響も減少している。明日は持続的な鎮痛薬が終了するため、順位を下げて介入を継続する。　**看護目標**：効果的な鎮痛薬の使用ができる。独力で疼痛の起こりにくい体動を実施することができる。　**介入計画**：ケアや離床前に疼痛を確認して、必要時に鎮痛薬を投与する。疼痛の起こりにくい体動ができているかを確認し、必要時、正しい方法について説明する。
※優先順位 4 以下は、#排尿障害リスク状態を検討しよう。#出血リスク状態、#非効果的気道浄化リスク状態、#非効果的末梢組織還流リスク状態は計画終了を検討しよう。

【p.54　WORK ⑬】
p.53 WORK ⑫の内容を記す。

【p.55　WORK ⑭】
優先順位：1　**# 1　消化管運動機能障害リスク状態**
〈目標 1〉引き続き離床を拡大し、病棟を 2 ～ 3 周歩行できる
〈目標 2〉腸管に負担の少ない食事摂取について説明を受け、ゆっくり食事をすることができる
■**身体機能の概要**
S：「お尻が痛いよ」
O：悪心・嘔吐なし。腹部膨満なし。腸蠕動音やや亢進。ブリストルスケール 7 の水様便 5 回。
A：水様便はみられているものの、腸蠕動はやや亢進する程度あり。麻痺性イレウスの徴候はみられない。
■〈**目標 1**〉
S：「ひげそりに洗面所に行ってきたよ」
O：理学療法士と病棟 2 周、トイレ歩行 6 回。
A：トイレ、ひげそりなど、生活行動を離床の機会にして、昨日より行動範囲を拡大できている。
■〈**目標 2**〉
S：「噛むようなものは何にもなかったけど、説明してくれたようにゆっくり食べるようにした」「早く唐揚げを食べたいな」「食べたらまた下痢しそうだなあ」

O：朝食は流動食を 30 分かけて全量摂取。昼食五分粥2割摂取のみ。

A：ゆっくり食べることに関しては理解し、行動がとれている。水様便が気になり、昼食から摂取量が少ないため、腸管への負担は大きくはない。退院後に必要な食事の知識についてはまだ不十分と思われる。

■総合判断

麻酔の侵襲からの回復は得られ、麻痺性イレウスの要因は解決できた。しかし、まだ腸管での水分吸収は安定せず、便の貯留機能や調節機能は一時的に低下することがあり、水様便は術式から考えて直ちに異常ではないが、肛門周囲の皮膚が障害される可能性がある。

■P

入院前の食生活を聴取し、退院後に必要な食事に関する注意点を説明する。皮膚統合性障害リスク状態を立案し、肛門周囲の皮膚を観察し、必要時スキンケアを実施する。

優先順位 2　#2　感染リスク状態

〈目標 1〉創部・ドレーンが異常なく経過する

〈目標 2〉腹部症状および水様便の有無を看護師にタイムリーに報告できる

■身体機能の概要

O：p.54 バイタルサイン（血圧、脈拍、体温）を記す。空腹時血糖値 98mg/dL。13:00 の体温 37.6℃。

A：血糖値、血圧・脈拍は安定している。体温は午後から上昇しており、直ちに感染に起因したものかは判断できないが、今後より上昇する可能性はある。

■〈目標 1〉

O：創部出血なし。直腸膀胱窩ドレーン 9:00 まで 5mL、淡黄色、刺入部異常なし。閉塞・逸脱なし。13:00 ドレーン排液量 5mL、性状は変化なし。

A：創部・ドレーンなどは術後の日数に応じて回復していることを示しており、事故抜去もなく経過している。

■〈目標 2〉

S：「（便が）すーっと出てくる」

O：悪心・嘔吐、腹痛なし。ブリストルスケール 7の水様便 5 回、ナースコールで報告できている。水様便への不安があり、昼食は2割摂取のみ。

A：自己で症状の訴えはできたが、水様便が継続し、吻合部の圧上昇や便による汚染が生じやすい状態である。不安により食事摂取量が減少する可能性もあり、Alb 値の上昇が遅れる可能性もある。

■総合判断

血糖値の安定や創部の回復などの要因は改善したものの、食事摂取量の低下や水様便により縫合不全のリスクは高い状態が継続している。

■P

引き続き、創部・ドレーン・水様便の状態を観察する。体温の上昇がないかなど、炎症所見について説明し、早期発見ができるようにする。

【p.55　WORK ⑯】

優先順位：1　**看護上の問題**：感染リスク状態　**優先順位の理由**：水様便に加え、食事摂取に伴って吻合部への負担は増大し、今後リスクが高い時期となる。縫合不全が出現すると人工肛門造設術が必要になるなど影響が大きく、上位とする。　**看護目標**：創部・ドレーン排液に異常がなく、感染徴候がみられない。ドレーンの事故抜去なく過ごすことができる。食事摂取量が 8 割程度になる。　**介入計画**：創部・ドレーン排液の量、性状、感染徴候などの観察。ドレーンの事故抜去につながらないように、環境を整備する。腹部症状がみられなければ、食事が摂取できるよう環境を整える。

優先順位：2　**看護上の問題**：皮膚統合性障害リスク状態　**優先順位の理由**：排便回数の増加、水様便はしばらく継続する可能性が高く、

肛門周囲の皮膚への刺激が強い。患者さん自身も困難感があるため、新たに立案し介入する。　**看護目標**：肛門周囲の清潔を保つことができる。　**介入計画**：肛門周囲の疼痛、皮膚の発赤、びらんの有無の観察。シャワートイレで肛門周囲を清潔に保つ。

優先順位：3　**看護上の問題**：消化管運動機能障害リスク状態　**優先順位の理由**：麻痺性イレウスの危険は減少した。今後の食事摂取方法への理解が不十分であると水様便の継続や便秘につながるため、順位を下げて継続する。　**看護目標**：入院前の食生活について話し、改善点を確認することができる。　**介入計画**：普段の食生活について聴取する。聴取した内容から、腸管に負担になる習慣を話し合う。

※優先順位4以下の、#急性疼痛、#排尿障害リスク状態は終了することを検討しよう。

【周術期　事例④　僧帽弁置換術】

【p.59　WORK ①】

把握するためのヒント：僧帽弁という弁がしっかりと閉まらなくなり、血液が逆流するとどうなるかを考えてみましょう／**摘出する臓器**：僧帽弁／**吻合（縫合）する箇所**：僧帽弁輪と人工弁輪／**皮膚切開部**：胸の中央を大きく切開する「胸骨正中切開」と、胸骨の第4肋間に小さく切開する MICS（低侵襲な心臓手術）がある。

【p.59　WORK ②】

通常の働き：心臓は血液を全身に送るポンプの働きをしている。僧帽弁は、左心房と左心室の間にある「弁」で、血液の逆流を防止する働きがある。

障害されると：収縮期に僧帽弁が完全に閉じないため、血液が左心房に逆流する。その結果、左心房の収縮力低下・肥大と拡大が生じて、左心房圧が上昇し、肺うっ血、肺高血圧や肺水腫が、左心房の拡大からは、不整脈、心房細動などを併発する。

【p.59　WORK ③】

臓器の働き　●身体各部への酸素や栄養運搬→心機能低下→低酸素血症

解剖学的な特徴　●心筋に侵襲→心嚢内に出血→心タンポナーデ／●心筋（伝導路）に損傷→不整脈や心拍出力低下／●左心耳に血栓形成→脳梗塞

手術操作の特徴　●人工弁と置換→血栓を生じやすい→塞栓症→抗凝固薬使用が必要→易出血／●人工心肺の使用→プライミング水による体液量過剰→肺水腫／●心拍を止める→心筋にダメージ→心拍出力低下／●左心耳閉鎖→侵襲の増加→出血のリスク／●メイズ術→効果不十分時、心房細動再発／●胸骨中切開→術後疼痛

【p.59　WORK ④】

創部の位置：胸骨正中　**ドレーン**：心嚢・前縦隔、気管チューブ、胃管、膀胱留置カテーテル　**薬物投与経路**：静脈点滴ルート、スワンガンツカテーテル、中心静脈カテーテル　**酸素投与経路**：気管チューブから人工呼吸器が装着されている　**モニタリング機器**：心電図、動脈圧モニター、中心静脈圧モニター

【p.59　WORK ⑤】

離床：術後当日、ベッド上安静。術後 1 日目、ベッド上自由。術後 3 〜 4 日目、トイレ歩行。術後 10 日目〜病院内自由。　**食事開始**：術後1日目から水分可。心臓食開始。　**排泄**：術後 1 日目、膀胱留置カテーテル留置。　**清潔**：ドレーン類抜去後に下半身・全身シャワー浴可。ドレーン抜去の目安：ドレーンの排液が 100mL 以下。

【p.61 WORK⑥】
■呼吸器合併症
術式の特徴：◎ D夫さんの特徴：〈術前〉％肺活量 110.3％、一秒率 82.11％。〈術中〉全身麻酔下で手術施行。胸骨正中切開。〈術後〉PAP 20mmHg、CI 2.4L/min／m2、CVP 8cmH2O、肺野血管陰影あり、水泡音軽度あり。人工呼吸器離脱、SpO2 95％（12L）、湿性咳嗽があるが、自力で喀痰できず、呼吸困難感訴えあり。
判断：術前の呼吸機能検査から痰喀出能はあると考えられたが、麻酔時間が長いこと、胸部創により痰喀出に疼痛を伴うため、現時点で酸素化は得られているが、気道内分泌物が多いのに効果的に喀出できない状態が継続する可能性がある。痰喀出ができないと無気肺などを生じる可能性がある。
■イレウス
術式の特徴：× D夫さんの特徴：腸蠕動音は非常に微弱。判断：消化管を侵襲していないため、リスクは高くない。現在、麻酔の影響により、腸の蠕動運動はみられないが、直ちに問題となる状況ではない。
■出血
循環不全にまとめる。
■DVT・PE
術式の特徴：◎ D夫さんの特徴：僧帽弁置換術（人工弁）＋胸骨正中切開＋メイズ術。1日目 12:00 血圧 78/40 mmHg。判断：長時間手術による同一体位からDVTを生じやすい。現時点でDVTやPEの徴候と思われるデータはないが、今後離床した際に症状が生じる可能性はある。
■感染
術式の特徴：△ D夫さんの特徴：〈術後〉WBC 1.234 万/μL、CRP 4.0mg/dL、Alb 3.5g/dL、BS120mg/dL、体外循環時間 180 分。僧帽弁置換術＋メイズ術施行。胸骨を正中切開。左上肢 A ライン、左右 V ライン、右内頸スワンガンツカテーテル、心嚢・前縦郭ドレーン（血性）、膀胱留置カテーテル。創部ガーゼ上汚染なし。
判断：侵襲が大きいこと、ドレーンが多いことから感染のリスクは高いことが予測されたが、WBC、CRP 値は現時点では手術侵襲によると考えられ、その他の情報からも感染徴候はない。ただし、人工物を挿入（弁置換）しており、感染が生じた場合は重症化する可能性がある。
■疼痛
術式の特徴：◎ D夫さんの特徴：胸骨正中切開。14:00 プロポフォール終了。15:00 創部痛は NRS 7 に増強し、鎮痛薬使用。判断：胸骨正中切開をしており創部痛が生じている。創部の痛みは徐々に回復していくと予測されるが、離床を拡大していく時期であり、胸骨が治癒するまでは疼痛が生じる可能性がある。疼痛管理ができない場合には離床・活動範囲拡大への影響がある。
■せん妄
術式の特徴：○ D夫さんの特徴：（性格）心配症。14:00 人工呼吸器離脱。創部痛は NRS 7 に増強し、鎮痛薬使用。モニター音が「うるさい」と顔をしかめている。判断：高齢ではないが、術中の低血圧、微細な血栓や空気塞栓による脳虚血、長時間の麻酔、術後の慣れない環境、手術への不安からせん妄を起こす可能性が高いと予測された。現在、見当識に異常はみられないが、CCU 環境へのストレスや疼痛の増強など、せん妄の要因が増加しているため、発症の危険が高まっている。せん妄になるとドレーン事故抜去など身体損傷につながる可能性がある。
■循環不全
術式の特徴：◎ D夫さんの特徴：〈術前〉左心房、左心室の拡大あり、左室駆出率（LVEF）45％、CTR 68％、AF 波形〈術中〉体外循環使用、inout バランス＋2,000mL。〈術後〉Hb 7.8g/dL、Ht 24.0％、肺野血管陰影あり、水泡音軽度あり。輸血と利尿薬の指示あり。12:00 体位変換後、心嚢ドレーンから 70mL/h 流出（血性）し、血圧 78/40 mmHg。仰臥位に戻す。
判断：術前から LVEF が低値で、麻酔や人工心肺による心臓へのダメー

ジ、メイズ術の効果が少なかった場合の心房細動の再発や、出血による循環血漿量の低下から、術後に心拍出量が減少する可能性が高かった。現在、肺うっ血の所見があること、血圧の変動があり、心拍出力は十分とは言えない。術後 2 日目以降、リフィリング現象により循環血漿量が増加し、後負荷が増大すると予測される。また、術中の抗凝固薬使用や人工心肺回路内での血小板破壊から出血しやすく、ドレーン排液が多いため、詰まったり位置がずれた場合には、心タンポナーデから心拍出量が減少する危険性が高い。

【p.61 WORK⑦】
＃1 看護上の問題：心拍出量減少リスク状態 関連因子：●リフィリング現象による後負荷●出血による循環血漿量減少●ドレーン閉塞・事故抜去による心嚢内血液貯留
＃2 看護上の問題：非効果的気道浄化リスク状態 関連因子：●長時間の麻酔●人工呼吸器管理からの気道内分泌物の増加●自力での痰喀出困難
※優先順位 3 以下は、WORK ⑥を参考に検討しよう。

【p.61 WORK⑧】
優先順位：1 看護上の問題：心拍出量減少リスク状態 看護目標：ドレーン類の必要性を理解し、身体を動かすことができる。息苦しさ等の異変が生じた場合は意思表示できる。 介入計画：ドレーンの必要性を説明する。循環動態の変化を早期発見し、対応できる。
優先順位：2 看護上の問題：非効果的気道浄化リスク状態 看護目標：自己排痰し SpO2 90％以上を維持できる。口腔内を清潔に保つことができる。 介入計画：口腔内を清潔に保ち、効果的な自己排痰ができるよう促す。
※優先順位3以下は、＃急性疼痛、＃急性混乱リスク状態、＃非効果的末梢組織灌流リスク状態、＃感染リスク状態、＃消化管運動機能障害リスク状態を検討してみよう。

【p.63 WORK⑨】
p.61 WORK ⑧の内容を記す。

【p.63 WORK⑩】
＃1 心拍出量減少リスク状態
〈目標1〉ドレーン類の必要性を理解し、身体を動かすことができる
〈目標2〉息苦しさ等の異変が生じた場合は意思表示できる
■心拍出量の概要
O：6:00 血圧 96/58mmHg、脈拍 100 回/分（ペーシング波形）、10:00 心嚢ドレーンからの排液 50mL/h、前縦隔ドレーンからの排液 20mL/h（淡々血性）。尿量 160mL/h、胸部X線 上肺野血管陰影増強。
A：午前中については、血圧は低めで安定しており、ドレーン排液の性状からは直ちに異常を示してはいないが、尿量の増加やX線結果からリフィリング現象は生じていると思われる。
■〈目標1〉
S：「そろそろ現場に行かないと」
O：14:00 血圧 88/52mmHg、脈拍 70 回/分。顔面蒼白気味。ドレーンがお尻の下にあり屈曲している。屈曲を解除すると 60mL 排液あり。落ち着かず、なかなか指示に従わない。
A：14:00 の血圧低下は、ドレーン屈曲による心嚢内排液の貯留によるものと考えられ回復している。ただし、ドレーン類に注意が向いておらず、今後活動を拡大した際には、閉塞より事故抜去の可能性が高い。
■〈目標2〉
S：9:00「眠れなくてつらかった、息も苦しい……」「息？痰は出るけど、大丈夫」
O：15:00 水泡音改善、落ち着かず、指示に従わない。

A：息苦しさの変化など症状を訴えることができている。ただし、落ち着きがなくなってきており、せん妄などを生じた場合には主観的なデータを収集できず、異常の発見の遅れにつながる可能性もある。

■総合判断

本日重大な変化はなかったが、症状の訴えが安定しておらず、早期発見には不安が残る。リフィリング現象により循環血漿量が増加した場合、心臓に負荷がかかるが、尿量が得られており危険性は下がっている。ドレーン管理不足から出血による循環不全の危険は継続している。

■P

循環機能の観察を行う。体動時、ドレーンを事故抜去しない方法を説明し、環境調整を行う。

#2 非効果的気道浄化リスク状態

〈目標1〉自己排痰しSpO₂90％以上を維持できる

〈目標2〉口腔内を清潔に保つことができる

■呼吸（気道浄化）機能の概要

S：「息も苦しい……」「しんどくて……」「息？ 痰は出るけど、大丈夫」

O：血圧 100/60mmHg、脈拍 100回/分、呼吸数 25回/分、体温 38.0 → 37.3 ℃。白色喀痰あり。SpO₂ 96 ％（2L）→99％水泡音改善。

A：酸素化は一日を通して改善傾向で、喀痰の性状、体温は手術侵襲によるものと考えられる。ただし、離脱できたが、人工呼吸器使用により気道内分泌物が貯留しやすい状況である。

■〈目標1〉

S：「痰は出る」

O：創部を保護して咳嗽介助し、白色喀痰あり。清拭と更衣を実施。

A：介助があれば自力で痰を喀出できている。保清ケアなどで活動を拡大していることも喀出を促進している。

■〈目標2〉

O：食事は2割程度摂取のみ。水分は 20mL 摂取して寝てしまう。

A：咀嚼回数や水分摂取は少なく、口腔内の自浄作用が働きにくい状況である。また、口腔ケアをせずに寝てしまっており、目標に到達できていない。

■総合判断

呼吸状態は改善傾向であったが、水分摂取が少ないため、今後、気道内分泌物の粘度が増す可能性がある。創部をかばって喀出する必要があり、粘度が増すと喀出できなくなる可能性があるが創部保護の方法がまだ自立していない。また、口腔内の清潔が保たれない場合、口腔内細菌が肺炎の要因となり得る。

■P

ハートホルダーを装着中の効果的な痰喀出方法を説明する。水分摂取を促す。口腔内を清潔に保つことの重要性を伝える。

【p.63　WORK ⑫】

優先順位：1　看護上の問題：急性混乱リスク状態　優先順位の理由：術後せん妄の好発時期であり、ドレーン抜去などの要因となっているため、優先的に介入する必要がある。　看護目標：①現実的な感覚を取り戻し、ドレーン類を事故抜去しない。②夜間入眠できる。　介入計画：危険な行為を早期に発見する。睡眠時間を確保できるよう、日中の活動を拡大する。

優先順位：2　看護上の問題：非効果的気道浄化リスク状態　優先順位の理由：肺炎の好発時期であるが、痰の粘度が増しており、喀出が困難になっている。効果的な喀出方法が確立していない。　看護目標：①創部を保護し喀痰喀出ができる。②十分な水分摂取ができる。口腔内を清潔に保つことの重要性を理解し実施できる。　介入計画：①創部を保護し喀痰喀出を促す。②水分摂取を促す。口腔内を清潔に保つことの重要性を伝え実施できるよう促す。

※優先順位 3 以下は、#心拍出量低下リスク状態、#感染リスク状態、#急性疼痛を検討しよう。離床し始めているため、#消化管運動機能

障害リスク状態、#非効果的末梢組織灌流リスク状態は、終了を検討しよう。

【p.65　WORK ⑬】

p.63 WORK ⑫の内容を記す。

【p.65　WORK ⑭】

優先順位1　急性混乱リスク状態

〈目標1〉現実的な感覚を取り戻し、ドレーン類を事故抜去しない

〈目標2〉夜間入眠できる

■せん妄状態の概要

S：「こんなにいろいろ付いていたのか。絡んでたら助けを呼ぶんだね」「昨日よりは眠ったよ」

O：9:00、あいさつに行くと、うとうとしている。10:00、一般病棟へ車椅子にて転棟となる。

A：睡眠時間も増え、自己の状況を正しく判断できるようになっており、せん妄の状態から改善している。

■〈目標1〉

S：「絡んでたら助けを呼ぶんだね」

O：左右上肢末梢へパロックへ。イノバン®0.3％シリンジ中止。ドレーンを示し、体動時にチューブを引っ張らないよう説明。その後、心嚢・前縦郭ドレーン抜去。

A：説明によりドレーン類の取り扱いや対処方法が理解できた。また、ルートや心嚢・前縦郭ドレーン抜去により身体を損傷する要因の軽減を図ることができた。

■〈目標2〉

S：「昨日よりは眠ったよ」

O：睡眠薬を使用し、5時間ほど睡眠。9:00、あいさつに行くと、うとうとしている。10:00、一般病棟へ転棟。12:00、ベッドを下げるとしばらく寝ている。14:00 以降、トイレ歩行や理学療法実施。

A：昨日より改善したが、日中眠気が残っており、睡眠は少し不足している。一般病棟に転棟となり、CCU の環境より落ち着いた雰囲気となり、午後は活動を拡大できた。

■総合判断

睡眠がとれたこと、周囲の環境やルート類などのストレッサーを減らすことができたことから、混乱した状態から回復できた。活動も拡大しており、今後は睡眠が確保できると考えられ、事故抜去などの身体損傷のリスクもなくなった。

■P

睡眠を阻害する環境がないか確認する。引き続き日中の活動を拡大する。

優先順位2　非効果的気道浄化リスク状態

〈目標1〉創部を保護して自己排痰できる

〈目標2〉口腔内を清潔に保つことができる

■呼吸（気道浄化）機能の概要

S：「（動いて）大丈夫なの？」

O：呼吸数 20回/分、体温 37.0 ℃、SpO₂ 98 ％。CRP 10.0mg/dL。創部を保護し痰喀出ができている。肺野に副雑音はみられない。

A：酸素化は悪化してはいない。データは手術侵襲からの体温や炎症マーカー上昇と考えられるが、継続するようなら何かに炎症が生じている可能性も否定できない。

■〈目標1〉

O：傷を保護しながら咳嗽できている。白色痰喀出あり。肺野に副雑音なし。

A：痰の粘度は高くならず、喀出も方法を習得し、気道の浄化は進んでいる。

■〈目標2〉
O：12:00、歯磨きを促すと「眠い」となかなかやらない。水分100mL摂取。
A：口腔内を清潔に保つことが難しい状況である。
■総合判断
現時点の呼吸状態から気道浄化の状態の悪化はない。ただし、口腔内の清潔に関しては本日の介入では達成できていない。口腔内の不衛生は、今後も継続した場合、心内膜炎などの要因になり得る。
■P
口腔内を清潔に保つ目的について説明する。退院後、口腔ケアを含めた合併症予防行動がとれるよう、#ヘルスリテラシー促進準備状態を立案する。

【p.65 WORK ⑯】
優先順位：1 **看護上の問題**：ヘルスリテラシー促進準備状態 **優先順位の理由**：退院後の保健行動について知識がないため、深部胸骨感染や人工弁により感染性心内膜炎を併発する可能性や、ワーファリン内服による副作用の発現が考えられるため。 **看護目標**：①創部の状態を観察できる。②感染徴候を理解し異変に気付ける。③退院後の日常生活での注意点を説明できる。 **介入計画**：①創部の状態の観察方法を伝える。②感染徴候を一緒に確認する。③内服薬の効果について説明する。
優先順位：2 **看護上の問題**：非効果的気道浄化リスク状態 **優先順位の理由**：喀痰出はできているが、継続して行えているかを確認する必要がある。 **看護目標**：①創部を保護し喀痰出ができる。②十分な水分摂取ができる。口腔内を清潔に保つことの重要性を理解し実施できる。 **介入計画**：①ハートホルダーを少し引き締めて咳嗽をするよう促す。②引き続き水分摂取を促す。
※優先順位3以下として、#心拍出量低下リスク状態は引き続き検討しよう。

【周術期 事例⑤ 食道亜全摘術】

【p.68 WORK ①】
把握するためのヒント：嚥下した食物の流れる経路がどのように変わるのか考えましょう／**摘出する臓器**：食道／**吻合（縫合）する箇所**：頸部食道断端と胃管／**皮膚切開部**：頸部、ポート挿入部（右胸部6カ所、腹部5カ所）、小開腹創

【p.69 WORK ②】
通常の働き：口から摂取した食物や水分を胃に送る働きをもつ。
障害されると：嚥下機能（食道期）に変化を生じ、本来の胃の機能も十分果たせなくなる。

【p.69 WORK ③】
臓器の働き ●食物の移送→食道を切除するため胃で再建→胃の食物貯蔵機能喪失→小腸へ急激な食物の移動→ダンピング症候群
解剖学的な特徴 ●吻合する臓器同士の元の位置が遠方で吻合部の緊張が強い・胸骨後経路は長くて狭い→血流障害→吻合部狭窄や縫合不全／●腹腔内を操作するため、術後に腸管が癒着しやすい→癒着性イレウス／●食道の付近のリンパ節郭清が行われる→縦郭を損傷する恐れ→反回神経麻痺→嗄声、誤嚥／●リンパ節切除→リンパ漏や乳び胸
手術操作の特徴 ●胸腔内操作あり・片肺換気・麻酔時間が長い→呼吸器合併症／●腹腔内操作あり→気腹を必要とする→静脈還流障害→DVT・PE／●ポート刺入部からの皮下組織への二酸化炭素漏出→皮下気腫／●長時間の手術・ICU入室→術後せん妄

【p.69 WORK ④】
創部の位置：頸部創、腹部正中小切開部、ポート挿入部（腹部6カ所、胸部5カ所） **ドレーン**：頸部皮下ドレーン、右胸腔ドレーン **薬物投与経路**：末梢点滴ルート **酸素投与経路**：5Lマスク **モニタリング機器**：心電図、Aライン **その他**：硬膜外カテーテル、経鼻胃管、膀胱留置カテーテル、腸瘻チューブ

【p.69 WORK ⑤】
離床：翌日から開始。
食事：翌日から経腸栄養開始、水飲みテスト後に飲水可。術後5〜6日目に検査（嚥下テスト・食道造影）後、流動食を開始。3分粥からは6回／日の分食。
ドレーン類の抜去：減圧チューブ（経鼻胃管）は翌朝抜去。血性が薄くなり量の減少がみられたら抜去。
膀胱留置カテーテルの抜去：尿量が確保されるとともに、トイレ歩行が可能であれば抜去。おおむね術後3〜5日目。
抜糸・抜鉤時期：胸部、腹部の抜糸は約1週間、頸部は吻合部の癒合が確認されてから抜糸。
退院時期：術後12〜21日後。

【p.71 WORK ⑥】
■呼吸器合併症
術式の特徴：◎ 胸腔内操作・片肺換気下で手術を行う。術創が頸部・胸部・腹部にわたる。頸部・胸部のリンパ節郭清。反回神経麻痺を生じた場合は誤嚥をしやすい。 **E雄さんの特徴**：〈術前〉一秒率67.46%。喫煙歴BI＝420。禁煙中。術前に歯科口腔外科受診済み。〈術後〉SpO2 95%以上呼吸数19回／分を維持。体動時息切れあり、左下肺野で呼吸音聴取できず、無気肺あり。左中肺野でwheeze音を聴取。白色排痰あり。「（歩くのが）苦しくってさ」。
判断：喫煙歴もあり、閉塞性換気障害である。術前は自覚症状なく、口腔内のクリアランスを向上させているが、麻酔による侵襲、気道分泌物増加や、胸腔内操作に伴う肺の虚脱、換気量減少、および頸部・胸部・腹部の創部痛により、痰の喀出力低下が生じる。以上より、無気肺、肺炎を生じる可能性が高いことが予測されていた。術後、無気肺を生じ、気道内に痰の貯留を認める。SpO2 95%以上を保っているが、悪化すると肺炎に移行する恐れがある。また歩くのがつらいと感じており、離床拡大が遅れる恐れがある。
■感染
術式の特徴：◎ **E雄さんの特徴**：〈術前〉p.68 血液検査データ（Hb、血糖、TP、Alb）、身長、体重を記す。BMI 17.95。自覚症状、化学療法、手術の不安により食事量減少。体重減少率4.3%／月。〈術後〉体温36.5〜37.5℃で経過。p.70 血液検査データ（WBC、Hb、CRP、Alb）を記す。創部出血なし。術後1日目から経腸栄養開始。 **判断**：吻合部が頸部食道にあり、唾液や口腔内細菌が流入して吻合部に接触しやすい。術前に経口摂取が不足していたことから、TP、Albは基準値をわずかに下回っており、栄養状態はやや低い。ドレーン挿入もあり、感染の危険や縫合不全のリスクがやや高いと予測された。現時点では明らかな感染徴候は認めない。
■イレウス
術式の特徴：◎ **E雄さんの特徴**：腹部手術歴はなし。クリニカルパスの説明は受けている。〈術後3日目〉腸蠕動音微弱。 **判断**：全身麻酔による腸管麻痺に加え、腹腔内操作があり、癒着性イレウスの可能性がある。一つひとつの創部は小さいが、頸部・胸部・腹部と手術部位が広範囲にわたるため、疼痛や不安定な循環動態などによって早期に離床が進まない場合には腸管麻痺が、退院後の生活管理不良の場合には癒着性イレウスの危険性が高まる。
■出血
術式の特徴：◎ **E雄さんの特徴**：〈術前〉p.68 血液検査データ（RBC、Hb、Ht、PT時間、PT-INR、APTT）を記す。〈術後〉p.70

バイタルサイン（血圧、脈拍）を記す。Hb 11.3g/dL。創部出血なし。左頸部ドレーン漿液性 10mL。胸腔ドレーン淡々血性 90mL。　**判断**：出血傾向や貧血症状なく好発時期を経過している。リンパ節郭清によるリンパ漏や乳び胸などの合併症を起こす恐れがあるが、現在のところ徴候はみられない。

■DVT・PE
術式の特徴：◎　**E 雄さんの特徴**：術前は ADL 自立。術後 1 日目から離床開始。〈術後 3 日目〉D ダイマー 2.3 μg/mL。ホーマンズ徴候なし。　**判断**：胸腔鏡・腹腔鏡使用による麻酔時間の延長や胸腔および腹腔の気腹によって、腹部静脈還流低下が起き DVT・PE を生じやすい。現時点では血栓形成の徴候はみられない。

■急性疼痛
術式の特徴：○　**E 雄さんの特徴**：頸部、胸部、腹部に複数の創部あり。PCA ポンプを注入速度 6mL/h で使用中。離床範囲は ICU 入口まで実施。〈術後 3 日目〉NRS 3。　**判断**：開胸術・開腹術と比べて侵襲が少なく、鎮痛薬の適正使用ができれば管理は可能。現在、PCA ポンプを継続使用中。痛みによる離床の妨げはない。

■せん妄
術式の特徴：◎　**E 雄さんの特徴**：年齢 62 歳。術前は食欲が落ちるほど手術に対する不安があった。手術時間は 8 時間。術後 3 日目朝まで ICU 入室、夜間モニター音で不眠。つじつまの合わない言動なし。回復しているか不安に思っている。　**判断**：手術に対する不安があったこと、長時間手術、ICU 入室、不眠など、せん妄発症リスクがあると考えられる。現時点では術後せん妄の徴候はみられない。

■縫合不全
術式の特徴：◎　胸骨後経路胃管再建術。術前化学療法実施。　**E 雄さんの特徴**：〈術前〉p.68 血液検査データ（Hb、血糖、TP、Alb）、身長、体重を記す。BMI 17.95。自覚症状、化学療法、手術の不安により食事量減少。体重減少率 4.3％/月。〈術後〉術後 1 日目より 20mL/h で経腸栄養開始。3 日目より 40mL/時に増量。　**判断**：胸骨後経路胃管再建術では吻合部の血流が低下しやすい。吻合部が頸部食道にあり、唾液や口腔内細菌が流入しやすく感染を起こしやすい。嚥下時の違和感や術前化学療法に加え、経口摂取が不足していたことから、栄養状態がやや悪い。以上より、縫合不全のリスクがある。術後は予定通り経腸栄養を開始できている。

■反回神経麻痺（嗄声・誤嚥）
術式の特徴：◎　**E 雄さんの特徴**：術後 1 日目より飲水開始。術後 3 日目時点で嗄声なし。　**判断**：手術操作により反回神経麻痺を起こすリスクがある。嗄声を生じた場合はコミュニケーションに支障を来す可能性がある。また誤嚥のリスクが高まり、呼吸器合併症の発生リスクを高める。

※上記のほか、ダンピング症候群、吻合部狭窄についても検討してみよう。

【p.71　WORK ⑦】
 # 1　看護上の問題：非効果的気道浄化　**関連因子**：●閉塞性換気障害●粘稠な気道内分泌物の増加●胸腔内操作・片肺換気による無気肺で気道内分泌物喀出力低下●創部やドレーンが気になって思い切って痰を喀出できない
 # 2　看護上の問題：急性混乱リスク状態　**関連因子**：●手術に対する不安が強いこと●長時間手術●術後の ICU 入室●術後疼痛●麻酔薬の影響●睡眠不足●離床が進んでいない●術後の回復状況への不信感
※優先順位 3 以下は、WORK ⑥を参考に検討しよう。

【p.71　WORK ⑧】
優先順位：1　看護上の問題：非効果的気道浄化　**看護目標**：①痰の粘稠度を下げることができる。②痰の喀出方法を習得できる。　**介入計画**：①呼吸状態を観察する。ネブライザー、口腔ケアの実施を促す。

②痛みの少ない痰の喀出方法について説明し、実施してもらう。
優先順位：2　看護上の問題：急性混乱リスク状態　**看護目標**：①疼痛の管理方法を習得できる。②夜間睡眠が確保できる。　**介入計画**：①必要時は鎮痛薬の使用を促して苦痛を取り除き、離床時間を増やす。②前夜の睡眠状況、日中の覚醒状況を確認する。
※優先順位 3 以下は、#組織統合性障害リスク状態、#急性疼痛、#感染リスク状態、#消化管運動機能障害リスク状態、#非効果的末梢組織灌流リスク状態などを検討してみよう。

【p.72　WORK ⑨】
p.71 WORK ⑧の内容を記す。

【p.73　WORK ⑩】
 # 1　非効果的気道浄化
〈目標 1〉痰の粘稠度を下げることができる
〈目標 2〉痰の喀出方法を習得できる
■呼吸機能の概要
S：「やっぱり、苦しい」「こんな姿……職人たちに……見せられない」「（呼吸困難感について）昨日よりはまし」
O：p.72 バイタルサイン（血圧、脈拍、呼吸数、体温、SpO2）を記す。下肺野で呼吸音が聴取不可、中肺野で wheeze 音を聴取。朝から嗄声が出現。白色排痰あり。歩行時に呼吸困難感。
A：左肺に無気肺を生じたことにより、活動時の呼吸回数が上昇している。wheeze 音が聴取されたことから、気管支内に分泌物が貯留している状態である。痰の性状から感染徴候はみられないが、排痰が滞った場合は肺炎に移行しやすい状態である。また、反回神経麻痺の徴候がみられており、誤嚥の恐れが生じている。
■〈目標 1〉
O：11:00、ネブライザーと呼吸訓練実施。白色でサラサラな排痰があった。
A：ネブライザーと呼吸訓練を実施できる。粘稠度は高くなく自力で排痰できている。
■〈目標 2〉
S：「疲れた」「飯、食ってないけど？」
O：11:00 に呼吸訓練を実施したが、疲れたと言って 1 回で終了。12:00、理由を説明し、歯磨きを実施。
A：呼吸訓練は 1 回のみ、歯磨きも促されて実施している状態であり、必要性の理解が不足している。口腔内衛生を保てないと、肺炎に移行するリスクがある。
■総合判断
気管支内の分泌物が多く、無気肺を生じており、反回神経麻痺の徴候もみられている。痰の粘稠度は高くなく、自力で排出できているが、呼吸訓練や歯磨きの必要性の理解が十分でなく、効果的に痰を喀出し、口腔内の衛生を保てないと今後肺炎に移行する可能性がある。
■P
呼吸状態（呼吸数、SpO2、呼吸困難感の有無、呼吸音）、痰の量・性状、呼吸訓練・ネブライザー・歯磨きの実施状況を確認し、実施を促す。離床を支援する。誤嚥しないようにゆっくり飲水するよう伝える。

 # 2　急性混乱リスク状態
〈目標 1〉疼痛の管理方法を習得できる
〈目標 2〉夜間睡眠が確保できる
■精神機能の状況
O：意識レベルクリア。つじつまの合わない言動なし。
A：術後せん妄の徴候なく過ごせている。
■〈目標 1〉
S：「管は……減って……楽」
O：朝、硬膜外カテーテル抜去。昼ごろ、やや疼痛が増強し、疼痛時

指示のアセリオ静脈注射 1,000mg を実施し、その後安静時 NRS 1～2。

A：PCA 終了後に疼痛の増強がみられたが、アセリオで改善することができた。

■〈目標2〉

S：音がしないからまあまあ眠れた、との発言あり。

O：ICU から一般病床に移り、昨夜は音がしないからまあまあ眠れた。日中も覚醒している。午後、膀胱留置カテーテルを抜去し、歩行訓練実施。

A：環境が変わって夜間の睡眠を前日よりは確保できている。留置物の一部が抜去され、離床を進めることができており、せん妄発生の要因を減らせている。

■総合判断

術後疼痛や呼吸困難感などはまだ残るものの、術後せん妄のリスク要因は減っている。

■P

夜間の睡眠状況、日中の覚醒状況・意識レベル、つじつまの合わない言動、午睡の有無、疼痛の程度、呼吸困難感の有無を観察する。歩行訓練を行う。

【p.73 WORK⑫】

優先順位：1　看護上の問題：非効果的気道浄化　優先順位の理由：無気肺を生じ、反回神経麻痺の徴候もあり、肺炎への移行の恐れがあり、優先度が高い。　看護目標：①痰の粘稠度を下げることができる。②痰の喀出方法を理解し、積極的に排痰できる。　介入計画：①バイタルサイン、呼吸音、咳嗽の有無、喀痰の有無・性状、口腔内乾燥の有無を確認する。②コーチ2を用いた呼吸訓練、ネブライザーを実施する。深呼吸を指導する。

優先順位：2　看護上の問題：急性混乱リスク状態　優先順位の理由：睡眠は十分とは言えず、疼痛や呼吸困難感もみられており、好発時期でもあるため。　看護目標：①疼痛の管理方法が理解できる。②夜間睡眠が確保できる。　介入計画：①疼痛や呼吸困難感が生じる場合は積極的に緩和する。不安の訴えを傾聴する。②夜間の睡眠状況、日中の覚醒状況、意識レベル、つじつまの合わない言動の有無、午睡の有無を観察する。

※優先順位3以下は、#組織統合性障害リスク状態、#急性疼痛、#感染リスク状態、#消化管運動機能障害リスク状態、#非効果的末梢組織灌流リスク状態を検討しよう。

【p.75 WORK⑬】

p.73 WORK⑫の内容を記す。

【p.75 WORK⑭】

優先順位1　#1　非効果的気道浄化

〈目標1〉痰の粘稠度を下げることができる

〈目標2〉痰の喀出方法を理解し、積極的に排痰できる

■呼吸機能の概要

O：p.74 バイタルサイン（血圧、脈拍、呼吸数、体温、SpO2）を記す。14:00 も同様。歩行時 SpO2 95～97%維持。痰の性状は白色ではサラサラ。14:00 の観察で、呼吸音は全体的に昨日より良好に聴取。左の下肺野で一部聴取できない箇所はあるが、副雑音なし。

A：肺炎の徴候はみられない。安静時の呼吸状態は安定、呼吸音や活動時の呼吸困難感も改善傾向である。呼吸困難時は指示に従って過ごせている。

■〈目標1〉

S：「ちゃんと、やると……痰出るね」「気を抜いたら、だめだな」「肺炎に、なるわけに、いかないもんな……」

O：嗄声あり。9:00 にネブライザーを実施。排痰がみられた。

12:00 の訪室時にむせていたが、気を付ける必要があることを理解している発言があった。

A：痰の粘稠度が上がることなく、自力で排痰できている。水分摂取はできているが、むせることがある。注意しなければいけない意識はできていると考えられる。

■〈目標2〉

S：「朝の分は……やった」「もうちょっと、いけそうだ」

O：呼吸訓練とネブライザーを自ら実施している。

A：呼吸音が前日に比べて改善している。痰の性状も変化なく、感染徴候はみられない。呼吸訓練とネブライザーの実施で排痰を促せており、効果的に気道浄化ができている。

■総合判断

昨日に比べて呼吸機能は改善傾向にあり、効果的に気道浄化ができている。引き続き、気道浄化を促すとともに、誤嚥しないように飲水できているか確認し、さらに改善を図る。

■P

呼吸状態（呼吸数、SpO2、呼吸困難感の有無、呼吸音）、痰の量・性状、肺炎の徴候の有無を観察する。呼吸訓練・ネブライザー・歯磨きの実施状況を確認し、実施を促す。離床拡大を支援する。誤嚥しないようにゆっくり飲水するよう伝える。

優先順位2　#2　急性混乱リスク状態

〈目標1〉疼痛の管理方法が理解できる

〈目標2〉夜間睡眠が確保できる

■精神機能の状況

O：意識レベルクリア。つじつまの合わない言動なし。

A：術後せん妄の徴候なく過ごせている。

■〈目標1〉

O：NRS 1自制内。臨時指示使用なし。

A：疼痛の増強なく過ごせている。

■〈目標2〉

O：昨夜は排尿で1回起きたのみとのこと。日中はファウラー位か端座位で過ごしていることが多い。

A：排尿による覚醒はあったものの、夜間の睡眠が確保され、日中もしっかり覚醒して過ごせている。疼痛も軽減してきている。

■総合判断

術後せん妄の好発時期を徴候なく過ごせており、発症リスクは低減している。

■P

計画終了。

【p.75 WORK⑯】

優先順位：1　看護上の問題：非効果的気道浄化　優先順位の理由：呼吸困難感は軽減してきているものの、排痰はあり、飲水時にむせ込みもあり、肺炎移行の危険が依然として高い。　看護目標：①肺炎の徴候がみられない。積極的に排痰を行うことができる。②むせにくい方法で飲水できる。むせや呼吸困難感があれば看護師に報告できる。　介入計画：①バイタルサイン、呼吸音、咳嗽の有無、喀痰の有無・性状、口腔内乾燥の有無を確認する。コーチ2を用いた呼吸訓練、ネブライザーを実施し、積極的な排痰を促す。②飲水時は顎を引いて少量をゆっくり飲むよう説明する。呼吸困難感と随伴症状があれば、看護師を呼ぶよう説明する。

優先順位：2　看護上の問題：組織統合性障害リスク状態　優先順位の理由：現在明らかな徴候はないが、縫合不全の好発時期であり、経腸栄養の影響の可能性がある下痢があり、栄養状態を維持できるようにしつつ、経過観察の必要がある。　看護目標：①頸部創部およびドレーンの排液の性状に異常がみられない。②頸部の安静を保てる。創部の異常があれば看護師に報告できる。腹痛・下痢の悪化なく、経腸栄養を実施できる。　介入計画：①頸部創部の出血、発赤、腫脹、

縫合部のひきつれの有無、頸部ドレーンの量・性状を観察する。②腸蠕動の亢進・下痢の有無を観察し、続く場合には医師に相談して指示を仰ぐ。頸部を強く動かさないように声を掛ける。随伴症状を説明し、あれば看護師を呼ぶように説明する。

※優先順位3以下は、#感染リスク状態、#消化管運動機能障害リスク状態、#非効果的末梢組織灌流リスク状態については継続を、#急性混乱リスク状態、#急性疼痛は終了を検討してみよう。

【周術期　事例⑥　乳房切除術】

【p.78　WORK①】
把握するためのヒント：術式によって切除範囲が異なります／**摘出する臓器**：右乳房／**吻合（縫合）する箇所**：乳房を切除した皮膚を縫い合わせる／**皮膚切開部**：右前胸部

【p.79　WORK②】
通常の働き：乳房は前胸部に位置し、乳腺と多くの脂肪組織からなる。乳腺は、妊娠・授乳時に発達し、乳汁を産生する。
障害されると：乳汁を産生・分泌できない。

【p.79　WORK③】
臓器の働き　●女性性の自己知覚を保つ。切除により、外見の自己知覚に影響→ボディイメージの混乱
解剖学的な特徴　●疼痛等による患側上肢の安静→肩関節可動域制限／●腋窩や前胸部の知覚神経損傷→乳房切除後疼痛症候群
手術操作の特徴　●腋窩リンパ節郭清を行う→患側上肢のリンパ浮腫

【p.79　WORK④】
創部の位置：右前胸部から腋窩に向けて斜め上に10cm程度　**ドレーン**：J-VACドレーン（右腋窩）　**薬物投与経路**：点滴（左前腕）　**酸素投与経路**：酸素マスク　**モニタリング機器**：心電図、SpO₂モニター　**その他**：膀胱留置カテーテル、弾性ストッキング、間欠的空気圧迫装置

【p.79　WORK⑤】
離床：3時間後。歩行に問題がなければ、膀胱留置カテーテル抜去。
飲水、食事開始：飲水は3時間後。飲水に問題がなければ、食事開始（午前中の手術の場合、当日夕方から）点滴終了、膀胱留置カテーテル抜去。
ドレーン抜去の目安：排液50mL/日以下。5～7日で抜去となる。
抜糸・抜鉤時期の目安：7日前後。
退院の目安：術後7～10日程度。

【p.81　WORK⑥】
■呼吸器合併症
術式の特徴：×　**F子さんの特徴**：%肺活量102.3%、一秒率89.4%。喫煙歴BI＝400以下。禁煙期間長い。胸部X線問題なし。術後1日目に離床開始。呼吸状態問題なし。　**判断**：術前検査やADL、麻酔侵襲ではリスクは少ないものの、前胸部の手術であるため、疼痛により、呼吸抑制や咳嗽力低下の可能性があった。しかし、現在呼吸器合併症は生じておらず、今後生じる可能性も低い。
■感染
術式の特徴：○　**F子さんの特徴**：〈術後〉Alb 4.0 g/dL、血糖110mg/dL、CRP 1.8mg/dL、体温36℃台。食事7割摂取。腋窩ドレーン留置中。　**判断**：術後1日目の血糖、CRPの上昇は手術侵襲の範囲内と考える。現在術後3日目でドレーン留置中であり、創部感染が顕在化してくる時期である。
■イレウス
術式の特徴：×　**F子さんの特徴**：既往は胆嚢切除術。術後1日目か

ら食事摂取可能。術後3日目に普通便あり。　**判断**：術後離床や経口摂取が予定通り進んでおり、排便も認められたためリスクなし。
■出血
術式の特徴：△　**F子さんの特徴**：RBC 456万/μL、Hb 12.3g/dL、Ht 40.8%、Plt 15.8万/μL。ドレーン排液：術後1日目120mL、術後3日目40mL、ほぼ漿液性に変化。　**判断**：貧血はみられず、ドレーン排液量は減少傾向、性状は漿液性に変化しており、出血やリンパ漏の徴候はなく、まもなくドレーンは抜去可能と予測される。
■DVT・PE
術式の特徴：×　**F子さんの特徴**：術前ADL自立。凝固能問題なし。術後1日目に離床。　**判断**：術後体動拡大は進んでおり、DVT・PEの徴候がないため、リスクなし。
■疼痛
術式の特徴：○　**F子さんの特徴**：術後疼痛管理についての知識がない。皮膚切開部が大きい。術前に痛みに関する不安がある。　**判断**：鎮痛薬の使用により、ADLや睡眠状況に影響はない。創部痛は徐々に消失していくが、術前に不安があり術後3日目のため、まだ出現・増強する可能性はある。
■せん妄
術式の特徴：×　**F子さんの特徴**：術前に手術に対する不安がある。術後ドレーン留置中。ドレーンの持ち運びは自身で行えている。睡眠良好。　**判断**：手術に対して不安があること、術後疼痛などの不快症状や不安の持続により、せん妄出現の恐れがあったが、現在ドレーンの管理、睡眠、疼痛コントロールに問題はないため、リスクは低い。
■ボディイメージの混乱
術式の特徴：◎　**F子さんの特徴**：乳房切除術を受けた。術前から手術に対する不安がある。治療に関して依存的。創部について患者さんからの訴えがない。　**判断**：乳房の喪失への悲嘆が存在している可能性があるものの、現在のところ訴えがない。今後創部のガーゼが除去され、創部を目視できること、シャワー浴など清潔行動を自ら取っていく必要があるが、受容が難しい場合、行えない恐れがある。
■患肢の可動性障害
術式の特徴：◎　**F子さんの特徴**：腋窩ドレーン留置中。学童保育や編み物、2歳の孫の世話で上肢を使用する。患肢浮腫軽度あり。右手で箸を持てず、左手でスプーンを使用している。　**判断**：創部痛やドレーン挿入、軽度浮腫の出現によって上肢の運動が阻害されており、すでに食事摂取に影響がみられている。患肢を動かさないことで関節拘縮や筋萎縮が生じ、今後の生活に支障を来す恐れがある。

【p.81　WORK⑦】
#1　看護上の問題：身体可動性障害　**関連因子**：●創部痛およびドレーン挿入による活動量低下
#2　看護上の問題：ボディイメージ混乱リスク状態　**関連因子**：●乳房切除術●手術に対する不安

【p.81　WORK⑧】
優先順位：1　看護上の問題：身体可動性障害　**看護目標**：①鎮痛薬の使用によりNRSが2以下となる。②リハビリテーションの重要性への理解が深まり、右手で食事摂取ができる。　**介入計画**：血圧測定は健側で行う。①鎮痛薬を定期的に使用する。②患側のリハビリテーションの必要性を説明し、訪室時に実施する。
優先順位：2　看護上の問題：ボディイメージ混乱リスク状態　**看護目標**：①乳房喪失に関する想いを表出できる。②創部に関心を向けることができる。　**介入計画**：①創部の清拭時に、乳房喪失の想いを確認する。②創部の位置を説明する。創部の清潔ケアに参加するよう促す。
※優先順位3以下は、#感染リスク状態を検討してみよう。#急性疼痛については、他#の関連因子として扱うことも可能。

【p.82 WORK ⑨】
p.81 WORK ⑧の内容を記す。

【p.82 WORK ⑩】
#1 身体可動性障害
〈目標1〉鎮痛薬の使用によりNRSが2以下となる
〈目標2〉リハビリテーションの重要性への理解が深まり、右手で食事摂取ができる
■創部や関節可動域の状態
O：p.82 バイタルサイン（血圧、脈拍、呼吸数、体温、SpO₂）を記す。患肢浮腫軽度あり。
A：バイタルサインは問題なく、ドレーン抜去後も出血やリンパ漏の徴候はない。患肢の浮腫は、手術操作による循環障害の可能性があるが、術後回復は順調である。
■〈目標1〉
S：「管が抜けたからかしら。痛みがましになったようです」
O：ドレーン抜去後、抜去部や創部からの滲出液なし。食後にロキソプロフェンNaを内服。リハビリテーション中NRS 1。
A：定期的な鎮痛薬の使用とドレーン抜去により、食事、清潔行動やリハビリテーションで創部痛の増強がみられず、疼痛コントロールがされていた。
■〈目標2〉
S：「これもリハビリなのね。気付かなかったわ」
O：リハビリテーションとなることを説明すると、右手で箸を使用し食事摂取が可能。患側のグーパー運動、肘の屈伸運動、肩関節の前方90°までの挙上運動を10セットずつ実施。疼痛の訴えなし。
A：術後リハビリテーションについて説明することで理解が得られ、リハビリテーションを実施。右手での食事摂取が可能となった。
■総合判断
患側上肢の回復はおおむね順調で、リハビリテーションの必要性について理解が得られたため、日常生活が拡大してきている。社会復帰に向けてよりセルフケアの自立が求められるが、上肢を使用したセルフケアの実施はまだ十分ではない。
■P
洗髪や整髪を自身で行うことにより、患側上肢の挙上運動ができる。NSR 2以下で疼痛がコントロールできる。

#2 ボディイメージ混乱リスク状態
〈目標1〉乳房喪失に関する想いを表出できる
〈目標2〉創部に関心を向けることができる
■身体機能の概要
O：p.82 バイタルサイン（血圧、脈拍、呼吸数、体温、SpO₂）を記す。夜間良眠。右腋窩ドレーン抜去。創部の発赤、腫脹、熱感なし。シャワー浴可能となる。ドレーン刺入部や創部からの滲出液なし。NRS 1。
A：睡眠状況、バイタルサイン、創部、ドレーン抜去部の状態に異常はみられない。
■〈目標1〉
S：「今日は体を拭くだけでいいです」
O：シャワー浴による創部洗浄の必要性を説明したが、同意が得られず清拭となった。
A：感染予防への理解が得られなかったこともあり、創部について話し合う機会をもてなかった。
■〈目標2〉
S：「傷を見るのは怖いわ」、（清拭時）「少し怖いわね」
O：シャワー浴による創部の洗浄は拒否。清拭は介助で実施する。
A：創部を自身で把握することに不安を抱いていると考えられる。
■総合判断
創部に問題はみられないが、創部を直視することなく、怖いと表現し

ており、外見の変化について受け止めきれていない可能性がある。無理に促すと受け止めが難しい可能性がある。創部の管理が不十分な状態が継続すると、感染のリスクが高くなる。
■P
シャワー浴により自ら創部を洗浄できる。乳房喪失に関する想いを傾聴する。#感染リスク状態への介入を優先し、自身で創部を清潔保持する方法も計画する。

【p.83 WORK ⑫】
優先順位：1
看護上の問題：身体可動性障害
優先順位の理由：ドレーン抜去によりリハビリテーションの範囲が拡大している。退院後必要なセルフケアを自身でできるように支援する必要がある。
看護目標：疼痛がコントロールされる。リハビリテーションが継続できる（患側のグーパー運動、肘の屈伸運動、肩関節の挙上運動を10セットずつ、シャワー浴で洗髪）。
介入計画：患側のグーパー運動、肘の屈伸運動、肩関節の前方90°までの挙上運動を10セットずつ行う。シャワー浴を行い、洗髪を勧める。
優先順位：2
看護上の問題：感染リスク状態
優先順位の理由：本日シャワー浴が実施できておらず、創部感染のリスクが高くなっている。
看護目標：創部の感染徴候がない。シャワー浴による創部の洗浄の必要性を理解し、実施できる。
介入計画：創部の発赤、腫脹、熱感、創部やドレーン刺入部からの滲出液の有無を観察する。シャワー浴による創部の洗浄の必要性と方法を説明する。
※#ボディイメージ混乱リスク状態は、時間をかけて介入する必要があるため優先順位を下げ、感染リスクの解決を優先しました。

【p.84 WORK ⑬】
p.83 WORK ⑫の内容を記す。

【p.84 WORK ⑭】
優先順位1 #1 身体可動性障害
〈目標1〉疼痛がコントロールされる
〈目標2〉リハビリテーションが継続できる（患側のグーパー運動、肘の屈伸運動、肩関節の挙上運動を10セットずつ、シャワー浴で洗髪）
■創部や関節可動域の概要
O：p.84 バイタルサイン（血圧、脈拍、呼吸数、体温、SpO₂）を記す。NRS 1。創部、ドレーン抜去部のガーゼに滲出液なし。創部の発赤、腫脹、疼痛なし。患肢の浮腫ほぼなし。患肢ADLに制限なし。
A：身体可動性を阻害する身体的要因はみられない。
■〈目標1〉
S：「薬を飲まなくても痛みは大丈夫になりました。お箸を使って食べられています」
O：本日から鎮痛薬は頓用に変更。鎮痛薬を使用せずにリハビリテーション、シャワー浴を行う。NRS 1。
A：ドレーン抜去、また術後日数の経過により、鎮痛薬を使用しなくても疼痛が軽減している。
■〈目標2〉
S：「手が上がらないかと心配していたけれど、髪の毛も洗えました」
O：右手で食事摂取可能。洗髪もリハビリテーションとなることを説明し、一人でシャワー室で実施。
A：日常生活動作がリハビリテーションであることについて理解が得ら

れ、予定のリハビリテーションの実施につながった。

■総合判断

リハビリテーションの意義についての理解が進み、関節可動域の拡大が進んでいる。ただし、退院後の社会復帰に向けて必要な動作の獲得が求められている時期である。社会復帰への自信につながらない場合、ボディイメージにも影響が生じる可能性がある。

■P

リハビリテーションが継続できるよう称賛して促す。退院後の日常生活動作がイメージできるよう、話し合う。

優先順位2 ＃3 感染リスク状態

〈目標1〉創部の感染徴候がない

〈目標2〉シャワー浴による創部の洗浄の必要性を理解し、実施できる

■感染徴候の概要

O：p.84 バイタルサイン（血圧、脈拍、呼吸数、体温、SpO2）を記す。NRS 1。

A：バイタルサインからは感染徴候はみられない。

■〈目標1〉

O：ドレーン抜去。ドレーン抜去部の滲出液なし。午後も滲出液増量なし。創部の発赤、腫脹、疼痛なし。

A：ドレーン抜去に伴い、滲出液が染み出す恐れがあったが問題ない。創部の感染徴候もみられない。

■〈目標2〉

O：清拭を拒否していたが、感染予防についてと洗浄方法を説明すると、自身で実施することができた。

A：感染予防についての知識と具体的な方法を伝えることで、初めての経験への不安が軽減され、予防行動につながったと考えられる。

■総合判断

ドレーン抜去により、感染リスクは減少した。保清に関しても具体的な方法を理解することが不安の減少につながっている。退院後は創部の異常を自分で判断することが求められるが、医療者に報告すべき異常についてなどの知識はまだ得られていない。

■P

創部を洗浄することで皮膚の清潔を保つよう促す。医療者に報告すべき創部の異常な状態を説明し、観察や清潔行動を促す。

【p.85　WORK ⑯】

優先順位：1　看護上の問題：身体可動性障害　**優先順位の理由**：退院後の生活を具体的にイメージできるよう介入する必要がある。　**看護目標**：食事、シャワー浴、洗髪、更衣の際に患肢を使用することができる。退院後の日常生活動作がイメージできる。　**介入計画**：引き続き患側のグーパー運動、肘の屈伸運動、肩関節の前方90°までの挙上運動を10セットずつ行う。退院後の生活について傾聴し、退院後の注意点について話し合う。

優先順位：2　看護上の問題：感染リスク状態　**優先順位の理由**：異常の早期発見ができるよう、より自己管理のスキルを上げる必要がある。　**看護目標**：創部の感染徴候がない。医療者に報告すべき創部の異常な状態を説明できる。　**介入計画**：創部、ドレーン抜去部の発赤、腫脹、熱感、疼痛の有無、バイタルサイン、滲出液の有無・性状などを観察する。シャワー浴による創部洗浄方法の指導を継続する。異常の判断と対応について説明する。

※優先順位3では#ボディイメージ混乱リスク状態を引き続き検討してみよう。

【p.95　WORK ①】

●冠動脈：大動脈の起始部から右冠動脈1枝と左冠動脈2枝の合計3枝に分岐し、心臓（心筋）全体に酸素と栄養を供給している。

●心筋：収縮することで、全身に血液を送るポンプの役割を果たす。

【p.95　WORK ②】

冠動脈の血流が障害されると心筋の機能が障害され、ポンプ機能を果たせず、血液循環の維持ができなくなる。これを代償するために交感神経の興奮、心拍数増加、腎での水分・Na吸収促進、末梢血管収縮などが生じる。

【p.95　WORK ③】

●手術療法：

PCI：経皮的冠動脈インターベンション（PCI）は、末梢動脈からカテーテルを挿入し、狭窄・閉塞した冠動脈病変部に対し、なんらか（バルーン拡張、ステント留置など）の治療を行うもの。

開胸術：冠動脈バイパス手術（CABG）があり、狭窄・閉塞した冠動脈の先に迂回路となる血流を確保する手術。近年、術式が低侵襲化している。

●薬物療法：経静脈的血栓溶解療法があり、冠動脈を閉塞させている血栓に対して薬剤を使用し溶解する治療法。

●再発予防のための生活管理：禁煙や食事療法、運動療法、薬物療法などの生活習慣の改善を行う。

【p.95　WORK ④】

●治療：経皮的冠動脈インターベンション（PCI）

●目的：閉塞した冠動脈を広げ、再灌流する。

●退院時の望ましい状態：PCI後の合併症がなく、冠動脈血流が良好になる。社会復帰に向けて心負荷を少なく過ごす方法を習得している。危険因子を減らす食事運動療法について実行可能な計画をもっている。

【p.95　WORK ⑤】

●身体面：血管内操作の刺激などによる血栓・不整脈。穿孔による冠動脈や心筋の損傷、動脈解離、心タンポナーデ。穿刺部の出血・血腫とそれによる神経障害。造影剤による腎機能障害・アレルギー。

●心理面：死への恐怖→苦痛や不安からくる迷走神経反射。

●社会面：再発予防、心負荷を軽減した生活再構築に伴う役割変更の必要性。

【p.95　WORK ⑥】

●動脈硬化の進行に伴う心筋梗塞の再発／●心筋壊死によるポンプ機能低下からくる心不全→活動耐性低下／●心筋壊死によって起こる刺激伝導系障害による不整脈／●心筋がもろくなることによる心破裂・乳頭筋機能不全症候群・心室瘤

【p.97　WORK ⑦】

■〈認知・知覚〉

S：「いつまでこのままなの？」

O：胸部の締め付けられるような痛みがあり、救急搬送。（PCI前）ニトロール®5mg舌下投与、（PCI後）胸部痛訴えなし。安静度指示：検査後床上安静、穿刺部6時間後圧迫解除予定。穿刺部のNRS 4〜5。疼痛時指示のアセリオ静注液1,000mgを投与。穿刺部痛は自制内だが腰が痛いと訴えあり。

A：救急搬送の原因となった心筋虚血からくる胸部痛は、ニトロール®とステント留置により改善した。穿刺部痛も鎮痛薬投与によりコントロールできている。穿刺部の安静確保とCKやCK-MBがピークアウ

トするまでは床上安静が継続することが予測されるが、その必要性の認識が不足しているため、同一体位による腰痛が出現している。苦痛が強い状態は交感神経の興奮を促し、心負荷から PCI 後の合併症の要因となる可能性がある。

緊急 PCI により再灌流はできたが、PCI 施行中に心室細動（VF）を来していることから、心筋に急激なダメージを受けていると考えられる。体液量が過剰であると前負荷が上昇して、うっ血性心不全になるリスクが高い。体液量が過剰に不足した状態であると前負荷の不足によって後負荷となり、心機能に負担がかかる。加えて、造影剤を使用していることから急性腎障害のリスクも考えられる。

【p.99　WORK ⑧】

#2　看護上の問題：出血リスク状態　**関連因子**：●抗凝固薬の使用 ●安静指示の理解不足

#3　看護上の問題：急性疼痛（腰痛）　**関連因子**：● PCI 後安静による同一体位

#4　看護上の問題：体液量バランス異常リスク状態　**関連因子**：●心機能の低下●造影剤による腎機能低下

【p.99　WORK ⑨】

#2　看護目標：①穿刺部から出血や血腫の徴候がみられない。②ヘパリンの作用について自分で説明することができる。　**介入**：①穿刺部からの出血や血腫の徴候の観察を行う。②ヘパリンの作用について理解度を確認し、説明する。

#3　看護目標：①体位の工夫やマッサージにより腰痛が軽減する。②安静に従いながら体を動かすことができる。　**介入**：①腰痛などの同一体位による苦痛を確認し、苦痛があれば体位の工夫やマッサージを行う。②安静度を確認し、その範囲内で援助の下、生活活動を実施してもらう。

#4　看護目標：①水分出納（特に尿量が確保されて）が安定している。②呼吸状態が安定している。　**介入**：①水分出納（特に尿量・尿比重）を観察する。②呼吸状態や四肢の浮腫の有無を観察し、異常があれば医師に報告する。

【p.101　WORK ⑪】

#2　出血リスク状態

〈目標1〉穿刺部から出血や血腫の徴候がみられない
〈目標2〉ヘパリンの作用について自分で説明することができる

■出血傾向の概要

O：PT 時間 24 秒、APTT 61.8 秒。生理食塩液 500mL ＋ヘパリン Na 1,000 U 20mL/h。昨日 19:00、血液汚染の拡大がなかったため、鼠径部の圧迫解除。穿刺部皮下出血あり。本日 9:00 に新しい出血なし。足背動脈触知可能、左右差なし。下肢のしびれなし。腹痛なし。

A：ヘパリンを使用中であるため PT、APTT は延長しており、易出血の状態であるが、大きな変化なく、合併症予防上必要な範囲内である。穿刺部に皮下出血はみられるが、出血はなく、下肢の血流・神経を障害するような血腫、後腹膜血腫の徴候もみられない。

■〈目標1〉

S：「あと、ここがかゆいんだけど」

O：穿刺部の固定テープ跡を強くかいている。

A：穿刺部についての異常を自ら報告することができている。しかし、さらに出血しないための管理については理解していないことがうかがえる。

■〈目標2〉

S：「血が、これ（ヘパリン Na）で今さらさらになってるんだね。ちょうどいいんじゃない？」と笑っている。

O：ヘパリン Na 投与中であることを説明。

A：説明により、ヘパリン Na の作用については理解した様子ではある。

しかし、易出血の程度や、生活上の注意点についてイメージできておらず、注意して生活することの重要性についても認識が不足している。

■総合判断

新たな出血はなく、血腫なども生じていない。ただし、ステントを留置したため、退院後も抗凝固療法が継続していくことが予測され、出血傾向が維持される。そのため、日常生活での注意点について理解し、実行できることが求められる。出血予防についての理解が進まない場合、出血が起こるリスクは高まる。

■P

穿刺部や身体全体の出血や血腫の徴候を観察する。身体を損傷しないよう、患者さんと相談しながら環境を整備する。出血しやすい状態で退院する際の生活への影響を話し合う。

#3　急性疼痛（腰痛）

〈目標1〉体位の工夫やマッサージにより腰痛が軽減する
〈目標2〉安静度に従いながら体を動かすことができる

■腰痛の概要

S：「昨日の晩は腰のほうがつらかったなあ。この前、ゴルフの最中に腰を痛めてたんだよね」

O：前日 18:00 に 1 時間圧迫を延長した。19:00 に腰部・背部痛の訴えあり。

A：心筋障害後であり、PCI 後の穿刺部も安静を必要とするため、体動の制限があった。局所の安静が1時間延長されたことや、元々腰を痛めていたことから、夜間の苦痛は強い状況であったと考えられる。

■〈目標1〉

O：体位を変えるのを手伝い、背部をマッサージすると腰痛が改善したとのこと。

A：体位変換や背部マッサージの介入は、腰痛には効果があったと思われる。

■〈目標2〉

S：「大丈夫、大丈夫」

O：安静度の指示は、ベッドサイド立位まで可。しかし、立位になると血圧 88/52mmHg。顔面が少し蒼白。理学療法士が中止を促し、やっと臥床する。

A：腰痛の改善には同一体位を避けることが効果的と考えられるが、活動範囲拡大の過程で血圧が低下するなどの症状があるため、活動範囲が予定通り拡大せず、安静を必要とされる可能性もある。

■総合判断

体位の工夫など、本日の介入によって改善傾向だが、心機能の回復遅延などにより安静臥床を強いられた場合には、腰痛が継続する可能性がある。

■P

引き続き、腰痛などの同一体位による苦痛を確認する。腰痛があれば体位の工夫やマッサージを行う。安静度を確認し、その範囲内で生活活動の援助の下、実施してもらう。腰痛の程度が改善し、活動範囲が拡大した場合にはプランを終了する。

#4　体液量バランス異常リスク状態

〈目標1〉水分出納（特に尿量が確保されて）が安定している
〈目標2〉呼吸状態が安定している

■体液量の概要

O：入院 2 日目。（昨日）p.96 血液検査（eGFR、Cr）を記す。6:00、夜間心室性期外収縮（VPC）はみられたが単発のみ。夜勤帯で水分 200mL 摂取。生理食塩液 500mL ＋ヘパリン Na 1,000U 20mL/h。尿量 Total 1,600mL。尿比重 1.008（昨日は 1.020）。

A：本日の水分出納は -920mL であり、前負荷が上昇し、うっ血性心不全に陥ることを予防できている。

■〈目標1〉

O：飲水夜勤帯で 200mL 摂取。尿量 60 ～ 100mL/h で経過、

Total 1,600mL。

A：G也さんは PCI 施行中に心室細動（VF）を起こしたため、心筋に急激なダメージを受けていることが考えられ、その場合は腎血流量が減少しやすい。加えて、造影剤の使用も腎に負荷をかける。昨日の eGFR の値から急性腎障害の危険があったが、本日の尿比重は下がってきている。

■〈目標2〉
O：9:00の呼吸数 20 回 / 分（副雑音なし）、SpO₂ 98%。
A：呼吸は安定しており、体液量の過剰からくる心不全徴候はみられない。

■総合判断
水分出納は安定しており、造影剤使用による腎負荷からも回復傾向である。尿量は今後も増加することが予測されるが、過度なマイナスバランスになった場合には、心拍数を増加させ、後負荷が上昇する要因となる。

■P
引き続き、水分出納や呼吸状態を確認し、造影剤をウォッシュアウトできるよう、水分摂取を促していく。尿量の低下があれば、心不全徴候や浮腫が生じていないか観察を行う。水分出納の異常や心不全徴候がみられない場合には、プランを終了する。

【p.103　WORK ⑬】
#2　援助を受けながら、ベッド周囲や活動範囲内で身体を損傷しない環境を整備することができる。抗凝固薬投与中の生活上の注意点について説明を受け、自分の生活での注意点を想起することができる。
#3　安静度に従いながら、活動範囲を拡大できる。
#4　水分出納（特に尿量が確保されて）が安定している。呼吸状態が安定している。

【急性期　事例②　くも膜下出血】

【p.105　WORK ①】
脳は、頭皮、頭蓋骨、髄膜の内側にある。髄膜は硬膜・くも膜・軟膜という三層構造で、くも膜と軟膜の間はくも膜下腔と呼ばれる。くも膜下腔は脳脊髄液で満たされており、脳を衝撃や振動、外部環境の変化から守る。また、くも膜下腔には脳動脈が走行している。

【p.105　WORK ②】
くも膜下出血を起こすと軟膜が刺激を受け、激しい頭痛を経験する。出血が脳に至った場合には、脳の局所症状（麻痺、言語障害、意識障害など）が現れる。出血が多く頭蓋内圧が高くなった場合には、昏睡状態となる。

【p.105　WORK ③】
●手術療法：開頭して脳動脈瘤に金属製のクリップをかけて止血する「開頭クリッピング術」、血管内にカテーテルを挿入し、動脈瘤にコイルを入れ止血効果を得る「コイル塞栓術」が行われる。
●合併症予防：術後 24 時間は再出血しやすいため、鎮静と降圧を行う。発症後 4 ～ 14 日目には脳血管攣縮が起こりやすく、できる限りくも膜下腔内の血液を排出させ、薬物投与等を行う。慢性期合併症として正常圧水頭症が発生した場合には、脳室腹腔髄液短絡術（V-P シャント）を行う。
●リハビリテーション：術後早期離床と、麻酔や高次脳機能障害への機能訓練が行われる。

【p.105　WORK ④】
●治療：脳動脈瘤に対する、開頭クリッピング術。
●目的：くも膜下出血の出血源を確実に止血し、合併症を防ぐ。
●退院時の望ましい状態：脳血管攣縮や正常圧水頭症の発現を予防

できる。その人が今もてる身体機能を活用して社会復帰（生活）することができる。

【p.105　WORK ⑤】
●身体面：脳の圧迫による脳損傷で局所症状が出現する／頭蓋骨を開けることによる感染や髄液漏の危険性／安静による身体機能回復の遅延の可能性。
●心理面：激しい頭痛、動けないことに対する精神的な苦痛／元の生活に戻れるかという不安。
●社会面：脳の局所症状が残った場合には、退院後の生活に向け、社会支援が必要になることもある。

【p.105　WORK ⑥】
●術前の場合には、血圧上昇などによる再出血→死亡率が高まる／
●脳血管攣縮による脳梗塞状の出現／●正常圧水頭症による認知機能障害、歩行障害、排尿障害の出現

【p.107　WORK ⑦】
■栄養・代謝
■疾病からの視点
開頭創の状態はどうか。栄養摂取の方法はどうか
■治療からの視点
創部の大きさと感染徴候はないか。ドレーンの挿入部の感染徴候はないか
■患者さんの特性からの視点
栄養を摂取できる状態か
S：頭部を触り「このチューブ何？ ああ、痛い痛い」と言っている。
O：右前頭側頭に開頭創部。ガーゼ汚染なし。脳槽ドレーンと皮下ドレーン挿入中。p.104 身長、体重を記す。手術当日、絶飲食中。左右末梢ルートから持続点滴中。下肢の浮腫なし。〈術前〉p.104 血液検査 データ（WBC、RBC、Hb、Ht、Plt、血糖、Na、Cl、K、CRP、TP、HbA1c）を記す。
A：術前の栄養状態は問題ない。術後絶食中であり、ムーアの分類の傷害期にあることから、今後貧血、TP、Alb 値の低下があると考えられる。栄養摂取ができない場合、創傷治癒遅延を起こす可能性がある。脳槽ドレーンと皮下ドレーンが挿入されているが、見当識に混乱がみられ、術後にドレーンを触る動作がみられており、汚染や自己抜去する可能性がある。現時点で感染の徴候はみられていないが、汚染や長期間の挿入は感染リスクを上昇させる。末梢ルートや膀胱留置カテーテルも挿入中であり、感染リスクがある。
■活動・運動（主に脳の循環と呼吸）
■疾病からの視点
意識状態はどうか。麻痺はあるか。バイタルサイン（血圧）の変動はどうか
■治療からの視点
安静度はどうか。麻酔からの循環器の影響はないか。気管挿管や麻酔からの他の影響はないか
■患者さんの特性からの視点
臥床に伴う筋力低下による ADL 低下はないか。安静度の指示に従っているか
S：14:30、場所は「病院かしら?」、時間は「わからない」。疼痛の訴えがある。16:30「ここどこ?」。頭部を触り「このチューブ何? ああ、痛い痛い」とつらそうにしている。
O：16:30、GCS 13点（E3、V4、M6）。傾眠傾向だが、声掛けに開眼、返答あり。従命指示に従う。けいれんなし、四肢麻痺なし、知覚異常なし、発声あり。瞳孔径 右=左 3.0。対光反射 R＋/L＋。「もう夜?」と起き上がろうとする。ベッド上安静中。血圧 120 ～ 150/70 ～ 80mmHg。脈拍 80 回台 / 分、洞調律、不整なし。脳槽ドレーンクランプ中。皮下ドレーン淡々血性。弾性ストッキング着

用中。ホーマンズ徴候なし。呼吸回数20回/分、規則的。痰の喀出なし、副雑音なし。（動脈血）pH 7.35、PCO₂ 40.3Torr、PO₂ 140Torr、HCO₃⁻ 26.1 mEq/L、BE 0.5 mEq/L。
A：バイタルサインは安定し、帰室時から意識レベルや神経症状、麻痺はみられないため、脳の循環に大きな問題はない。しかし、見当識障害があり、起き上がり動作がみられる。突然の発症・手術の影響による脳浮腫などの術後合併症や、脳血管攣縮による脳梗塞や正常圧水頭症を起こし、脳の循環に支障を来す可能性がある。現在は、血圧維持のため降圧薬を投与してコントロールしているが、手術創が右前頭側頭に大きくあり、疼痛がある。疼痛は血圧を上昇させ、再出血を生じた場合には脳血流が障害される可能性がある。
全身麻酔で気管挿管を行い、現在呼吸状態には問題ない。長時間の手術による侵襲、術後に安静臥床が必要とされることから、下肢の静脈還流が悪く、DVT・PEを起こすリスクがある。しかし、見当識障害により予防方法が理解できず、実施されない可能性もある。

■認知・知覚
■疾病からの視点
動脈瘤が破裂しており、血液残留による身体麻痺、神経症状、高次機能障害はないか
■治療からの視点
開頭創が大きいため創部痛はないか
■患者さんの特性からの視点
モニターやチューブ類による身体拘束や環境変化による苦痛がないか。脳浮腫や脳損傷によるコミュニケーション障害はないか
S：アセリオ投与後「さっきより、まし？」。頭部を触り「このチューブ何？ ああ、痛い痛い」
O：右前頭側頭に開頭創がある。四肢麻痺なし、知覚異常なし、けいれんなし。瞳孔径 右＝左 3.0。対光反射 R＋/L＋。従命指示に従える。疼痛部位や、NRSで痛みの強さを答えられない。脳槽ドレーンと皮下ドレーンを挿入中。
A：開頭創部が大きいため創部痛がある。現在、疼痛部位や程度を正確に伝えられず、すぐに疼痛を軽減することができない状態である。疼痛の持続は、回復を妨げる要因となる。また、環境変化のためのストレスがかかっており、疼痛とともに血圧を上昇させる要因になる。血圧が上昇すると再出血を起こす危険性がある。

【p.109　WORK ⑧】
#1　看護上の問題：非効果的脳組織灌流リスク状態　**関連因子**：●脳動脈瘤開頭クリッピング術からの頭蓋内圧亢進●脳血管攣縮の可能性●創部痛による血圧変動
#2　看護上の問題：感染リスク状態　**関連因子**：●手術侵襲●見当識障害による皮下ドレーンと脳槽ドレーンの汚染
#3　看護上の問題：急性疼痛　**関連因子**：●手術による侵襲●頭蓋内圧亢進●コミュニケーション障害でうまく訴えられない
#4　看護上の問題：非効果的末梢組織灌流リスク状態　**関連因子**：●長時間の手術●安静臥床による活動量の低下●予防方法が理解されない可能性

【p.109　WORK ⑨】
#1　看護目標：①見当識があり、危険な行動がなく過ごすことができる。②創部痛が自制内で落ち着いて過ごすことができる。　**介入**：①意識レベルや神経症状を観察し、バイタルサイン測定を行う。医師の指示に従い、必要時降圧薬を投与する。見当識、病識を確認し、安全に過ごせるように説明する。②創部痛やストレスを緩和することで安静を守り、必要なADLの介助を行う。
#2　看護目標：①創部やドレーンを触らずに過ごすことができる。②ドレーンが入っていることを理解できる。　**介入**：①炎症マーカー、創部やドレーンの観察。②ドレーンの位置と目的を説明する。
#3　看護目標：①疼痛を言動で表現できる。②必要に応じて鎮痛薬

を使用することで、鎮痛効果が得られる。　**介入**：①表情や随伴症状を観察する。②必要に応じて鎮痛薬を使用する。
#4　看護目標：①下肢の異常があるときは訴えることができる。②予防行動の促しに従うことができる。　**介入**：①末梢循環の状態を観察する。②床上での足関節運動を促す。

【p.111　WORK ⑩】
p.109 WORK ⑨の内容を記す。

【p.111　WORK ⑪】
#1　非効果的脳組織灌流リスク状態
〈目標1〉見当識があり、危険な行動がなく過ごすことができる
〈目標2〉創部が自制内で落ち着いて過ごすことができる
■脳血流の概要
O：p.110 バイタルサイン（血圧、脈拍、呼吸数、体温、SpO₂）、意識状態、瞳孔径、対光反射、神経症状を記す。発声あり。
A：意識レベルや四肢麻痺はなく、脳血流の状態に問題はないと思われる。ニカルジピンを持続投与中で、血圧も落ち着いており問題ない。呼吸状態も問題ない。
■〈目標1〉
S：氏名や現在の場所などスムーズに返事をした。「頭が……これ何？」「そう……頭にチューブなんか入ってて、私、大丈夫なの？」
O：ドレーンを触る動作がみられる。清拭する際に恥ずかしがって動こうとする。
A：神経症状や四肢障害はみられていない。しかし、ドレーンに関する認識は十分ではなく、触る動作がみられ、汚染や自己抜去につながる恐れがある。また、今後脳血管攣縮が起こりやすい時期になるため、意識障害や麻痺を生じる可能性が高い状態が継続すると予測される。
■〈目標2〉
S：「今は、少しだけ。しゃべると耳の上が痛い」。「もうすぐオーディションだったのに……」とため息。
O：血圧 120/68mmHg、脈拍 90回/分。頭痛は、NRSでは答えられない。食後にロキソプロフェンNa 1錠を内服するが痛がっている。
A：発言より、入院しているという環境や現状に対する不安、将来に対する不安もあり、ストレスがかかっている状態である。創部痛は継続しているが、疼痛による血圧上昇は今のところはみられていない。
■総合判断
現時点では、血圧は指示範囲内に保たれており、脳血流に異常はみられておらず、意識障害や脳機能障害は出現していない。しかし、今後脳血管攣縮を生じやすい時期になる。また、環境や将来に対するストレスや疼痛の増強や持続が生じた場合には、血圧の急激な変動を生じ、脳血流が障害される危険性が高い状態である。
■P
意識レベルや神経症状を観察し、バイタルサイン測定を行う。医師の指示に従い、必要時に降圧薬を投与する。見当識、病識を確認し、安全に過ごせるように説明する。創部痛やストレスを緩和することで安静を守り、必要なADLの介助を行う。

#2　感染リスク状態
〈目標1〉創部やドレーンを触らずに過ごすことができる
〈目標2〉ドレーンが入っていることを理解できる
■炎症所見の概要
O：WBC 7,200/μL。p.110 バイタルサイン（血圧、脈拍、呼吸数、体温）を記す。開頭創部ガーゼ汚染なし。皮下ドレーン排液なし。髄液はキサントクロミー（淡黄色）、混濁なし。
A：髄液の循環障害を防止し、髄液コントロールを行うため、脳槽ドレーンを挿入中である。WBCは術後の反応と考えられ、発熱がないこと、ドレーン排液に異常がみられないことから感染徴候は認められない。

■〈目標1〉
S：「頭が……これ何？」と言って、皮下ドレーンを触ろうとしている。
O：皮下ドレーンの排液はなし、本日抜去。脳槽ドレーンが開放になりドレーン流出している。
A：14:00に皮下ドレーン抜去になったものの、感染予防行動が適切にとれていない。脳槽ドレーンは現時点で異常はみられないが、まだ挿入されている状態であるため、H華さんが創部やドレーンを気にする可能性は継続している。
■〈目標2〉
S：「そう……頭にチューブなんか入ってて、私、大丈夫なの？」
O：ドレーンの位置を知らせ、挿入の目的を説明する。14:00にはドレーンを触る様子はみられなかった。
A：発言より、ドレーンが入っていることを理解できていなかったと考えられる。ドレーンの目的を説明したところ、頭に入っているということで、不安になった発言がみられた。見当識の状況によってはドレーンの目的や位置、扱い方を説明しても忘れてしまう可能性がある。
■総合判断
現時点で感染は起こっていないが、脳槽ドレーン挿入は継続しており、感染が生じやすい状態である。見当識が混乱しているため不適切な行動につながりやすいが、理由を一度説明するだけでは適切な行動をとれず、より感染を起こしやすい状況が継続している。
■P
炎症マーカー、創部やドレーンを観察する。ドレーンの位置と目的を説明する。ドレーンを触る動作がみられるか観察し、目に入らない位置に固定する。

#3 急性疼痛
〈目標1〉疼痛を言動で表現できる
〈目標2〉必要に応じて鎮痛薬を使用することで、鎮痛効果を得られる
■疼痛（頭痛）の概要
S：6:00に頭痛あり、NRS4のためアセリオを使用した。9:00の際、NRSでは答えられない。12:20「こめかみのあたりが痛い」。15:00、「頭が痛い……」と涙を流している。
A：前頭部・側頭と手術創が大きいため創痛が継続しており、時間帯によっては非常に疼痛を感じていると思われる言動がある。特に頭皮の動く動作では疼痛が増強している。
■〈目標1〉
S：「しゃべると耳の上が痛い」「頭が痛い……」。咀嚼で頭皮が動くと「こめかみのあたりが痛い」。
O：頭痛は、NRSでは答えられない。眉間にしわを寄せて答えている。15:00に訪室すると涙を流している。
A：NRSでは回答できないものの、少しずつ疼痛を表現し始めており、昨日よりは状況の表現が豊かになり、場所や強さを把握できる場合もあるが、訪室するまで訴えない場合もある。
■〈目標2〉
S：「気持ちいい……」
O：6:00にアセリオを使用。創痛のため昼食は3割でやめてしまう。食後にロキソプロフェンNa1錠を内服。15:00の訪室時は頭痛があり涙を流している。氷枕を使用。
A：疼痛に対する表現がみられた際には、鎮痛薬や冷罨法を使用し対処することができた。鎮痛薬について、ロキソプロフェンNaは薬効時間が短く、アセリオは持続時間が長いようである。しかし、予防にはつながっておらず、疼痛は食事量の低下につながっている。
■総合判断
表現力は豊かになりつつあるが、NRSについては困難で、自ら進んで疼痛を訴えることはできていない。鎮痛薬は一定の効果がみられるが、それ以外の方法も併用したほうが疼痛コントロールの効果が高い。鎮痛させることができない場合には、血圧変動や食事摂取量などにも影響がある状況は継続している。

■P
表情や随伴症状を観察する。必要に応じて鎮痛薬を使用する。

#4 非効果的末梢組織灌流リスク状態
〈目標1〉下肢の異常があるときは訴えることができる
〈目標2〉予防行動の促しに従うことができる
■末梢循環の概要
O：p.110 バイタルサイン（血圧、脈拍、呼吸数、SpO2）を記す。ホーマンズ徴候なし。
A：現在、バイタルサインなどに異常はなく、DVT・PEを起こしている徴候はみられない。
■〈目標1〉
S：下肢の痛みの訴えなし。
O：ホーマンズ徴候なし（清拭時）。
A：ホーマンズ徴候がみられず、下肢の異常の訴えもみられないことから、現在は問題ない。しかし、疼痛は自ら訴えることができていないため、下肢の自覚症状の有無についても、客観的な情報とともに判断しない場合には見逃す可能性がある。
■〈目標2〉
O：足関節を他動的に動かすことができていた。
A：足関節の他動運動を受けることができており、予防行動を医療者の声掛けでできている。
■総合判断
現在は末梢循環に異常はみられていない。ただし、しばらく安静臥床が継続すると予測され、予防行動を自ら積極的に行うことが求められる。また、脳血流の状態によっては、自覚症状の表現も混乱する可能性がある。自発的に予防行動ができず、自覚症状の表現が遅れた場合には、血栓ができる危険性が未だ高い。
■P
末梢循環の状態を観察する。床上での足関節運動を実施する。

【p.113 WORK ⑬】
#1 ①見当識があり、危険な行動がなく過ごすことができる。②疼痛による苦痛や不安を表出し、落ち着いて過ごすことができる。
#2 ①創部やドレーンを清潔に保つための行動ができる。②ドレーンが入っているため、安全な体位をとることができる。
#3 ①疼痛を言動で表現できる。②必要に応じて鎮痛薬を使用することで、鎮痛効果を得られる。
#4 ①下肢に異常があるときは訴えることができる。②予防行動の促しに従うことができる。

【p.121　WORK ①】
筋肉、脂肪組織のブドウ糖の取り込み促進。筋肉、肝臓でのグリコーゲン蓄積。肝臓からの糖放出の抑制。肝臓、脂肪組織での中性脂肪合成の促進。筋肉組織での蛋白合成促進。アミノ酸の取り込み促進。アミノ酸の蛋白への取り込み促進。

【p.121　WORK ②】
血糖値が逸脱する。高血糖は無症状の場合も多いが、口渇・多飲・多尿、体重減少、易疲労感などを来す。糖尿病を発症すると、細小血管障害（網膜症、神経障害、腎症）や大血管障害（脳梗塞、心筋梗塞など）の合併症が生じる可能性がある。極度の高血糖状態の場合には、糖尿病ケトアシドーシス、高浸透圧高血糖症候群による意識障害を呈する。経口血糖降下薬やインスリン治療によって低血糖症状（あくび、動悸、発汗、意識障害）を呈する場合もある。

【p.121　WORK ③】
食事療法：基本は摂取エネルギーコントロールで、「標準（目標）体重×生活活動強度」で求めた適正なエネルギー摂取を目指す。栄養素のバランスも重要で、炭水化物（40 ～ 60％）、脂質（20 ～ 30％）、たんぱく質（20％）を配分できるようにする。そのために80kcalを１単位として、同じ栄養素グループ内で食品を選択することができるよう、糖尿病食品交換表が用いられる。
薬物療法：①経口血糖降下薬：スルホニル尿素薬のほか、ビグアナイド薬、α - グルコシダーゼ阻害薬、SGLT ②阻害薬、インクレチン関連薬、速効型インスリン分泌促進薬などが用いられている。それぞれ血糖を降下させるメカニズムが異なる。インクレチン関連薬には注射製剤もある。②インスリン：作用時間により超速効型、速効型、中間型、混合型、持効型に分類される注射薬で、自己注射で管理されることが多い。
日常生活上の注意：インスリン抵抗性改善のための肥満の改善、易感染性であることから、インフルエンザや肺炎球菌ワクチンなどの予防接種と歯周病予防、足病変の予防のためのフットケアが必要である。

【p.121　WORK ④】
治療：インスリンを導入する。
目的：糖毒性を解除するため。
退院時の望ましい状態：①血糖コントロール状態が改善している。②インスリン自己注射の手技と最低限の対処方法を習得している。③付随して SMBG の手技も獲得している。④糖尿病を管理するための食事運動療法について実行可能な計画をもっている。

【p.121　WORK ⑤】
●インスリン療法副作用（低血糖）の可能性／●自己血糖測定＋インスリンを取り入れるために生活の調整が必要／●食事と運動療法の見直しによる QOL の低下の可能性

【p.121　WORK ⑥】
●不十分な管理による高血糖（糖尿病昏睡系）の発生／●細小血管障害（網膜症、神経障害、腎症）の発生・進行／●大血管障害（心血管障害、脳血管障害、末梢動脈障害）の発生・進行

【p.122　WORK ⑦】
■健康知覚・健康管理
S：「だめな患者だから」「こんなこと（インスリン注射）になるなんてねえ」「最近やせてきてたから調子がいいんだと思ってたのに……」「最近はこんなおかず、作らなくなっちゃったわ」「主人がいたころは食べられそうなものを一生懸命作っていたのよ。でもいなくなったら

張り合いがなくなっちゃって……」
O：肥満と脂質異常症の治療を２年間中断。感冒症状で受診時に高血糖を指摘され、当院に紹介。２型糖尿病と診断され、糖毒性解除のためインスリン導入。夫と半年前に死別後、生活リズムが乱れ、間食が多く、運動習慣は特にない。
A：感冒を契機に糖代謝が悪化し、糖毒性の状態となった。インスリンを導入し、血糖をコントロール中である。今後糖毒性が改善されれば離脱の可能性はあるが、注射の手技や、副作用などについての理解が求められており習得途中である。また、退院後の血糖管理や合併症管理も実施できることが求められる。夫の生前は健康に気を遣ってきたと思われ、理解力に問題はなく、管理能力はある。しかし、診断から間もないため、疾病に関する知識や、自己管理に必要な知識はほとんどない。さらに、夫との死別後、健康改善への動機づけと自信が不足している。このまま退院すると、必要な管理行動を継続できない可能性がある。また独居であるため家族の支援を得られず、さまざまな合併症を発症する可能性がある。

【p.122　WORK ⑧】
 # 2　看護上の問題：非効果的健康自主管理リスク状態　**関連因子**：●疾病に関する知識不足●生活や健康改善への動機づけや自信の不足

【p.123　WORK ⑨】
 # 2　看護目標：①糖尿病教室に参加し、わからなかったことを質問できる。②健康的な生活をすることのメリットを一つ以上挙げることができる。　**介入**：①食事摂取状況を観察する。一緒に糖尿病教室に参加する。②健康的な生活をすることについて患者さんの考えを聞く機会をもつ。教室で説明されたことでわからなかったことを質問するよう促す。

【p.125　WORK ⑩】
 # 2　①糖尿病教室に参加し、わからなかったことを質問できる。②健康的な生活をすることのメリットを一つ以上挙げることができる。

【p.125　WORK ⑪】
 # 2　非効果的健康自主管理リスク状態
〈目標１〉糖尿病教室に参加し、わからなかったことを質問できる。
〈目標２〉健康的な生活をすることのメリットを一つ以上挙げることができる。
■自己管理の状況の概要
S：「気分が良くなると病院は暇ね」
O：病院食以外は摂取していない。ベッド上で雑誌を読んでいる。水を買いに売店まで歩行。
A：入院中であることもあり、適切な食事摂取をしている。運動療法に関しては体調が改善し、開始が可能な時期と考えられるが、必要な知識が得られていないため、活動量は少ない。
■〈目標１〉糖尿病教室の参加状況
S：「糖尿病について何も知らなかったのね」「合併症は恐かったけれど、血糖値が大事なのね」「血糖値を良くするには、今の注射と薬をしていれば大丈夫なの？」
O：14:00 に院内の糖尿病教室に参加。「糖尿病の合併症と血糖管理の重要性」についての講義を真剣に聞いている。
A：糖尿病教室に参加し、自身に不足している知識を確認することができた。また、自分の疾病への対処方法が存在することに思い至ることができたため、今後その内容と効果を少しずつ実感できれば、自己効力感が増す可能性がある。質問からは、食事や運動療法の重要性への理解が不足していることがうかがえる。
■〈目標２〉健康的な生活の意義についての認識
S：「最近元気が出なくって、お父さん（夫）が呼んでるんだわ、って

思ってたの。でも、今回入院になってみたら、子どもたちに心配かけちゃって。だから、孫の世話でもして手伝ってあげられるようにしなくちゃね」

O：売店の帰りにデイルームで休憩し話を聞く。

A：場所を変え、ゆっくり話を聞く機会をつくったため、これまでの想いなどを語ることができた。夫の死別に伴う喪失感と、高血糖に伴う体調不良からマイナス思考になっていたため、健康に興味をもつに至っていなかった。現時点では、入院することのデメリットに焦点が当たっているが、「孫の世話などによって娘の役に立つ」という健康の意義を強調していけば、疾病を管理することの意義をより感じ、自己管理行動を促進する可能性がある。

■総合判断

治療効果もあり、自覚症状も改善しており、現在の管理状態は直ちに問題ではない。ただし、食事・運動に関する情報の補充や、自己管理への動機づけの強化がされないと、今後自宅で管理を維持する際にまだ困難を生じる可能性がある。

■P

入院前の食事・運動の状況を聞き、改善ポイントについて話し合う。退院後「娘の役に立つためにやりたいこと」について想起し、自己管理を行う意義をより明確にする。

【p.126　WORK ⑬】

#２　①入院前の食事・運動習慣の改善ポイントについて話し合うことができる。②病気の進行がない状態によって得られるメリットについて考えることができる。

【回復期・慢性期　事例②　慢性腎臓病・透析】

【p.129　WORK ①】

尿を生成する。尿の生成では、代謝産物、老廃物を排出し、同時に水分、電解質の調整、酸塩基平衡の調節を行う。ほかにホルモンの産生・調整機能など多様な働きをする。

【p.129　WORK ②】

水分、尿素代謝物、電解質などが体内に貯留することによる全身の障害が発生する。水分は血管内に留まり、全身の浮腫、心不全につながり、呼吸困難や不整脈などを起こす。窒素代謝物貯留では、易疲労感、食欲低下などの尿毒症状が出現する。

【p.129　WORK ③】

■腎代替療法　●透析療法：ブラッドアクセスからの血液を体外循環させ、ダイアライザーを介して血液を浄化する「血液透析」と、腹腔内にカテーテルを挿入し、腹膜を介して血液を浄化する「腹膜透析」がある。／●移植療法：ドナーからの腎臓を移植する方法である。

■食事療法　腎不全期では、蛋白制限、水分・塩分制限、カリウム制限など食事の制限が多い。ただし、エネルギー不足だと、筋肉などのたんぱく質が分解され窒素代謝物が増えるため、カロリーが不足しないようにする。

■薬物療法　腎臓の働きを補うためにカリウム吸着薬やリン吸着薬、活性型ビタミンD製剤やESA（赤血球造血刺激因子製剤）の投与が開始となる。多剤を服用するため、ポリファーマシーについても注意が必要である。

■日常生活上の注意　ブラッドアクセスの閉塞や感染などが起こらないよう、毎日の観察、保清、損傷予防を行う。また、適度な運動を継続的に行い、体力・筋力を維持するようにする。

【p.129　WORK ④】

治療：緊急血液透析

目的：体内に貯留した余剰な水分や電解質、老廃物の除去。

退院時の望ましい状態：肺うっ血が改善し、透析後ドライウェイトを維持できている状態になる。危険な体調変化について自分で発見する方法を習得している。生活習慣（特に食習慣）の改善点を明らかにして、妻とともに実行可能な対策をもっている。

【p.129　WORK ⑤】

●連続した血液透析による急激な体液のバランスの変化から、循環動態や電解質バランスに異常を来す可能性がある。／●長年行ってきた生活習慣（食習慣）の調整が必要である。／●療養方法と対立しない働き方の工夫が求められる。

【p.129　WORK ⑥】

●長期的腎障害に伴う貧血や動脈硬化の進行、二次性副甲状腺機能亢進症、アミロイド骨関節症などの発症。／●体外循環に伴う、透析中の事故、感染症の発生、循環動態の急激な変化。／●セルフマネジメント不足による心不全の再発、ブラッドアクセスのトラブル。

【p.130　WORK ⑦】

■栄養・代謝

S：「肉がだめなんだろ……知ってるよ。だから朝はコーヒーだけにしているんだ」「もっぱら味見で結構食っているな」「味が薄い」

O：〈入院時〉p.128 血液検査データ（RBC、Hb、Ht、Na、Cl、K、BUN、Cr、TP）を記す。入院時体重76.0kg（ドライウェイト66kg）、本日透析後 70.5kg（-1.5kg）。全肺野にうっ血像、全身浮腫あり。SpO₂ 100％（2L 経鼻）。飲水制限 500mL/ 日、透析食（2,000kcal、蛋白60g、塩分6g）5割摂取。口渇感あり、飲水15:00までに計400mL。中華料理店経営。飲酒習慣は中ジョッキ1～2杯。やけどの跡があり、瘙痒感がある。

A：腎性貧血はあるが、維持透析患者の目標を下回ってはいない。電解質にも大きな異常はない。低栄養はないが、体液量が過剰な状態である。緊急透析で過剰な水分を除去しているが、まだ十分に除水できておらず、酸素化にも影響があり、呼吸困難感の原因となっている。維持透析中のため、蛋白・塩分制限が求められているが、中華料理店を経営しており、塩分過多の食習慣や飲酒習慣を続けてきたところに、過労や会食が引き金になり急激な水分過多に陥ったと考えられる。疲労感による食欲不振があり、入院後の水分摂取量は問題ないが、継続して透析を受けて除水を行わないと、水分や電解質のバランスの保持が困難である。また、食習慣の調整ができない場合も、再び体液量が過剰となる可能性が高い。皮膚については熱傷と瘙痒感があり、強くこすっている。損傷が悪化した場合には、ブラッドアクセスが感染するなどの可能性がある。

■健康知覚・健康管理

S：「こっちの手は清潔にしとかなきゃいけないんでしょ？」

O：ブラッドアクセス：左前腕内シャント。透析条件：血流量 200mL/分、止血確認、スリルあり。左腕にやけどの跡があり、瘙痒感がある。シャントのある左腕をゴシゴシと拭いている。

A：ブラッドアクセスとして内シャントを使用している。血流量は確保できており、スリルもあることから問題はない。ただし、感染や出血があった場合には狭窄や閉塞の原因になるため、正しくブラッドアクセスを管理することが求められている状態である。J平さんは熱傷があることから、仕事中に左腕を保護する習慣がないと思われ、清潔にするという認識はあるものの、愛護的に洗浄する方法を正しく理解していない。今後もこの管理方法が継続した場合、ブラッドアクセスや周辺の皮膚の損傷から感染したり、かくことによって出血を誘発する可能性が高い。

【p.130　WORK ⑧】

#２　**看護上の問題**：非効果的自主健康管理（ブラッドアクセス管理）

関連因子：●左腕を保護する習慣がない●管理方法の誤解

【p.131　WORK ⑨】
#２　看護目標：①透析前後に適切な方法でシャント肢の清潔を保つことができる。②シャント肢の適切な保護方法について自分で説明できる。　介入：①体調に応じて、シャント肢の保清を介助する。適切な保清になるよう、声掛けを行う。②シャント肢の扱いの課題について話し合う。適切な保護方法について説明する。説明したことの理解度を確認する。

【p.132　WORK ⑩】
#２　①透析前後に適切な方法でシャント肢の清潔を保つことができる。②シャント肢の適切な保護方法について自分で説明できる。

【p.132　WORK ⑪】
#１
■体液量の概要
O：p.132 バイタルサイン（血圧、脈拍、呼吸数）を記す。SpO2 98%（1L 経鼻）のため、酸素 off。体重 70.3kg。
A：ドライウェイトに戻ってはいないが、昨日透析後からの体重増加は少なく、肺うっ血症状も改善しているため、体液量の過剰な状態は改善傾向である。
■〈目標１〉
O：昼食 8 割摂取。飲水 200mL。
A：溢水による症状の改善に伴い、食事摂取量も改善できている。食事外の水分についても、指示された量を遵守できている。
■〈目標２〉
S：「本当はこのくらいの味にしなきゃいけないのかな？」「味見は全部してたからね。やっぱり塩分多くなってたんだなあ」「火のそばにいて結構汗をかくから、脱水予防に、どうせならビール飲もうかなって、一杯やってた」「今度、栄養指導を受けてくださいってさ。今までの食事を叱られるんだろうな」
O：塩分摂取と水分の関係について説明。食事のパンフレットを見ている。
A：入院食との比較や説明により、これまでの塩分摂取が多いこと、飲酒により水分過多であることに気付くことができた。ただし、職業柄発汗が多いなど、J 平さんの生活様式に合わせた対処方法については具体策をもっていない。食事指導については、これまでのやり方を否定されるかもしれないという想いから、嫌悪感をもってしまう可能性がある。
■総合判断
体液量は順調に減少しており、溢水からくる症状も改善している。普段の食習慣の課題についても気付き、生活調整の意欲はうかがえる。しかし、生活の中で J 平さんの大事にしている生き方を続けながらも取り入れやすい方法を明確にできない場合には、生活調整への意欲が減退し、再入院の危険性が高まる。
■P
透析での除水量、水分摂取量を観察する。仕事中の水分摂取量を判断する方法について話し合う。栄養指導で伝えたいこと、確認したいことを話し合う。

#２　非効果的自主健康管理（ブラッドアクセス管理）
■ブラッドアクセスとその周囲の皮膚の状態の概要
S：「いつも次の透析まで外していないよ」
O：昨日のシャント止血後のテープが貼ったままになっている。テープあとにわずかに発赤あり。
A：ブラッドアクセスとして機能している状態である。ただし、穿刺部の止血用テープを剥がす習慣がなく、周囲の皮膚が破綻する可能性がある状態である。
■〈目標１〉
S：「このくらいの強さでいい？」

O：全身清拭と左腕の洗浄を手伝う。泡をよく立ててやさしく洗っている。
A：本日の介入により、適切な方法で愛護的にシャント肢の保清を行うことができた。
■〈目標２〉
S：「ゴシゴシしたらかえって悪かったんだね。やけどはよくするよ」
O：シャント肢の皮膚の管理によっては感染などの原因になることを説明。
A：シャント肢のこれまでの管理方法の課題について、気付いた様子がうかがえる。洗い方についてはわかった様子ではあるが、熱傷などの損傷を予防する方法についてはまだ自分で説明できるレベルには至っていない。
■総合判断
ブラッドアクセスに異常はなく、保清方法の課題にも気付いた。ただし、本日の洗浄方法はまだ習慣化しているとは言えない。また、損傷の予防についてはまだ目標に達していないため、退院後にシャントトラブルが発生する可能性は残っている状態である。
■P
透析前のシャント肢洗浄を自己で行うことができるかを確認する。透析終了後、翌朝までに止血用テープを剥がし、皮膚の状態を観察するよう声掛けする。仕事中に起こり得る熱傷、その他の損傷の可能性とその対策について話し合う。

【p.133　WORK ⑬】
#１　透析を安全に受け、水分摂取量を遵守することができる。発汗した場合の水分摂取量の考え方を自分で説明できる。栄養指導で伝えたいこと、確認したいことを明確にすることができる。
#２　透析前のシャント肢洗浄を正しい方法で自己で行うことができる。透析終了後、翌朝までに止血用テープを剥がし、皮膚の状態の観察ができる。仕事中に起こり得る熱傷、その他の損傷の可能性とその対策について話し合うことができる。

【回復期・慢性期　事例③　慢性閉塞性肺疾患】

【p.135　WORK ①】
ガス交換（酸素の取り込み、二酸化炭素の排出）、酸塩基平衡。

【p.135　WORK ②】
低酸素血症、CO_2 ナルコーシス、呼吸性アシドーシス、呼吸性アルカローシスを生じる。

【p.135　WORK ③】
■軽度　●薬物療法:長時間作用性抗コリン薬（LAMA）あるいは長時間作用性β_2刺激薬（LABA）／●非薬物療法:呼吸リハビリテーション（教育・運動・栄養）の導入
■重度　●薬物療法:LAMA＋LABA、テオフィリン、喀痰調整薬の追加／●非薬物療法:呼吸リハビリテーション（教育・運動・栄養）の維持、酸素療法、補助換気療法、外科療法
【解説】非薬物療法の禁煙、ワクチン、身体活動性の向上と維持は軽度～重度まで継続して重要。増悪期の薬物療法の基本は抗菌薬、気管支拡張薬、ステロイド薬、状況によって酸素療法、補助換気療法を行う。

【p.135　WORK ④】
治療：薬物療法、酸素療法
目的：急性増悪による症状の改善、HOT 導入
退院時の望ましい状態：疾患に対する正しい知識を習得している。HOT の操作や管理を習得している。効果的な喀痰方法を習得している。

【p.135　WORK ⑤】
●自己管理が不十分なことによる急性増悪の繰り返しの可能性／●HOT 導入による自己管理・リスク管理が増えることによる生活の再構築／●酸素投与による CO_2 ナルコーシスの可能性

【p.135　WORK ⑥】
●急性増悪の繰り返しによる疾病の悪化／●呼吸困難による身体活動の低下に伴う廃用性変化／●全身併存症（全身性炎症、栄養障害、骨粗鬆症）と肺合併症（喘息と COPD のオーバーラップ、肺癌、気胸）

【p.136　WORK ⑦】
■活動・運動（主に呼吸機能）
S：「トイレに行きたくなるから、水を飲まないようにしてたんだよ。酸素着けて行かなきゃ注意されるし、着けていくのも嫌だし」「痰は相変わらず粘っこいから、詰まってるね。もう少しすんなり出てくれないものかねえ？」
O：安静時 SpO_2 95 〜 96％（1L 吸入）、労作時 SpO_2 88％まで低下。本日は SpO_2 95 〜 96％（1L）。前日の CRP 0.9mg/dL。本日は体温 36.8℃。湿性咳嗽あり、白色粘稠喀痰出あり。下肺野に水泡音。酸素療法指示：安静時 O_2 1L、労作時 O_2 3L。ピシリバクタ 1.5g 2 回／日、ウルティブロ®吸入用カプセル 1 回／日。メプチンエアー®10 μg（1 回 2 吸入）頓用。テオドール®錠100mg 1 回 2 錠、2 回／日（朝、就寝前）。ムコソルバン®錠15mg 1 回 1 錠、3 回／日。昼食時に配布されているお茶が残っている。尿量 900mL／日。
A：肺炎による急性増悪でガス交換が障害され入院となった。現在は炎症マーカーも落ち着き、肺炎症状は改善しており、酸素投与からの CO_2 ナルコーシスも生じていない。しかし痰は、トイレの回数を気にする習慣による水分摂取不足から粘稠度が高く、自分に合った喀出方法についても獲得しておらず、うまく喀出できていない。そのため、ガス交換は一時よりも改善したが、酸素投与を継続しながら酸素化を保っている状態である。効果的な咳嗽方法や粘稠痰への対処方法を習得していない状況が続くと、痰が貯留して換気量の低下や感染源になり、病状悪化や肺炎の再発を招く可能性がある。
■健康知覚・健康管理
S：「平気、平気」。歩行時に酸素を着けるよう促すと「あんなに近いところ平気だよ」。HOT の説明に「家でも酸素を使うだなんて嫌になっちゃうよ」「かっこ悪いだろう？　マー君（孫）に怖がられるじゃないか」「趣味は旅行だったよ」「酸素の機械なんて使ったら、もう一生行けないよね。孫とも旅行に行きたかったよ」「抱っこをせがまれって、酸素ボンベなんて使ったらできなくなるでしょ」。
O：酸素療法安静時 O_2 1L、労作時 3L。訪室すると酸素を着けずにトイレへ行って帰っている。SpO_2 88％。湿性咳嗽あり。
A：COPD Ⅲ期であり、外来には定期的に通院できていたが、肺炎による COPD の急性増悪で入院となった。現在、薬物療法と酸素療法で状態は安定したが、HOT が予定されており、在宅で療養するための知識や技術を習得することが求められている。禁煙経験もあり、意志力や認知力には問題がないが、自己判断で酸素を外す行為などがあり、適切な酸素療法のための行動がとれていない。酸素療法を必要としている病状についての理解が不足していることがうかがえる。また、HOT をすることでの孫との関係性に変化があるのではないかという想い、孫と旅行に行くことができないのではないかという誤解から、積極的に HOT に関心を寄せることができていない。このままでは HOT を誤った方法で使用したり、治療を中断することにつながる可能性がある。

【p.136　WORK ⑧】
#２　看護上の問題：非効果的健康自主管理　関連因子：●疾患・治療への理解不足● HOT への誤った認識

【p.137　WORK ⑨】
#２　看護目標：①パンフレットを確認することで、HOT について正しい知識を獲得することができる。② HOT をすること・しないことで今後の生活にどのように影響するかを理解することができる。　介入：①入院中の酸素療法が適切に行われているかを確認する。HOT を取り入れた生活について一緒に確認する。HOT の必要性についての理解度を確認する。HOT への想いを聞く。② HOT を使用する・しないことで今後の生活にどのように影響するかを話し合う。

【p.138　WORK ⑩】
①パンフレットを確認することで、HOT について正しい知識を獲得することができる。② HOT をすること・しないことで今後の生活へどのように影響するか理解することができる。

【p.138　WORK ⑪】
#１
■呼吸状態と体調の変化
O：p.138 バイタルサイン（体温、呼吸数）を記す。安静時 SpO_2 96％（O_2 1L）。早足歩行時 SpO_2 90％。咳嗽、粘稠痰あり。
A：肺炎悪化の徴候はなく、安静時の酸素化も昨日と同様に安定している。しかし、咳嗽・粘稠痰は継続している状態である。
■〈目標１〉
S：「トイレに行くのが嫌だったけど、水分摂るのがいいのか」
O：ペットボトルの水を飲み始める。
A：昨日の介入の効果があり、水分摂取の必要性の理解が得られ、行動に移すことができている。ただし、粘稠痰の継続と尿量が少なめである情報から、水分摂取量はまだ不十分であると考えられる。
■〈目標２〉
S：「こんな感じでよかった？」
O：痰の喀出方法について説明。ハフィングを習得し、自ら実践している様子あり。歩行で SpO_2 低下時、口すぼめ呼吸を促し SpO_2 95％。
A：本日の介入により、効果的な痰の喀出方法を習得することへの意欲はある。説明の通り行えており、実施方法も問題ない。排痰方法に加え、体動による SpO_2 低下時の対処も促せば実施できることが確認できた。
■総合判断
現時点で呼吸状態に悪化はみられない。水分摂取や排痰方法の習得に積極的である。水分摂取量の一層の増加や排痰方法を含んだ呼吸リハビリテーションに関してさらに知識や技術を習得し、退院後も継続できる状態が望まれるが、まだ見守りや援助がないと継続できず、粘稠痰が継続する可能性がある。
■P
水分摂取の目標を明確にし、摂取量増加に対して努力していることを称賛する。ハフィングを継続しているか確認し、効果について評価する。ネブライザーを確実に実施しているか確認する。

#２　非効果的健康自主管理
〈目標１〉パンフレットを確認することで、HOT について正しい知識を獲得することができる
〈目標２〉HOT をすること・しないことで今後の生活にどのように影響するかを理解することができる
■酸素療法管理状況の概要
S：「（酸素）付け替えるのどうするんだっけ？」「ちゃんと酸素吸ったら早く帰れるかな？」
O：酸素療法の指示は、経鼻カニューレ安静時 O_2 1L、労作時 O_2 3L。トイレ離床時、O_2 3L にて吸入している。
A：酸素療法は同様に継続中である。本日は、孫に会いたい気持ちから酸素療法を中断することなく、また、活動量に応じた流量に変更で

きるようになった。
■〈目標1〉
S：「酸素があっても旅行に行けるんだ」「酸素は吸い過ぎても良くないんでしょ。歩いていないときは何だっけ？」
O：HOT のパンフレットを一緒に確認。看護師の介助で酸素流量を1Lに下げる。
A：本日の介入の結果、自分の想像よりも行動が制限されないこと、過剰な酸素投与による CO₂ ナルコーシスの可能性について理解できた。ただし、流量調節についてはまだ自立していない。
■〈目標2〉
S：「マー君と旅行も夢じゃないな。頑張って覚えなきゃ」
O：酸素を外して被りの下着を交換している。
A：HOT をしても孫との生活を大事にしたいという、K 彦さんの価値観を保って生活ができる確信がもてたことで、HOT への肯定的な印象をもつことにつながった。しかし、着替えの際、カニューレを取り外すと低酸素血症になる可能性がある。さらに腕を上に挙げる動作は呼吸が苦しくなる。こういった退院後の日常生活にどのように酸素療法を取り入れ、息切れを起こしにくい動作を行うかについての知識が不足している。
■総合判断
疾患理解と HOT の知識は向上することができた。しかし、退院後に安全・安楽に HOT を使用していくには酸素濃縮装置などの扱いやトラブル時の対処が求められる。これらを学ぶ中で、酸素療法の意義や効果に希望がもてない場合には、HOT を中断する可能性もある。
■P
より具体的に HOT を使用する上での生活の注意点を確認する。「孫とできること」を意識してもらい、継続して自己管理できるように働き掛ける。

【p.139　WORK ⑬】
＃1　水分摂取の目標を明確にし、摂取量増加に対して努力できる。ハフィングを継続し、気道を浄化することができる。ネブライザーを確実に実施できる。
＃2　自宅などの生活環境や生活動作から、より具体的に HOT を使用する上での生活の注意点を話し合うことができる。HOT を継続することで「孫とできること」について五つ以上考えることができる。

【回復期・慢性期　事例④　パーキンソン病】

【p.141　WORK ①】
脳からの指令を伝えるため、神経伝達物質を放出する。中脳黒質ではドパミンを合成し、線条体の働きを調節する。

【p.141　WORK ②】
運動症状：無動、筋強剛、振戦、姿勢異常
非運動症状：精神症状（幻覚・妄想、抑うつ状態、認知機能障害、衝動制御障害）、自律神経症状（起立性低血圧、便秘、排尿障害、発汗障害）

【p.141　WORK ③】
薬物療法：L-ドパ（レボドパ）、ドパミン受容体刺激薬（アゴニスト）、抗コリン薬（副交感神経遮断薬）、ドパミン分泌促進薬、MAO-B 阻害薬、COMT 阻害薬、ノルアドレナリン前駆物質などが用いられる。長期服用でウェアリングオフ現象などの副作用がある。
非薬物療法：ADL 維持に対して運動療法、コミュニケーションや誤嚥予防に言語療法、嚥下訓練が行われる。
外科的治療：薬物療法でコントロールが困難な場合、脳深部刺激療法（DBS）が行われる。

【p.141　WORK ④】
治療：胃瘻造設
目的：誤嚥の予防と適切な服薬管理
退院時の望ましい状態：胃瘻造設に伴う感染症が発症しない。誤嚥を起こさずに肺炎の徴候もみられない。患者さんが安楽に過ごすことができる。家族が患者さんの状態について理解し、胃瘻ケアの手技を理解・実施できる。

【p.141　WORK ⑤】
●胃瘻造設周囲の皮膚の炎症や感染／●胃瘻造設による誤嚥／●胃瘻造設に伴う家族の不安や混乱

【p.141　WORK ⑥】
●非運動器症状、運動器症状に加えて合併症の可能性。／●L-ドパの効果が出にくくなり、ウェアリングオフ現象やジスキネジアの症状が出現する。／●嚥下障害により、誤嚥性肺炎を繰り返すことや、十分な栄養が摂取できないことから、免疫力の低下や体力の低下が起こる。

【p.142　WORK ⑦】
■健康知覚・健康管理（胃瘻管理）
■疾病からの視点
パーキンソン病の重症度分類や生活機能障害度がどのような状態か。パーキンソン病による身体的状況から、自立していること、支援が必要なことは何か。服薬管理は可能か。
■治療からの視点
胃瘻に対しての認識や知識はどうか。退院後の胃瘻の管理は可能か。
■患者さんの特性からの視点
患者さんの性格・理解力はどうか。家族のサポート状況はどうか。
S：（妻より）「アドバイスをもらっても、いつもうまく飲ませることができないことも多くて……」「歯磨き中に誤嚥してしまいそうで、怖くてあまりできていませんでした」
O：66 歳、男性、以前の趣味は釣り。15 年前にパーキンソン病の診断を受け、薬物療法や運動療法、家族のサポートを受けて過ごしていた。1 年前から誤嚥性肺炎による入退院を繰り返し、今回は胃瘻造設目的で入院となった。あいさつに行った際、目線は合わない。ホーエン・ヤール重症度分類：Stage Ⅳ～Ⅴ。要介護 4。キーパーソンは妻。妻は、ほかのパーキンソン病の家族とも交流し、情報交換しているが、胃瘻があれば口腔ケアが不要と認識。また、仕事と介護の両立ができるか、胃瘻を看護師と同じように管理できるか、といった不安の表出あり。
A：15 年前にパーキンソン病と診断を受け、薬物療法による治療が行われており、今回は胃瘻造設目的で入院となった。L 太さんはパーキンソン病の症状が進行し、さまざまな障害が出現しているため、適切な薬剤投与が実施できなければ、症状の管理不良や薬剤の副作用が出現する可能性がある。L 太さんの介護度では自身で内服管理などの健康管理を行うことは難しく、キーパーソンである妻の協力が求められる。妻も疾病に関する情報を常に集めていたが、胃瘻管理は初めてであり、知識や手技は身に付けておらず、不安な様子がうかがえる。また、妻は仕事と介護の両立を心配している。適切な管理不足は、胃瘻周囲の皮膚状態の悪化、事故抜去、栄養状態の悪化や感染症の発生、誤嚥性肺炎につながる。
■活動・運動
■疾病からの視点
パーキンソン病による活動への影響はどうか。誤嚥性肺炎のリスクはどの程度か
■治療からの視点
ウェアリングオフ現象やジスキネジアはどうか。胃瘻造設は活動への影響はあるか

■患者さんの特性からの視点

活動への意欲はどうか。患者家族の活動への認識や理解はどうか。誤嚥性肺炎への対応は実施しているか

S:「今日は移動がいっぱい」

O:15年前にパーキンソン病の診断を受け、服薬治療中。胸部X線で肺胞浸潤影あり。WBC 9,100/μL、CRP 0.86mg/dL、体温36.1℃、SpO2 98%。湿性咳嗽あり、自己喀痰なし。移動に対して不満そうな表情あり。入院前は離床に意欲的ではなく、1日中ベッド上で過ごす。妻は、誤嚥が怖く十分な口腔ケアが行えておらず、胃瘻を造設すれば口腔ケアは不要と認識している。嚥下造影検査では、とろみジュースとゼリーは可。あいさつ時に目線が合わず、手足に強く力が入っている様子。

A:薬物療法の期間が長く、朝にジスキネジアも出現していることから薬効が不安定（ウェアリングオフ現象）で、活動に日内変動が生じていると予測される。嚥下検査ではとろみがあれば可能であるが、日内変動のために不顕性の誤嚥を繰り返している。今回炎症所見、呼吸状態は改善傾向だが、湿性咳嗽があり、臥床がちであるため気道の浄化が不十分である。加えて、家族も口腔ケアの重要性の認識が薄く、十分実施できていなかったため、胃瘻を造設した後も肺炎を再発する可能性が高い。

【p.143　WORK⑧】

#1　看護上の問題：非効果的健康自主管理リスク状態　関連因子：●患者さんのみでの健康管理が困難、胃瘻に対する知識や手技の不足●生活の再構築が必要●健康管理に対する自信の不足

#2　看護上の問題：非効果的気道浄化　関連因子：●パーキンソン病による自律神経障害●ウェアリングオフ現象やジスキネジアによる症状の日内変動●嚥下障害による誤嚥性肺炎の既往

【p.143　WORK⑨】

#1　看護目標：患者さん（とその家族）が胃瘻からの経管栄養の様子をみて、わからないことを質問できる。患者さん（とその家族）が退院後の生活も見据えた胃瘻管理に対する不安を具体的に表現できる。　介入：症状日誌、服薬状況、経管栄養材の内容を確認する。胃瘻や退院後の生活に対して不安に思っている点を傾聴する。患者さんと家族に経管栄養の必要性についてパンフレットを用いて説明する。経管栄養実施中に不快な症状がある場合は伝えるように説明する。

#2　看護目標：口腔内の清潔を保ち、感染を予防することができる。1時間以上離床することができる。　介入：バイタルサイン（体位による変化含む）や呼吸状態、IN/OUTバランスを確認する。離床の必要性について説明し、安楽な体位に整える。誤嚥性肺炎の原因について説明し、咳嗽や口腔内の衛生を促す。

【p.144　WORK⑩】

p.143 WORK⑨の内容を記す。

【p.145　WORK⑪】

#1　非効果的健康自主管理リスク状態（胃瘻）

〈目標1〉患者さん（とその家族）が胃瘻からの経管栄養の様子をみて、わからないことを質問できる

〈目標2〉患者さん（とその家族）が退院後の生活も見据えた胃瘻管理に対する不安を具体的に表現できる

■L太さんの体調の概要

O:血圧101/68mmHg、脈拍61回/分、呼吸数18回/分、体温36.3℃、SpO2 98%（RA）、湿性咳嗽あり、倦怠感なし。

A:パーキンソン病は自律神経障害があるため低血圧になりやすいが、正常値で経過しており、呼吸状態も異常はみられない。

■〈目標1〉

S:「かゆくないよ」

O:胃瘻造設周囲の皮膚に発赤や腫脹、熱感なし。

A:L太さんは胃瘻（創部）の自身での管理は困難だが、胃瘻造設に伴い生じる可能性のある症状を説明できている。また、胃瘻造設部周辺に感染の徴候もない。

■〈目標2〉

O:妻は薬を適切に内服するために胃瘻は必要であると認識しており、事故抜去や経管栄養の管理についても、仕事と介護の両立に不安がある様子。翌日、妻に胃瘻管理についての説明を実施予定。妻はL太さんが退院し自宅で穏やかな時間を過ごすことを望んでいる。ヘルパーは現在週3回利用。妻は「聞いてもらえるだけでちょっと気持ちがすっきりします」と話している。

A:妻は胃瘻造設の目的を理解し、退院後の不安な点を具体的に話せている。胃瘻の説明日程も決まっているため、妻は胃瘻を管理していくための心理的準備を行えていると思われる。一方で、仕事と介護の両立に対しての不安も顕在化しており、妻の不安に寄り添った自宅への退院に向けた支援を継続すれば、胃瘻の適切な管理と繰り返す誤嚥性肺炎の予防につながると思われる。

■総合判断

本人や妻の言動から、実施2日目の目標は達成したと考えられる。しかし、今後体調が変動することも考えられ、胃瘻造設に伴う皮膚症状や経管栄養剤による腹部症状などを表現できないこともある。そのため、その日の状態にあったL太さんへの関わりが求められる。妻に関しては、胃瘻管理や夫の介護に対して、前向きな様子がみられるが、関連職種との連携が不十分で、必要な支援内容への対応ができない場合には、家族の不安や疲労が蓄積する可能性がある。

■P

妻の想いを日々傾聴していく。病棟内や退院調整のカンファレンスを通して、在宅での生活をL太さんの家族とともに考えていく。

#2　非効果的気道浄化

〈目標1〉口腔内の清潔を保ち、感染を予防することができる

〈目標2〉1時間以上離床することができる

■嚥下状態や呼吸状態の概要

S:「気持ちいいね」

O:呼吸数18回/分、SpO2 98%（RA）、呼吸苦なし、湿性咳嗽あり、倦怠感なし。清拭時、顔色の変化なし。

A:湿性咳嗽はあるものの、体動によっても呼吸状態に変化はなく、気道内分泌物の増加はみられていない。

■〈目標1〉

S:（口腔内ケアとアイスマッサージ時に）「不思議な感じ。いいね」

O:口腔内の乾燥あり、舌尖の廃用がみられる。補助なしの姿勢保持困難。胃瘻造設後5日目。経管栄養時は車椅子使用。その後も2時間ほど車椅子上で過ごす。

A:口腔ケアにより口腔内の清潔を保つことができた。経管栄養中・後も座位で過ごせたため、逆流による誤嚥も予防できた。ただし、口腔内乾燥、舌尖の廃用は誤嚥のリスクを高めている。

■〈目標2〉

O:咳嗽をすることの大切さや、離床することにより肺炎を防ぐことを伝えるとうなずく。経管栄養時とその後も2時間ほど車椅子上で過ごす。清拭時、顔色の変化なし。

A:説明により、離床の必要性の理解は得られ、本日の座位時間の目標は達成できた。離床中に自律神経障害の出現やウェアリングオフ現象がみられる可能性もあるが、本日は問題なく離床ができた。

■総合判断

本日、口腔内の観察や効果的な口腔ケアが行えた。また、離床時間も本人の同意を得ながら確保することができた。しかし、湿性咳嗽がみられていることから、誤嚥性肺炎のリスクも継続して存在している。

今後も同様の座位保持や口腔ケアが求められているが、家族にはまだ説明できていないため、退院後に継続されない可能性がある。また、湿性咳嗽の継続に対して、より積極的に痰を喀出できないと肺炎の再発につながる。

■P
口腔内ケアを継続し、離床時間も確保していく。効果的な咳嗽方法を練習する。家族に対して、誤嚥の予防方法を説明する。

【p.145　WORK⑬】
#1　胃瘻周囲に炎症が起こらない。家族が胃瘻からの栄養剤や投薬方法を説明できる。
#2　口腔内の清潔を保ち、感染を予防することができる。効果的な咳嗽を行える。家族に対して、口腔ケアや離床の効果を説明する。

【回復期・慢性期　事例⑤　関節リウマチ】

【p.147　WORK①】
二つ以上の骨が連結している部分を関節と言い、関節があることでさまざまな動きが可能になる。骨の連結部分は関節軟骨で覆われており、関節全体が関節包に包まれ、関節包内は潤滑液の働きをする関節液で満たされている。

【p.147　WORK②】
関節軟骨の変性や摩耗により、関節裂隙が狭小化し関節面が変形すると、歩く・しゃがむ・階段昇降などの生活をする上で必要な動作に支障を来す。

【p.147　WORK③】
運動療法：大腿四頭筋を鍛えることで、膝関節の屈曲・伸展機能の回復、筋力の維持・向上、体重コントロールを目標として実施する。
手術療法：運動療法や薬物療法（抗リウマチ薬）などの保存療法で症状の改善がみられず、生活への支障が大きい場合に検討し、実施する。
日常生活での改善点：正座・階段昇降・長時間歩行など、痛みが出る動作はできるだけ控える。肥満の患者さんに対しては適正体重を保つよう指導する。

【p.147　WORK④】
治療：人工膝関節置換術
目的：膝関節の痛みを改善し、歩行やADLの障害を改善するため。
退院時の望ましい状態：疼痛がコントロールできている。入浴やトイレでの動作・居室での立ち座りなどができる。人工関節の感染徴候がない。膝関節腫脹と熱感への対応方法を理解できており不安がない。

【p.147　WORK⑤】
●手術やリハビリテーションに伴う痛みや腫脹増強の可能性（個人差があり数カ月持続する可能性もある）／●効果的なリハビリテーションが実施できないことで、膝関節の可動性が悪く、外出の機会が減少する可能性／●安静を考慮しすぎることで活動量が低下すると、体重が増加しやすい／●人工関節への過負荷により、緩みや摩耗が進む可能性

【p.147　WORK⑥】
●持続する膝関節の腫脹や疼痛／●膝関節の可動域が制限されることによるADLの低下／●体重増加による膝関節への負担の増加／●人工膝関節感染や緩みによる再置換術の必要性

【p.148　WORK⑦】
■活動・運動（主に身体可動性）
■視点
■疾病からの視点
リウマチによるさまざまな関節の変形や疼痛などの症状は、身体活動や筋力にどのように影響しているか。
■治療からの視点
術後の経過に応じたインプラントを保護する患肢の安静や適切な肢位を保つことができているか。膝関節の屈曲制限や創痛があることでリハビリテーションにどのような影響があるか。
■患者さんの特性からの視点
退院に対する思いや本人の性格が治療にどのように影響しているか。
S：「ここ数年はいつも痛くってほとんど外出しなかったし、家の中でも座ってばっかりだった」「装具を外して歩行器で歩いたの」「明日は杖で歩くんだって」「学生さんも来てくれるの？ 先生の言うことをメモしてくれると助かる！」「本当は今も痛いんだけどね、ずっと我慢してきたから、ついつい我慢しちゃうの」「（夫の喫茶店を）ちょっとでも手伝いたくって。常連さんにも会いたいしね。だからリハビリ頑張んなきゃ」「（CPMを実施していると）まあまあ痛い」
O：42歳から関節リウマチ。入院前から手指や足趾の変形があり杖歩行。右人工膝関節置換術施行。術後6日目にCPM屈曲90°までクリア。術後7日目は95°で実施予定。ベッドサイドの棚の上の段の物を取ろうとして体を伸ばしている。CPM実施中に顔をゆがめることあり。CPM開始前に予防的に鎮痛薬を内服。術後3日目からリハビリテーション開始。創部の熱感・腫脹・疼痛あり。昼食後、膝のクーリングを実施。以前は夫の喫茶店を手伝っていた。社交的な性格。
A：膝関節置換術によって可動域が制限され、自由に意図的な活動ができない状態である。術後の経過は良好であり、可動域が順調に拡大できている。現在は、階段昇降ができるようになるために、膝関節可動域の拡大が求められている状態である。ただし、疼痛のため、入院前は外出機会が減り、室内での活動も減少していた。加えて、人工膝関節置換術後も、創部の安静のため活動量が低下しており、下肢の筋力が低下していると考えられ、安定した歩行の拡大に支障を来す可能性がある。必要に応じて鎮痛薬を使用できているが、我慢強い性格であることや、早期に退院したいという想いから、リハビリテーションやCPM施行時に無理をすることも考えられる。さらに、不用意に膝を過伸展した体位をとっていることもあり、炎症が残存している亜急性期に無理に可動域を広げる体位をとることで、可動域の改善が遅延する可能性がある。もし可動域や筋力回復が遅延した場合には、思うように活動範囲が拡大しないことで、リハビリテーションへのモチベーションが低下する可能性がある。
■栄養・代謝
■視点
■疾病からの視点
リウマチによる栄養代謝への影響はあるか。
■治療からの視点
ステロイド薬内服による影響はどうか。人工膝関節置換術の侵襲に伴う栄養代謝への影響はどのようなものか。術後の感染のリスクはあるか。
■患者さんの特性からの視点
喫煙による影響はどうか。我慢強い性格のため、炎症症状を我慢していないか。
S：「（病院食は）おいしいからいつも完食よ」「本当は今も痛いんだけどね、ずっと我慢してきたから、ついつい我慢しちゃうの」「歯ブラシが持ちにくいの」「歯磨きなんか関係あるの？」
O：身長167.0cm、体重55.0kg。プレドニン®内服中。喫煙歴20歳から20本／日、手術のため禁煙中。右人工膝関節置換術施行。出血量200mL。p.146　術後5日目の血液検査データ（WBC、Hb、CRP、Alb、TP）を記す。p.148　術後7日目のバイタルサ

イン（血圧、脈拍、呼吸数、体温）を記す。創部の熱感・腫脹あり。

A：現在術後 7 日目で、創部の熱感・腫脹、WBC、CRP 値は直ちに異常な状態とはいえない。しかし、術中の出血により貧血傾向で、喫煙習慣やステロイド薬の服用を継続していることから免疫力が低下しやすく、感染しやすい状態である。さらに、手指変形により口腔ケアを適当に済ませる習慣がある。口腔衛生の状態と人工関節の感染との関連についての理解が不足しており、口腔ケアの必要性の認識に至っていない。退院後もこの習慣が継続した場合、遅発性感染を生じる可能性がある。

【p.149　WORK ⑧】

 # 1　看護上の問題：身体可動性障害　**関連因子**：●関節可動域の制限●活動範囲拡大中●活動性低下や安静に伴う下肢筋力の低下●我慢強い性格●早期の退院への焦燥感

 # 2　看護上の問題：感染リスク状態　**関連因子**：●人工膝関節置換術後、出血による低栄養●ステロイド薬の内服●喫煙習慣がある●不十分な口腔ケア

【p.149　WORK ⑨】

 # 1　看護目標：痛みをコントロールして CPM 100°がクリアできる。杖を用いたリハビリテーションが経験できる。　**介入**：CPM やリハビリテーションの実施状況、鎮痛薬の使用と効果を観察する。創部にクーリングを行う。活動範囲拡大に対する想いを聞く。杖の使い方やリハビリテーション実施時の注意点について説明する。

 # 2　看護目標：人工膝関節の感染が生じない。口腔ケアの必要性と具体的な方法がわかる。　**介入**：創部の状態、ステロイド薬の内服状況、口腔内の観察、歯磨きの実施を観察する。遅発性感染について説明し、禁煙・手洗い含嗽・口腔ケアの必要性に対する認識を確認する。一緒に口腔ケアや手洗いを行い、実施方法やタイミングについて説明する。

【p.151　WORK ⑩】

p.149 WORK ⑨の内容を記す。

【p.151　WORK ⑪】

 # 1　身体可動性障害

〈目標 1〉痛みをコントロールして CPM 100°がクリアできる

〈目標 2〉杖を用いたリハビリテーションが経験できる

■身体可動性の概要

O：体温 37.0℃。膝関節の腫脹と熱感あり。一本杖を用いた歩行練習開始。CPM 100°を問題なく実施している。

A：患部の炎症が軽度継続しているが、術後の反応と考えられ問題ない。杖歩行、膝関節の可動域拡大はでき、可動性は予定通り拡大している。

■〈目標 1〉

S：「階段、大丈夫かな。膝が曲がらないから思うように足が上がらなくて」

O：患部のクーリング中。CPM 開始前に鎮痛薬を内服し、設定 100°で実施。

A：階段昇降をイメージして膝関節の可動域拡大の必要性を実感している。患部のクーリングや CPM 実施前に鎮痛薬を内服するなど、可動域を拡大できるように取り組んでいる。

■〈目標 2〉

S：「体重を乗せるとぐらぐらするわ。手すりがないと怖いかも」「階段、大丈夫かな。膝が曲がらないから思うように足が上がらなくて。でも、早くお店を手伝いたいから、経験しておかないとね」「いろいろあって覚えられないわ……。ちゃんと全部やれるかしら？」「リハビリで少しふらついたから、足の筋力が戻るようにと思って歩いているの」「リハビリのときに聞いた運動、何だっけ？」

O：杖歩行で時折ふらつく。昼食後、歩行器で歩行練習を実施。

A：リハビリテーションが進んでいることで回復を実感でき、退院後の生活への具体的なイメージがわいてきていると考えられる。長期臥床や創部の安静の影響で下肢の筋力低下によってふらつきが生じているが、意欲の喪失にはつながっていない。ただし、ベッドサイドでの自主トレーニングの理解や実施に不安を感じている

■総合判断

順調に回復しており、関節可動域や ADL の拡大が期待できる。退院に向け CPM やリハビリテーションの内容が日々変化していく時期であり、スケジュール通りに進まないと焦りを感じる可能性がある。現在は特に、ベッドサイドの自主トレーニングに対して不安を感じている。焦りや不安が解消されないと、早期退院を目指すことで無理をしてしまう可能性がある。

■ P

歩行状況の確認、ベッドサイドリハビリテーションに対する想いを聞く。ベッドサイドでの自主トレーニングの方法や注意点について説明する。方法や回数については無理のないよう患者さんと相談して決定する。

※ # 2 感染リスク状態についても SOAP を検討しよう。

【p.151　WORK ⑬】

 # 1　現在のリハビリテーションへの想いを表出することができる。支援を受けながら階段昇降を経験できる。その後、自分の力で階段を昇ることができるようになる。痛みをコントロールして CPM 105°がクリアできる。

 # 2　ステロイド薬内服、喫煙習慣の感染との関係について自分で説明できる。歯ブラシの柄が握りやすくなるよう工夫できる。磨き残しの少ない歯磨きができる。

【回復期・慢性期　事例⑥　脳梗塞】

【p.153　WORK ①】

神経系は、中枢神経系と末梢神経系に分けられ、中枢神経系は末梢神経系を介して全身の感覚器官から情報を受け取り、情報を処理し指令を発信する。脳は、運動・知覚などの情報伝達の最上位中枢器官であり、感情・情緒・理性などの精神活動においても重要な役割を果たす。

【p.153　WORK ②】

中大脳動脈領域に閉塞が起こると、前頭葉・頭頂葉の一部や側頭葉の機能が障害される。その結果、対側の高度片麻痺、感覚障害、意識障害、失語（優位側）、半側空間無視（劣位側）、病態失認（劣位側）、着衣失行（劣位側）などが出現する。右利きの人では、一般的に、言語野がある左大脳半球が優位半球（優位側）となる。

【p.153　WORK ③】

薬物療法：抗血小板療法（アスピリン、チクロピジン、クロピドグレルなどの抗血小板薬の投与）。

（回復期）リハビリテーション：嚥下訓練、言語聴覚訓練、歩行訓練、有酸素運動、姿勢保持・筋力増強訓練、作業療法を行う。

再発予防：脳梗塞のリスクファクター（高血圧、脂質異常症、糖尿病など）に対する治療として、薬物療法（降圧薬、脂質代謝改善薬、糖尿病薬等の投与）、食事療法（塩分制限、適正摂取エネルギー量と栄養バランス）、運動療法、禁煙を行う。

【p.153　WORK ④】

治療：①再梗塞予防のための薬物療法（抗血栓薬および降圧薬）、食事療法。②リハビリテーション（嚥下・言語機能改善、筋力増強、歩行、生活調整）。

目的：脳梗塞再発および二次的合併症（誤嚥性肺炎、廃用症候群等）

の予防と、在宅療養への移行や社会復帰を目指す。
退院時の患者さんの望ましい状態：●必要な栄養を摂取でき、誤嚥性肺炎を起こさない。／●他者からのサポートを受けながら、残存機能の可能な範囲で、ADLの自立やコミュニケーションができる。／●脳梗塞再発および二次的合併症（誤嚥性肺炎、廃用症候群など）を予防するための健康管理を理解する。／●障害受容と生活の再構築ができ、社会復帰を目指す。

【p.153　WORK ⑤】
●抗血小板療法による、脳出血や消化管出血。／●降圧薬の副作用による低血圧。／●リハビリテーション中の外傷や転倒リスク、嚥下訓練時等の誤嚥による誤嚥性肺炎など。／●リハビリテーションに対する意欲低下や第三者に依存的な態度、抑うつなどの情緒障害の可能性。／●脳の局所症状が残った場合には、退院後の生活に向け、社会支援が必要になることもある。

【p.153　WORK ⑥】
●発症後2～3カ月以内は最も機能回復が進むため、身体機能は現状からさらに回復することが予測される。／●運動麻痺が残存した場合には歩行障害、転倒・外傷リスクが高い。／●摂食嚥下障害が残存した場合には低栄養状態、誤嚥性肺炎を起こす可能性がある。／●言語障害などによって役割の変化を余儀なくされた場合、ボディイメージの混乱、自己肯定感の低下（自己否認）、闘病意欲の低下、無気力、うつ状態になる可能性がある。

【p.154　WORK ⑦】
■栄養・代謝（主に嚥下機能）
■標準的な視点
※栄養状態や代謝機能に関して、各学校で使用している情報分類方法の標準的な視点を参照しよう。
■疾病からの視点
脳梗塞後遺症による摂取行動（咀嚼・嚥下）の変化はどうか。嚥下障害はあるか。味覚や食感の変化はないか。
■治療からの視点
適した食事形態はどのようなものか。嚥下リハビリテーションの内容と本人の意欲はどうか。嚥下リハビリテーショの効果は得られているか。
■患者さんの特性からの視点
通常の食習慣や食の嗜好はどのようなものか？　食事摂取についてどのように思っているか？
S：「もう…い…い…」「（足を指さして）や…せた…」
O：63歳、男性。アテローム血栓性脳梗塞（右中大脳動脈領域）。全粥・咀嚼調整食1,800kcal、塩分6g、水分はとろみ。嚥下訓練時に高カロリー（200kcal）のゼリーを補食。摂食嚥下時の方法が不適切なために、食事は半分量の摂取。体重64kg（入院時より2.0kg減少）。BMI 22.15。p.152入院時の血液データ（RBC、Hb、TP、Alb、T-cho、TG、LDL-C、HDL-C、血糖値、HbA1c）を記す。59歳から高血圧で、降圧薬を内服治療中。60歳まで喫煙、現在禁煙。舌運動の低下、左顔面神経の不全麻痺、左口角下垂著明、挺舌にて下唇を超えるが左へ偏位、口唇閉鎖不全あり。左舌運動が低下しているため、準備期や口腔内の障害を認めるが、咽頭期は比較的保たれている。開口2横指可能、軟口蓋反射あり。反復唾液嚥下テスト（RSST）3回／分、改訂水飲みテスト（MWST）（中間のとろみ使用）4点、フードテスト（FT）（ゼリーにて）4点、左上下肢の麻痺（ブルンストロームステージ左上肢Ⅰ／下肢Ⅱ、関節拘縮なし）がある。スプーンは利き手の右手で食物を口に運ぶことは可能。咀嚼に時間がかかる。義歯はない。十分咀嚼していないのに急いで飲み込もうとしてむせる。ギャッチアップで昼食を摂取するが、座位では姿勢が傾く。口腔ケア時、食物残渣が残っている。おむつを

使用しているが、皮膚の発赤・褥瘡はない。
A：N次さんは、糖代謝に異常はないが、高血圧の既往があり、脂質異常症、喫煙歴から、動脈硬化が進行しアテローム血栓性脳梗塞を発症した。右中大脳動脈領域の障害から咀嚼・嚥下機能に異常を来したが、運動障害で姿勢保持が不十分なこと、疲労感や知識不足から十分に咀嚼しないことで、より嚥下状態が悪化している。そのため、必要な栄養摂取量を確保できず、入院時と比較して体重減少、Alb値の減少を招いている。今後も体重・Alb値の減少が継続すると、筋力の維持や機能回復にも悪影響を及ぼす可能性がある。現時点では、皮膚の発赤・褥瘡はみられないが、栄養状態の悪化によってそのリスクも高くなる。さらに今後、高血圧と脂質異常症に対する塩分などの食事管理が適切にされない場合には、脳梗塞の再発を来す危険も高い。
■役割・関係（主にコミュニケーション）
■標準的な視点
※役割や関係に関して、各学校で使用している情報分類方法の標準的な視点を参照しよう。
■疾病からの視点
後遺症の構音障害によって、家族・社会（仕事も含む）・地域における役割や関係性に影響があるか。
■治療からの視点
言語リハビリテーションの内容と意欲はどうか。言語リハビリテーションの効果は得られているか。
■患者さんの特性からの視点
父親役割や家族との関係性はどうか。高校教員としての社会的役割にどのような影響があるか。
S：「（言っていること）わ…かる…？」「じなん…お…なじ…ね…んれい…。し…ごと…したい…」
O：年齢63歳、男性。舌運動の障害、左顔面神経の不全麻痺、左口角下垂著明、挺舌にて下唇を超えるが左へ偏位、口唇閉鎖不全あり、左口角より流涎軽度、運動性構音障害。性格は真面目で慎重だが、話好きで社交的。職業は高校の英語教師。一部の発音が聞き取りにくいため、何か聞き返すと、疲れた様子でため息をつく。家族は妻と二人暮らし。長男（25歳）と次男（21歳）は県外在住。妻はパート勤務、家族関係は良好である。訓練中、課題ができないとイライラし、焦りから集中できない様子。
A：N次さんは、社会的役割として高校教員、家族内役割では経済的支柱を担ってきた。人との交流が好きなN次さんにとって教員は自己実現の場でもあり、大切な役割であった。しかし、呂律困難のため納得のいくコミュニケーションをとれず焦燥感を感じ、訓練に集中できていない。そのため、言語機能の回復が困難になる可能性がある。この状態が継続すると、自尊心や自己肯定感、闘病意欲の低下につながる。社会復帰できない場合には家庭の経済面での役割を担えず、将来への不安が増大すると考えられる。
※上記に加えて活動-運動で「身体可動性」についても評価してみよう。

【p.155　WORK ⑧】
#1　看護上の問題：嚥下障害　**関連因子**：●脳梗塞による運動麻痺　●摂食嚥下時の方法の問題（姿勢保持困難・咀嚼不十分）
#2　看護上の問題：言語的コミュニケーション障害　**関連因子**：●脳梗塞による構音障害●焦燥感からリハビリテーションに集中できていないこと
#3　看護上の問題：身体可動性障害　**関連因子**：●脳梗塞による運動麻痺、自尊感情の低下による体動・活動への意欲の減退。

【p.155　WORK ⑨】
#1　看護目標：食事時の姿勢を保持する。ゆっくりと咀嚼、むせることなく嚥下できる。　**介入**：①食事時、車椅子やクッションを使用し

て、倒れないように姿勢を保持する。②ゆっくり、よく噛んで食べるように声掛けを行う。

#2 看護目標：焦らずリラックスした状態で、意欲的にコミュニケーションができる。回復の状況に応じた適切な量や内容のリハビリテーションを受けることができる。　**介入**：①会話が聞き取れない場合は、N次さんが同じことを繰り返して言う必要がないよう、質問の仕方を工夫する。②会話を急かさず、中断させないようにし、解釈を押し付けない。焦らず落ち着いて、リラックスした状態で接することができる環境を整える。③回復の状況に応じた適切な量や内容の訓練ができるよう、できたことなどを褒める。

#3 看護目標：①他者のサポートを受けながら、不足しているセルフケアを充足できる。②日常生活における排泄、清潔、更衣、食事などのADLやリハビリテーション（言語聴覚療法、理学療法、作業療法）に意欲的に取り組み、自尊感情が低下しない。　**介入**：①必要なADLケアを行う。②自尊感情を低下させないように声掛けや言動に注意し、ささいなことと思われるようなことであっても、自分でできることや、できるようになったことに目を向けられるように、声掛けなどを行う（機械浴やリハビリテーション前などのトイレの声掛けなど）。③自分でしようと思えるように行動の意味付けをし、日々の生活の中でのリハビリテーションの必要性について理解を促進する。
※この事例では、#非効果的健康自主管理なども検討してみよう。

【p.156　WORK ⑩】
p.155 WORK ⑨の内容を記す。

【p.157　WORK ⑪】
#1 嚥下障害
〈目標1〉食事時の姿勢を保持する
〈目標2〉ゆっくりと咀嚼し、むせることなく嚥下できる
■嚥下障害、ほか体調の概要
O：p.156 バイタルサイン（血圧、脈拍、呼吸数、体温、SpO2）、咳嗽、頭痛、悪心・嘔吐、倦怠感を記す。意識レベルクリア、食事の摂取状況は著しい変化なし。
A：バイタルサイン、意識レベル、運動麻痺、嚥下障害の状態は昨日と著しい変化はない。発熱、咳嗽もなく、誤嚥性肺炎などに至っていない状況と考える。
■〈目標1〉
S：「た…べや…すい…」
O：介助で車椅子に移乗し、左脇腹にクッションを挟むと姿勢が保持できる。微笑の表情。昼食6割摂取。
A：食事時の車椅子使用により姿勢が保持されたため、摂取が容易となり食事摂取量がやや増加した。
■〈目標2〉
S：「がっこ…う…は…ひるや…す…み…み…じ…かい…」
O：食事の摂取状況は昨日から著しい変化はなく、十分咀嚼せずに嚥下するため、むせる。食後の口腔ケア時、口腔内に食物残渣あり。
A：摂食嚥下時の方法に問題があり、嚥下時のむせは続いている。仕事柄、休憩時間が短く、早食いに慣れており、十分咀嚼していないのに急いで飲み込もうとすることも、むせの原因になっていると考えられる。
■総合判断
介入によって姿勢保持ができたため、食事摂取量がやや増加した。現在言語聴覚士が介入中であり、麻痺の状態は改善する可能性もあるが、嚥下が困難な状況が継続することが予測される。早食いの習慣もあって摂食嚥下時の方法が改善されておらず、嚥下時のむせが継続している。意識的に嚥下を行う習慣が得られない場合、誤嚥を生じやすい。
■P
病態や誤嚥のリスクと、意識的に、十分に咀嚼してから嚥下すること

の重要性について説明する。食事の際、ゆっくり食べるように声を掛ける。食前に嚥下体操、食後は口腔ケアとしばらくの間の座位休憩を促す。
※#2 言語コミュニケーション障害、#3 身体可動性障害についてもSOAPを書いてみよう。

【p.157　WORK ⑬】
#1 ゆっくりと咀嚼してから嚥下する必要性や、誤嚥のリスクについて理解できる。
#2 リハビリテーション訓練以外の病棟においても、楽しみながら、より意欲的に話ができる。
※その他の#では、身体可動性障害、便秘にも着目していこう。

【回復期・慢性期　事例⑦　急性骨髄性白血病】

【p.159　WORK ①】
赤血球は酸素の運搬、白血球は感染防御、血小板は血液凝固による止血の役割をもつ。

【p.159　WORK ②】
貧血、易感染、易出血のリスクが高まる。

【p.159　WORK ③】
化学療法：抗がん剤投与によってがん細胞を減少・死滅させる。
造血幹細胞移植：前処置で抗がん剤や免疫抑制薬を投与した後、他人もしくは自分自身の正常な造血幹細胞を点滴静注する。
副作用に対する対症療法：悪心・嘔吐に対して制吐薬の投与や、骨髄抑制に対して赤血球・血小板輸血、G-CSFの投与などがある。

【p.159　WORK ④】
治療：化学療法（寛解導入療法）
目的：完全寛解（造血幹細胞の機能が回復した状態）を目指す。
退院時の望ましい状態：骨髄抑制による重篤な易感染状態などが改善している。患者さんが白血球（好中球）数に応じて必要な感染予防対策を理解し、自身で実践できるようになる。

【p.159　WORK ⑤】
●腫瘍崩壊症候群（高尿酸血症、高カリウム血症、低カリウム血症）／●化学療法の副作用（骨髄抑制、悪心・嘔吐、口腔粘膜炎、出血、手足のしびれなど）／●脱毛などによるボディイメージの変容／●長期入院による活動耐性の低下／●病名や予後、治療上の制限に対する精神的ストレス（不安・恐怖）／●就業上の制約（入院・治療に伴う休職）／●家族の精神的・経済的な負担

【p.159　WORK ⑥】
●完全寛解後の地固め療法による副作用の発現／●不十分な衛生管理による感染症の発症／●寛解導入療法での難治・再発における造血幹細胞移植の必要性

【p.161　WORK ⑦】
■栄養・代謝
■標準的な視点
※栄養状態や代謝機能に関して、各学校で使用している情報分類方法の標準的な視点を参照しよう。
■疾病からの視点
BMI、体重減少はどのくらいか。食事・水分摂取量はどのくらいか。入院時の血液データ（白血球数、赤血球数、ヘモグロビン値、血小板数・TP・Alb）はどうか
■治療からの視点

化学療法の薬剤は何か、スケジュールはどうか、何クール目か。口腔粘膜炎はどの程度か、治療は行われているか。食事摂取を阻害する要因はあるか。治療は行われているか。白血球数・赤血球数が最も低値（nadir）なのはいつか、数値の回復状況はどうか。骨髄抑制に対する治療は行われたか。感染徴候はあるか

■患者さんの特性からの視点
感染リスクを高める生活習慣（感染対策への理解度含む）。セルフケアは自立して行えるか
S：「食べるときは、口の中がしみて痛くてね。食べる気が失せるんだよ」、（清拭時）「少しヒリヒリするね。背中は赤くなっていないかな？」
O：10日以上続く微熱、息切れ、めまい、倦怠感が強く、精査で急性骨髄性白血病（M2）と診断。寛解導入療法1クール目。シタラビン7日間＋ダウノルビシン5日間。（入院19日目）体格（身長、体重、BMI）を記す。TP 6.5g/dL、Alb 3.6mg/dL。治療6日目ごろまでは悪心が強く、食事摂取はほとんどできず、10日目から加熱食を2～3割摂取。左側の頬粘膜に小さな潰瘍上皮の剥離あり、CTCAE Grade 2。食事摂取時の疼痛あり（NRS 3～4）。リドカイン含有アズレンスルホン酸ナトリウム液の含嗽、非ステロイド性抗炎症薬処方、口腔ケア後は口腔内保湿ジェルを塗布。現在、加熱食を主食（全粥）3割・副食3割、水分摂取量700mL/日。口腔ケアは自立して実施できているが、1回の含嗽時間が短い。歯ブラシは軟らかい毛のものを使用しているが、ブラッシング時にやや力が入っている。［採血結果／入院時→治療10日目→治療17日目］WBC 5.2万→540→760。RBC 250万→225万→278万。Hb 6.7→6.5→7.9。Plt 1.8万→2.14万→2.74万。治療前に赤血球輸血・血小板輸血。治療10日目に赤血球輸血2単位、血小板輸血10単位、G-CSF投与あり。体温36.8℃、咳嗽・咽頭痛なし、CRP 0.88mg/dL（治療16日目）。腰背部～腹部の皮膚にかゆみ・乾燥あり、腰部に点状出血あり。保湿剤（ヒルドイド®ローション）を塗布（部分介助）。
A：シタラビンは口腔粘膜炎が頻出する薬剤であるため、その影響が出現している。治療により改善傾向ではあるが、口腔粘膜炎が食事摂取量の減少の原因となっており、栄養状態悪化から、粘膜の再生能力が低下し、口腔粘膜炎の治癒が遅延する悪循環に陥る可能性がある。さらに、含嗽やブラッシングが適切に行えていないことも、口腔粘膜炎治癒の遅延につながる恐れがある。現在、含嗽は看護師の援助を受けているが、十分なセルフケア能力があり、自己管理ができることが望ましい。
病態により正常な造血ができないこと、化学療法による骨髄抑制により白血球が減少したことから、易感染状態である。治療10日目で最低値となり、輸血やG-CSFの使用により回復してきているが、依然白血球数は少ない。さらに食事摂取量の低下から栄養状態が悪化し、回復が遅れている可能性がある。貧血も生じており、セルフケアを拡大する上で、阻害要因となる可能性がある。

■健康知覚・健康管理
■標準的な視点
※健康知覚や健康管理に関して、各学校で使用している情報分類方法の標準的な視点を参照しよう。
■疾病からの視点
入院時の血液データ（白血球数）はどうか。
■治療からの視点
何クール目の治療か。退院後の治療スケジュールはどうか（地固め療法）。
■患者さんの特性からの視点
健康意識のレベルはどうか、理解能力はどうか。家族の協力体制はどうか。就業状態・通勤方法はどのように希望しているか。また、それによる退院後の生活での感染リスク因子はあるか。
O：〈入院前〉物流会社に勤務。電車通勤。共働きで外食が多い（週2回以上）が、自炊もできる。健康には気を遣って果物や乳品も

摂取。約1カ月前から食欲不振。〈入院後〉初めての化学療法である（寛解導入療法）。排泄後の手洗い自立。食前の手洗いは忘れていることがある。
A：入院前から健康意識が高く、退院指導の理解能力も良好と考えられる。しかし、手指衛生を忘れるなど感染対策の管理が不十分な点がある。今回が初めての化学療法で、骨髄抑制による感染リスクに関する知識が不足していることが要因として考えられる。
退院後は、通勤で人混みに入る機会も多く、地固め療法が始まれば、再び骨髄抑制が生じる。感染対策に関して知識やスキルを獲得できれば、感染の危険性が高まっても対処が可能と考えられる。
※この事例では、健康知覚・健康管理の問題ではなく、#感染リスク状態として立案しています。

【p.161　WORK⑧】
#1　看護上の問題：口腔粘膜統合性障害　関連因子：●化学療法の副作用●不適切な含嗽・口腔ケア●疼痛による食事摂取量低下
#2　看護上の問題：感染リスク状態　関連因子：●寛解導入療法後による骨髄抑制（白血球減少）●低栄養状態●治療による副作用（骨髄抑制）に関する知識不足

【p.161　WORK⑨】
#1　看護目標：適切な含嗽、口腔ケア、鎮痛薬投与により、口腔粘膜炎の症状が緩和する。食事摂取量が増える。含嗽・口腔ケアの準備・実施のタイミングを自己管理することができる。　介入：口腔粘膜炎の状況、食事摂取量、飲水量、鎮痛薬・含嗽薬使用の効果（NRS推移）、口腔ケアの方法の観察。鎮痛薬投与、食事形態の変更・工夫、口腔ケアを援助する。口腔ケア・鎮痛薬投与の重要性と方法、口腔の観察方法を説明する。
#2　看護目標：身体の保清に積極的に取り組むことができる。手洗いの必要性や適切なタイミングについて理解できる。　介入：感染予防行動のタイミング・方法・頻度（手洗い、保清）。適切なタイミングで手洗いができていない場合に、声掛けをする。保清（シャワー浴など）の一部介助。感染予防対策を講じる根拠、標準的な感染予防対策、退院後の食中毒について説明する。

【p.163　WORK⑩】
p.161 WORK⑨の内容を記す。

【p.163　WORK⑪】
#1　口腔粘膜統合性障害
〈目標1〉適切な含嗽、口腔ケア、鎮痛薬投与により、口腔粘膜炎の症状が緩和する。食事摂取量が増える
〈目標2〉含嗽・口腔ケアの準備・実施のタイミングを自己管理することができる
■口腔粘膜の状態の概要
O：口腔粘膜炎：左側の頬粘膜に小さな潰瘍上皮の剥離あり、CTCAE Grade 2。食事摂取時の疼痛あり（朝食時のNRS 3～4）。
A：口腔粘膜炎の状態に変化はなく、口腔粘膜の障害は継続している。
■〈目標1〉
S：「今日はいつもより口の中が痛くならずに食べられた気がするよ」。昼食時のNRS 1～2へ軽減。
O：口腔粘膜炎への対処は、昨日と同様。朝食は主食（全粥）4割・副食3割摂取、水分摂取量600mL/日。12:00に食前の含嗽の時間（約2分）について説明し、実施してもらう。昼食は主食（全粥）6割、副食6割摂取。13:00に看護師指導の下、ブラッシングでは力が入りすぎないようにペングリップにすることなどを説明し、実施。
A：含嗽時間への介入により昼食時の口腔内疼痛が緩和され、食事摂取量が増加した。このことが栄養状態の改善につながれば、障害された粘膜の回復の促進にもつながると思われる。さらに、看護師の説明

の下、ブラッシングを実施することができたが、愛護的なブラッシング方法についてはまだ習慣化しておらず、今後も気を付けていないと不適切な方法になる可能性はある。

■〈目標2〉

O：易疲労感・労作時（トイレなど）の息切れは継続。食前後の含嗽、口腔ケア、口腔内の保湿剤塗布は声掛けなく自分で準備をして実施できた。

A：易疲労感や労作時の息切れが継続しており、依然として消耗状態にあるが、自ら含嗽の準備を行い、適切なタイミングで実施することができた。しかし、消耗状態にあることから、特に起床時や夜間など日中以外の時間帯では、適切な自己管理が難しいことも予測される。

■総合判断

口腔粘膜炎は、悪化はしていないものの依然として継続しており、患者さん本人の適切な口腔ケアが求められる状態である。治療の影響の減少、栄養状態の改善とともに、今回の粘膜障害は改善していくと思われるが、適切な口腔ケアが退院後も継続できるくらいに習慣化していない場合には、地固め療法などで再び口腔粘膜障害が生じた場合に悪化する可能性がある。

■P

適切な含嗽・ブラッシング方法が自ら行えているか見守る。夜間・早朝時の口腔ケアの自己管理方法について観察し、消耗状態に合わせて一部介助（セッティング・声掛け）を行う。

※＃2　感染リスク状態についても検討してみよう。

【p.163　WORK ⑬】

＃1　適切な口腔ケアが自立し、口腔粘膜炎のNRS 1以下で食事摂取ができる。

＃2　感染徴候がない。声掛けなく、適切なタイミングで手洗いを行うことができる。